Practical Guide Series in Cancer Nursing

がん看護実践ガイド

日本がん看護学会企画編集委員会
小松浩子・阿部まゆみ・梅田 恵・神田清子・森 文子・矢ヶ崎 香

分子標的治療薬とケア

監修 一般社団法人 日本がん看護学会

編集 遠藤久美 静岡県立静岡がんセンター，がん看護専門看護師
本山清美 静岡県立静岡がんセンター，がん看護専門看護師

医学書院

《がん看護実践ガイド》分子標的治療薬とケア

発　行	2016年11月1日　第1版第1刷Ⓒ
監　修	一般社団法人 日本がん看護学会
編　集	遠藤久美・本山清美
発行者	株式会社　医学書院
	代表取締役　金原　優
	〒113-8719 東京都文京区本郷 1-28-23
	電話 03-3817-5600(社内案内)
印刷・製本	三美印刷

本書の複製権・翻訳権・上映権・譲渡権・公衆送信権(送信可能化権を含む)は株式会社医学書院が保有します．

ISBN978-4-260-02810-3

本書を無断で複製する行為(複写，スキャン，デジタルデータ化など)は，「私的使用のための複製」など著作権法上の限られた例外を除き禁じられています．大学，病院，診療所，企業などにおいて，業務上使用する目的(診療，研究活動を含む)で上記の行為を行うことは，その使用範囲が内部的であっても，私的使用には該当せず，違法です．また私的使用に該当する場合であっても，代行業者等の第三者に依頼して上記の行為を行うことは違法となります．

|JCOPY|〈出版者著作権管理機構 委託出版物〉
本書の無断複製は著作権法上での例外を除き禁じられています．複製される場合は，そのつど事前に，出版者著作権管理機構(電話 03-3513-6969，FAX 03-3513-6979，info@jcopy.or.jp)の許諾を得てください．

● 執筆者一覧（執筆順）

中根　実	武蔵野赤十字病院腫瘍内科部長
渡邉純一郎	静岡県立静岡がんセンター女性内科医長
川上武志	静岡県立静岡がんセンター消化器内科
山﨑健太郎	静岡県立静岡がんセンター消化器内科医長
木藤陽介	静岡県立静岡がんセンター消化器内科
川平正博	静岡県立静岡がんセンター消化器内科
河合貞幸	静岡県立静岡がんセンター消化器内科
町田　望	静岡県立静岡がんセンター消化器内科医長
藤原拓海	静岡県立静岡がんセンター呼吸器内科
高橋利明	静岡県立静岡がんセンター呼吸器内科部長
川村卓久	静岡県立静岡がんセンター呼吸器内科
山下　亮	静岡県立静岡がんセンター泌尿器科医長
多々良礼音	静岡県立静岡がんセンター血液・幹細胞移植科医長
吉嗣加奈子	静岡県立静岡がんセンター血液・幹細胞移植科
深谷真史	静岡県立静岡がんセンター血液・幹細胞移植科
式　郁恵	静岡県立静岡がんセンター血液・幹細胞移植科副医長
池田宇次	静岡県立静岡がんセンター血液・幹細胞移植科部長
榎並輝和	静岡県立静岡がんセンター血液・幹細胞移植科副医長
新坂秀男	静岡県立静岡がんセンター泌尿器科医長
清原祥夫	静岡県立静岡がんセンター皮膚科部長
遠藤久美	静岡県立静岡がんセンター，がん看護専門看護師
根岸　恵	聖隷横浜病院看護相談室，がん看護専門看護師
遠藤和代	静岡県立静岡がんセンター，がん看護専門看護師
福﨑真実	静岡県立静岡がんセンター，がん看護専門看護師
中島和子	静岡県立静岡がんセンター，がん化学療法看護認定看護師
三浦裕司	虎の門病院臨床腫瘍科
長岡優紀子	虎の門病院看護部，がん化学療法看護認定看護師
北村有子	静岡県立静岡がんセンター研究所看護技術開発研究部部長
浜﨑　亮	静岡県立静岡がんセンター疾病管理センター
森山康介	静岡県立静岡がんセンター医事課，株式会社　ミックス

● 日本がん看護学会企画編集委員会

小松浩子	慶應義塾大学看護医療学部教授
阿部まゆみ	名古屋大学大学院医学系研究科特任准教授

梅田　恵	昭和大学大学院保健医療学研究科教授
神田清子	群馬大学大学院保健学研究科教授
森　文子	国立がん研究センター中央病院看護部副看護部長
矢ヶ崎香	慶應義塾大学看護医療学部准教授

がん看護実践ガイドシリーズ
続刊にあたって

　《がん看護実践ガイド》シリーズは，日本がん看護学会が学会事業の1つとして位置づけ，理事を中心メンバーとする企画編集委員会のもとに発刊するものです．
　このシリーズを発刊する目的は，本学会の使命でもある「がん看護に関する研究，教育及び実践の発展と向上に努め，もって人々の健康と福祉に貢献すること」をめざし，看護専門職のがん看護実践の向上に資するテキストブックを提供することにあります．

　がん医療は高度化・複雑化が加速しています．新たな治療法開発は治癒・延命の可能性を拡げると同時に，多彩な副作用対策の必要性をも増しています．そのため，がん患者は，多様で複雑な選択肢を自身で決め，治療を継続しつつ，多彩な副作用対策や再発・二次がん予防に必要な自己管理に長期間取り組まなければなりません．
　がん看護の目的は，患者ががんの診断を受けてからがんとともに生き続けていく全過程を，その人にとって意味のある生き方や日常の充実した生活につながるように支えていくことにあります．近年，がん治療が外来通院や短期入院治療に移行していくなかで，安全・安心が保証された治療環境を整え，患者の自己管理への主体的な取り組みを促進するケアが求められています．また，がん患者が遺伝子診断・検査に基づく個別化したがん治療に対する最新の知見を理解し，自身の価値観や意向を反映した，納得のいく意思決定ができるように支援していくことも重要な役割となっています．さらには，苦痛や苦悩を和らげる緩和ケアを，がんと診断されたときから，いつでも，どこでも受けられるように，多様なリソースの動員や専門職者間の連携・協働により促進していかなければなりません．
　がん看護に対するこのような責務を果たすために，本シリーズでは，治療別や治療過程に沿ったこれまでのがん看護の枠を超えて，臨床実践で優先して取り組むべき課題を取り上げ，その課題に対する看護実践を系統的かつ効果的な実践アプローチとしてまとめることをめざしました．

　このたび，本シリーズの続刊として，『分子標的治療薬とケア』をまとめました．近年，がん細胞の増殖・進展に関わる重要な分子（群）を直接標的とした分子標的治療薬が開発され，さまざまながん種において治療の適応が広がっています．一方で，分子標的治療薬では，従来の殺細胞性の抗がん薬とは違う，特異的な副作用があらわれるため，治療の継続には看護師による副作用に対するケアが重要になります．また，EGFR阻害薬による皮疹，間質性肺炎，消化管穿孔など，標的となる分子に特有の毒性や開発段階では予想されなかった毒性が生じるため，多職種チームによる緊急対応や支援が欠かせません．

本書は，分子標的治療薬の複雑な作用機序や副作用が理解できるよう，基盤となる知識に加え，統一した図を用いて各分子標的治療薬の概要と作用機序をわかりやすく説明しようと試みています．分子標的治療薬の導入，副作用対策，治療継続に向けた具体的なケアのコツやポイントも示しています．さらに，多職種チームによる連携についても実践例を交えて紹介します．

　《がん看護実践ガイド》シリーズは，読者とともに作り上げていくべきものです．シリーズとして取り上げるべき実践課題，本書を実践に活用した成果や課題など，忌憚のない意見をお聞かせいただけるよう願っています．

　最後に，日本がん看護学会監修による《がん看護実践ガイド》シリーズを医学書院のご協力のもとに発刊できますことを心より感謝申し上げます．本学会では，医学書院のご協力を得て，これまでに『がん看護コアカリキュラム』(2007年)，『がん化学療法・バイオセラピー看護実践ガイドライン』(2009年)，『がん看護PEPリソース―患者アウトカムを高めるケアのエビデンス』(2013年)の3冊を学会翻訳の書籍として発刊して参りました．がん看護に対する重要性をご理解賜り，がん医療の発展にともに寄与いただいておりますことに重ねて感謝申し上げます．

2016年9月

一般社団法人日本がん看護学会理事長・企画編集委員会委員長

小松浩子

序

　近年，がん化学療法の分野は目覚ましい発展を遂げており，なかでも分子標的治療薬をはじめとする新規薬剤の開発は年々勢いを増している．

　分子標的治療薬は，がんに特徴的な分子を標的としてその機能を阻害することにより抗腫瘍効果を発揮する薬剤である．従来の細胞傷害性抗がん薬による副作用とは異なり，標的分子の違いによる個々の薬剤特有の副作用や，免疫チェックポイント阻害薬の免疫介在性の副作用などへの対応が必要となっている．また，複数の治療の組み合わせによるリスクについては十分明らかになっていない．そのため，看護師は治療に関する新しい情報に敏感になるとともに，異常を早期に発見するという意識をより強くもちケアにあたることが求められている．

　薬剤によっては，副作用の強弱が治療効果と結びつくため，早期に患者が苦痛に感じる副作用を把握し，いかにその苦痛を最小限にするかにも注目したい．また，患者が気持ちのうえでも苦痛なく，前向きに治療を続けていけるようにすることが，ケアの大きなポイントになる．さらに，外来で治療するケース（内服治療や外来点滴治療）が多く，患者の症状管理とセルフケアが重要になる．そのため，治療の自己管理能力や症状に対するセルフケア能力，在宅での生活の自立度，社会生活の状況，家族の支援状況をアセスメントし，ケアに結びつけることが必要になる．高齢化や核家族の増加により，患者と家族の状況に問題がないかを早期にアセスメントして，必要な指導や支援体制を調整することが看護師の役割として重要である．

　本書では，分子標的治療薬の作用機序を詳細に解説しており，その薬剤がどのようにがんに効果をもたらすのか理解しやすくなっている．また，海外や国内の臨床試験の結果についても随所で説明しており，治療の効果や意義についても結びつけて理解できるようになっている．副作用については，医師による執筆の第2章では薬剤別に，看護師による執筆の第3章では症状別に解説しており，理解を深めるとともに臨床現場で活用しやすい内容になるよう心がけた．さらに，特に新規薬剤の導入にあたって重要となる，多職種でチーム医療を行ううえで大切になることについても章を設け，コミュニケーションや情報共有の仕方，副作用の症状評価や対策の統一，看護師間の連携，社会経済的な支援についてもポイントが理解できるよう解説している．

　本書に載っているすべての薬剤についての理解を深めるには時間を要すため，使用することが多い薬剤やその副作用，あるいは新規薬剤を導入するときなどに，関心のある

ところから読み進めてほしい．また薬剤の解説の部分で注意すべき副作用を把握したうえで，後述の副作用のケアを合わせて読んでいただくと，より理解が深まるのではと考える．臨床において実際に薬剤を使用して治療やケアにあたっている執筆陣の熱意が伝わる文章が随所に表れており，ぜひ繰り返しお読みになり，現場で活用していただければ幸いである．

2016年9月

編者　遠藤久美，本山清美

目次

第1章 分子標的治療薬とは —— 1

1 がんの増殖と進展
—— 分子標的治療薬を理解するために [中根 実] —— 2

1. がん細胞における細胞内シグナル伝達経路 —— 2
2. 細胞生存・増殖にかかわる経路の異常亢進 —— 3
3. 細胞死（アポトーシス）にかかわる経路の破綻 —— 6
4. がん幹細胞の存在 —— 7
5. がん細胞による血管新生 —— 8
6. がんの遠隔転移 —— 9

2 分子標的治療薬とは [中根 実] —— 10

1. 分子標的治療薬とは —— 10
2. 分子標的治療薬の種類と作用 —— 13
3. 分子標的治療薬の副作用 —— 13
4. 特徴的な副作用 —— 16
5. 分子標的治療薬の薬剤耐性 —— 19

3 分子標的治療薬の種類と作用 [中根 実] —— 22

1. モノクローナル抗体薬 —— 22
2. 低分子阻害薬 —— 29

第2章 分子標的治療薬の種類と特徴 —— 35

1 抗HER2抗体・TKI
—— 乳がんを中心に [渡邉 純一郎] —— 36

1. 抗HER2抗体・TKIの概要と作用機序 —— 36
   - HER2と乳がん —— 36
   - 抗HER2療法薬の作用機序 —— 38
2. 抗HER2療法薬の特徴 —— 41
   1. トラスツズマブ（ハーセプチン®） —— 41
   2. ペルツズマブ（パージェタ®） —— 45

           3　ラパチニブ（タイケルブ®）—— 48
           4　トラスツズマブ エムタンシン（カドサイラ®）—— 55

2　抗 EGFR 抗体薬
   ── 大腸がんを中心に［川上 武志・山﨑 健太郎］—— 61
   1　抗 EGFR 抗体薬の概要と作用機序 —— 61
       EGFR と大腸がん —— 61
   2　抗 EGFR 抗体薬の特徴 —— 62
           1　セツキシマブ（アービタックス®）—— 62
           2　パニツムマブ（ベクティビックス®）—— 65

3　VEGFR チロシンキナーゼ阻害薬（VEGFR-TKI）—— 68
   1　VEGFR チロシンキナーゼ阻害薬の概要と作用機序［木藤 陽介・山﨑 健太郎］—— 68
       VEGF（血管内皮増殖因子）とがんの増殖 —— 68
       血管新生阻害薬の概要 —— 70
       血管新生阻害薬の作用機序 —— 71
   2　VEGFR チロシンキナーゼ阻害薬の特徴 —— 72
           1　ベバシズマブ（アバスチン®）［川平 正博・山﨑 健太郎］—— 72
           2　ラムシルマブ（サイラムザ®）［河合 貞幸・町田 望］—— 75
           3　レゴラフェニブ（スチバーガ®）［木藤 陽介・山﨑 健太郎］—— 77

4　EGFR チロシンキナーゼ阻害薬（EGFR-TKI）
   ── 肺がんを中心に［藤原 拓海・高橋 利明］—— 81
   1　EGFR チロシンキナーゼ阻害薬の概要と作用機序 —— 81
       上皮成長因子受容体（EGFR）と肺がん —— 81
       EGFR チロシンキナーゼ阻害薬の作用機序・耐性機序 —— 83
   2　EGFR チロシンキナーゼ阻害薬の特徴 —— 85
           1　ゲフィチニブ（イレッサ®）—— 85
           2　エルロチニブ（タルセバ®）—— 87
           3　アファチニブ（ジオトリフ®）—— 89

5　ALK 阻害薬
   ── 肺がんを中心に［川村 卓久・高橋 利明］—— 92
   1　ALK 阻害薬の概要と作用機序 —— 92
       ALK と肺がん —— 92
       ALK 阻害薬の作用機序 —— 92
       ALK 融合遺伝子検出のための検査 —— 93
   2　ALK 阻害薬の特徴 —— 95

1 クリゾチニブ（ザーコリ®）—— 95
2 アレクチニブ（アレセンサ®）—— 97

6 VEGF 阻害作用をもつ TKI
—— 腎がんを中心に ［山下 亮］—— 100

1 チロシンキナーゼ阻害薬の概要と作用機序 —— 100
チロシンキナーゼ阻害薬（TKI）とは —— 100
転移性腎がんの治療 —— 101

2 VEGF 阻害作用をもつ TKI の特徴 —— 103
1 ソラフェニブ（ネクサバール®）—— 103
2 スニチニブ（スーテント®）—— 105
3 アキシチニブ（インライタ®）—— 107
4 パゾパニブ（ヴォトリエント®）—— 109

7 BCR-ABL 阻害作用をもつ TKI ［多々良 礼音］—— 112

1 BCR-ABL 阻害作用をもつ TKI の概要と作用機序 —— 112
キナーゼ，チロシンキナーゼ —— 112
BCL-ABL 関連白血病 —— 112
BCR-ABL 関連白血病の治療：チロシンキナーゼ阻害薬 —— 113
チロシンキナーゼ阻害薬の作用機序 —— 115
イマチニブに対する抵抗性 —— 116
イマチニブ抵抗性の原因と第二世代 TKI —— 116
第二世代 TKI の効果 —— 117

2 BCR-ABL 阻害薬の特徴 —— 118
イマチニブ（グリベック®）—— 118
ニロチニブ（タシグナ®）—— 118
ダサチニブ（スプリセル®）—— 119
ボスチニブ（ボシュリフ®）—— 119

8 抗 CD20 モノクローナル抗体薬 ［吉嗣 加奈子］—— 127

1 抗 CD20 モノクローナル抗体薬の概要と作用機序 —— 127
CD20 抗原の特徴 —— 127
抗 CD20 モノクローナル抗体の作用機序 —— 128

2 抗 CD20 モノクローナル抗体薬の特徴 —— 130
1 リツキシマブ（リツキサン®）—— 130
2 オファツムマブ（アーゼラ®）—— 133
3 イブリツモマブ チウキセタン（ゼヴァリン®）—— 133

9 抗CD30抗体薬 ［深谷 真史］—— 139

1. 抗CD30抗体薬の概要と作用機序 —— 139
   抗CD30抗体の特徴 —— 139
   抗CD30抗体薬の作用機序 —— 139
2. 抗CD30抗体薬の特徴 —— 142
   ブレンツキシマブ ベドチン（アドセトリス®）—— 142

10 抗CD33抗体薬 ［式 郁恵］—— 145

1. 抗CD33抗体薬の概要と作用機序 —— 145
   CD33の特徴 —— 145
   CD33を発現するがん —— 145
   抗CD33抗体薬 —— 145
   抗CD33抗体薬の作用機序 —— 146
2. 抗CD33抗体薬の特徴 —— 147
   ゲムツズマブオゾガマイシン（マイロターグ®）—— 147

11 抗CD52抗体薬
── 慢性リンパ性白血病を中心に ［池田 宇次］—— 150

1. 抗CD52抗体薬の概要と作用機序 —— 150
2. 抗CD52抗体薬の特徴 —— 151
   アレムツズマブ（マブキャンパス®）—— 151

12 抗CCR4抗体薬 ［榎並 輝和］—— 155

1. 抗CCR4抗体薬の概要と作用機序 —— 155
   CCR4について —— 155
   CCR4を発現しているT細胞性リンパ腫 —— 155
   ポテリジェント抗体 —— 156
2. 抗CCR4抗体薬の特徴 —— 158
   モガムリズマブ（ポテリジオ®）—— 158

13 プロテアソーム阻害薬 ［深谷 真史］—— 162

1. プロテアソーム阻害薬の概要と作用機序 —— 162
   プロテアソームとは —— 162
   プロテアソーム阻害薬の作用機序 —— 163
2. プロテアソーム阻害薬の特徴 —— 165

ボルテゾミブ（ベルケイド®）── 165

14 mTOR阻害薬
── 腎がんを中心に ［新坂 秀男］── 168

1 mTOR阻害薬の概要と作用機序 ── 168
　ラパマイシンとは ── 168
　mTORとは ── 168
　mTOR阻害薬の作用機序 ── 169

2 mTOR阻害薬の特徴 ── 170
　1　エベロリムス（アフィニトール®）── 170
　2　テムシロリムス（トーリセル®）── 172

15 免疫チェックポイント阻害薬
── 悪性黒色腫を中心に ［清原 祥夫］── 174

1 免疫チェックポイント阻害薬の概要と作用機序 ── 174
　免疫チェックポイント阻害薬の特徴 ── 175

2 免疫チェックポイント阻害薬の特徴 ── 177
　1　イピリムマブ（ヤーボイ®）── 177
　2　ニボルマブ（オプジーボ®）── 180

第3章　分子標的治療薬の副作用とケア ── 185

1 インフュージョンリアクション ［遠藤 久美］── 186

2 皮膚障害 ［根岸 恵］── 199

3 間質性肺疾患 ［遠藤 和代］── 209

4 消化管出血・穿孔／高血圧／創傷治癒遅延
（主に血管新生阻害薬による副作用）［福﨑 真実］── 218

5 消化器毒性 [遠藤 久美] ── 228

1　悪心・嘔吐 ── 228
2　下痢 ── 233
3　口腔粘膜炎 ── 237

6 甲状腺機能障害/重症筋無力症・筋炎/眼障害/1型糖尿病 [中島 和子] ── 243

1　甲状腺機能障害 ── 243
2　重症筋無力症・筋炎 ── 247
3　眼障害（ぶどう膜炎） ── 250
4　1型糖尿病 ── 253

第4章　チームで取り組む分子標的治療 ── 257

1 チーム医療で新薬導入や副作用マネジメントに取り組む [三浦 裕司] ── 258

なぜチーム医療が必要なのか？　チーム医療とは何なのか？ ── 258
各職種が役割意識をもつための体制作りのコツ ── 260
チームのメンバーの知識と技術を統一するためのコツ ── 262

2 チームで行うアドヒアランスを高める患者教育 [長岡 優紀子] ── 264

外来で経口抗がん薬単剤治療を受ける患者のサポートにおける問題点 ── 264
サポートの実際 ── 267
看護師による患者指導のポイント ── 267
今後の課題 ── 270

3 副作用症状評価と情報処方 [北村 有子] ── 272

症状評価 ── 272
情報処方 ── 275

4 経済的側面への支援
―― 高額治療に対する制度の活用　[浜﨑 亮] ―― 277

薬剤の進歩と薬剤費の高騰 ―― 277

就労支援 ―― 278

資料：治療費用例（代表的な薬剤を例に）［森山 康介］―― 280

索引 ―― 285

Column

分子標的治療薬の名称 ―― 11

免疫グロブリンの構造 ―― 22

臨床試験（新規薬剤における） ―― 102

使用量の目安：1フィンガーチップユニット ―― 206

ブックデザイン：小口翔平＋喜來詩織（tobufune）

イラストレーション：赤木智恵（ツグミ）

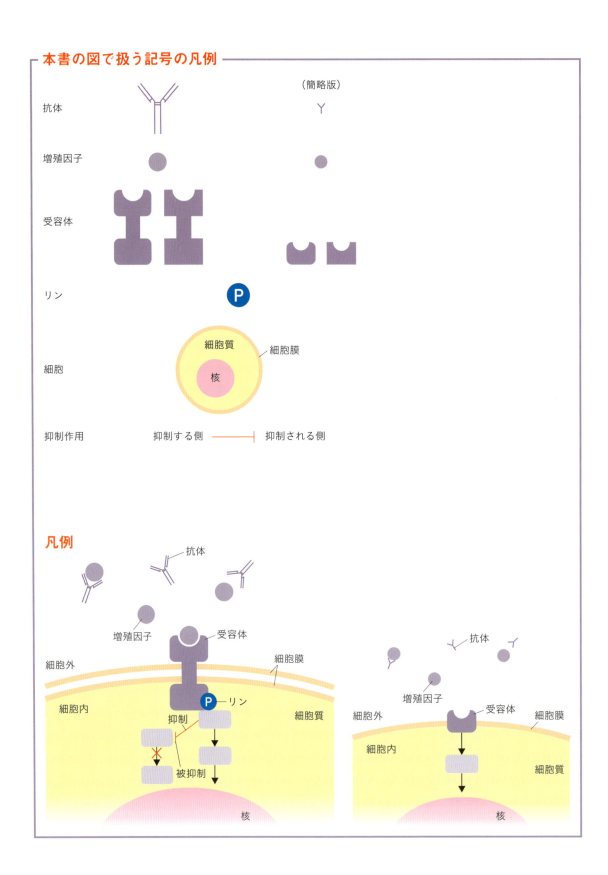

第 1 章

分子標的治療薬とは

1 がんの増殖と進展
——分子標的治療薬を理解するために

がんに対する分子標的治療薬の開発は，がんの増殖や進展にかかわるさまざまな分子機構の研究に基づいて行われてきた．本項では，分子標的治療薬の作用機序を理解するうえで必要ながんの病態の概要を述べる．

1 がん細胞における細胞内シグナル伝達経路

がん（cancer）とは，正常な制御を失ったがん細胞が増殖を続け，他臓器への浸潤または転移をきたす病態で，臨床的には生命予後に重大な影響を及ぼしうる疾患である．がん化（carcinogenesis）とは，正常細胞が化学物質などのさまざまな発がん要因の影響を受けてがん細胞へと変化することで，その本態は遺伝子の異常である．発がん要因によって正常な遺伝子に突然変異などの異常が生じると，がん遺伝子の活性化やがん抑制遺伝子の不活化が生じる．そして，これらを契機として，細胞の生存・増殖や細胞死（アポトーシス：apoptosis）にかかわる細胞内シグナル伝達経路に異常が生じて，がん細胞としての特徴，すなわち，無秩序な細胞増殖，アポトーシスの抑制，腫瘍血管の新生，他臓器への転移などが現れる（**図 1-1**）．

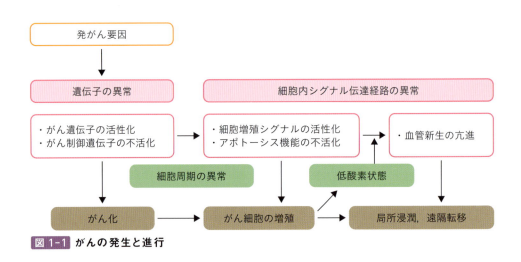

図 1-1 がんの発生と進行

2 細胞生存・増殖にかかわる経路の異常亢進

一般的に，細胞内シグナル伝達経路において重要な役割を果たしているのがキナーゼ(kinase)である(カイネースともいう)．キナーゼは生体内の化学反応を触媒する酵素の1つで，キナーゼによってアデノシン三リン酸(adenosine triphosphate：ATP)のリン酸基がタンパク基質に転移すると，タンパク基質はリン酸化された状態となる(図1-2A)．特に，タンパク基質自体がキナーゼ活性を有して自らをリン酸化する反応を自己リン酸化(autophosphorylation)という．例えば，チロシンキナーゼ(tyrosine kinase：TK)はタンパク基質のチロシン残基をリン酸化する反応にかかわっている(図1-2B)．

1 「受容体型」と「非受容体型」のチロシンキナーゼ

チロシンキナーゼ(TK)には「受容体型」と「非受容体型」が存在する．受容体型チロシンキナーゼ(receptor tyrosine kinase：RTK)は，細胞外-膜貫通-細胞内の3領域(ドメイン：domain)から構成されている．増殖因子が受容体型チロシンキナーゼの細胞外領域に結合すると，細胞内領域のチロシンキナーゼによって自己リン酸化が起こって活性化される(図1-3A)．受容体型チロシンキナーゼの活性化によって，複数の細胞内シグナル伝達経路のリン酸化反応が一斉に起こって，細胞増殖などにかかわるシグナルが核内の遺伝子DNAへと伝達される．1つの化学反応から多くの反応が一斉に広く伝播する現象をカスケード反応(滝の流れのように次々と伝わるという意味)という．受容体型チ

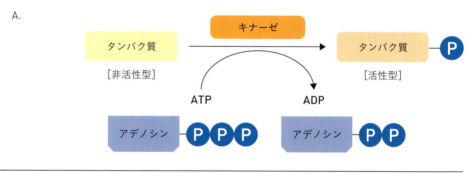

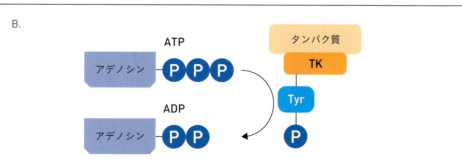

TK：チロシンキナーゼ(tyrosine kinase)
-Tyr：チロシン残基，-P：リン酸基，ATP：アデノシン三リン酸，ADP：アデノシン二リン酸

図1-2 キナーゼによるリン酸化反応

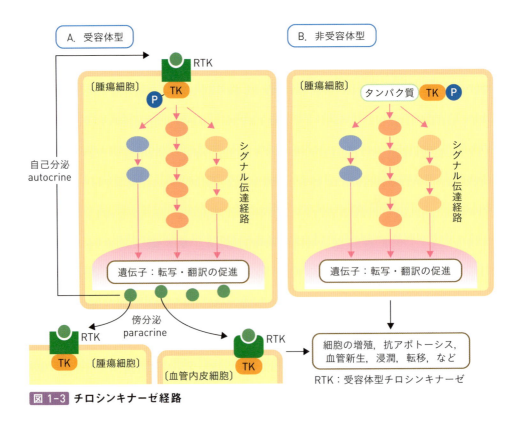

図 1-3　チロシンキナーゼ経路

表 1-1　受容体型チロシンキナーゼ(RTK)とリガンド

RTKに結合する因子(リガンド)	RTK
EGF(epidermal growth factor) IGF-1(insulin-like growth factor-1) SCF(stem cell factor) PDGF(platelet-derived growth factor) VEGF(vascular endothelial growth factor) など	EGFR(EGF receptor) HER2(human epidermal growth factor receptor 2) HGFR(HGF receptor, MET) IGF-1R(IGF-1 receptor) KIT(CD117) PDGFR(PDGF receptor) FLT-3(FMS-like tyrosine kinase-3) VEGFR(VEGF receptor) など

ロシンキナーゼとそれに結合する因子(リガンド)にはさまざまな種類がある(表1-1)．これらのなかで，MAPキナーゼ経路(Ras-Raf-MEK-ERK)，PI3キナーゼ経路(PI3 K-Akt-mTOR)，JAK-STAT経路の概要を図1-4，1-5に示す．

　一方，非受容体型のチロシンキナーゼも存在する(図1-3B)．例えば，慢性骨髄性白血病の原因遺伝子である BCR-ABL 遺伝子から発現して細胞内に存在する BCR-ABL キメラタンパク質は，受容体型チロシンキナーゼの場合と同様に，ABLの部分に存在するチロシンキナーゼの反応に始まって，複数のシグナル伝達経路が恒常的に活性化している(図1-6)．

　がん細胞では，このような受容体型または非受容体型のチロシンキナーゼによって，細胞内シグナル伝達経路が異常に活性化され，それらのシグナルは遺伝子DNAへと伝

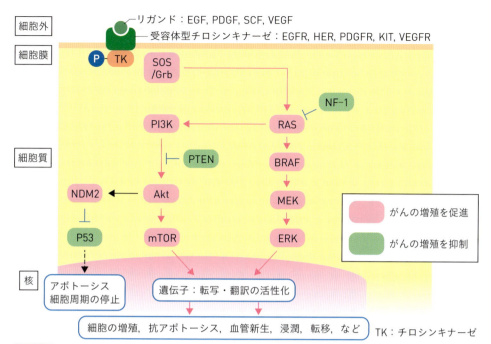

図 1-4 MAP キナーゼ経路，PI3 キナーゼ経路

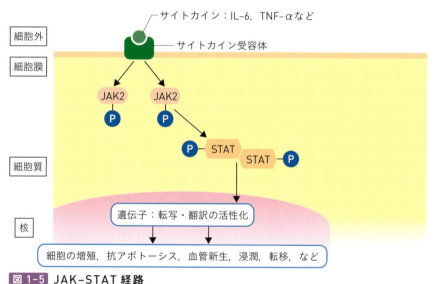

図 1-5 JAK-STAT 経路

達されて転写因子などが活性化される．そして，新たに発現したさまざまなタンパク分子は，がん細胞やその周囲の間質細胞に自己分泌(autocrine)や傍分泌(paracrine)などのシステムで作用し，がん細胞の増殖，アポトーシスの抑制，腫瘍血管の新生，がん細胞の浸潤や転移などが促進される．

その他に，NF-κB 活性化経路も細胞増殖を促進させる細胞内シグナル伝達経路として知られている．サイトカインなどの刺激で活性化された IκB キナーゼ(IKK)によって，不活性型の NF-κB-IκB が活性型の NF-κB になると，NF-κB は細胞増殖などにか

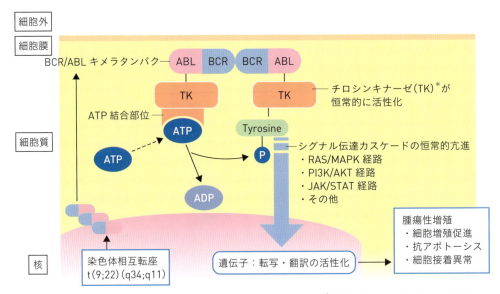

＊非受容体型チロシンキナーゼ Non-receptor tyrosine kinase　Ph[1]陽性細胞：CML細胞，ALL細胞

図 1-6 Ph 陽性白血病細胞における非受容体型細胞内シグナル伝達経路

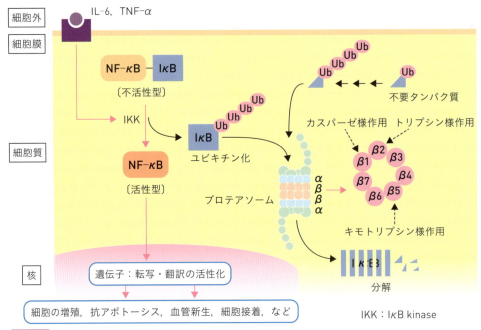

図 1-7 NF-κB 活性化経路

かわる遺伝子 DNA に結合して転写を亢進させ，細胞の増殖が促進される．NF-κB から解離した IκB は不要タンパク質と認識されてプロテアソームによって分解処理される（図 1-7）．

3 細胞死（アポトーシス）にかかわる経路の破綻

細胞死（アポトーシス）とは，細胞内にあらかじめ備わったシグナル伝達経路などに

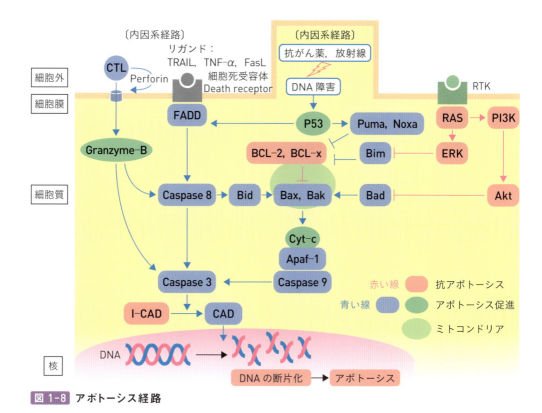

図 1-8 アポトーシス経路

よって細胞が自ら死滅する現象のことである．例えば，細胞膜に存在する TNF-αR，Fas などの受容体（細胞死受容体〔death receptor〕と総称される）が TNF-α，FasL などのサイトカインによって刺激されると，カスパーゼ経路（caspase pathway）が活性化される．カスパーゼとは，細胞をアポトーシスに誘導するタンパク分解酵素である．カスパーゼ経路もカスケード反応を示す．最終的に DNA 分解酵素（caspase activated DNase：CAD）の活性が高まって DNA が断片化されて細胞死に至る．

がん細胞では，アポトーシスにかかわる経路や分子が阻害されている（抗アポトーシス作用）ため，細胞死に至ることができない状態となっている．例えば，受容体型チロシンキナーゼの活性化に伴う増殖シグナルの亢進や B 細胞リンパ腫などでみられる BCL2 活性の亢進は抗アポトーシスとして作用している（**図 1-8**）．

このような，がん細胞におけるシグナル伝達経路を制御して抗腫瘍効果を得るために，細胞膜受容体に対してはモノクローナル抗体薬，細胞内のシグナル伝達物質に対しては低分子阻害薬といった分子標的薬が開発され，広く用いられている．

4 がん幹細胞の存在

がん細胞は，細胞内シグナル伝達経路に異常をきたし，細胞周期の制御は失われ，細胞分裂が繰り返されて無秩序に増殖する．このようながん細胞の増殖には，自己複製能と分化能を有するがん幹細胞（cancer stem cell）がかかわっていると考えられている（図

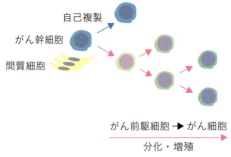

図1-9 がん幹細胞

1-9).

　自己複製能とは自己と同一の細胞を作り出す能力である．がん幹細胞の自己複製能によって，がん細胞はその起源を失うことなくクローン性増殖を絶え間なく続けることができる．一方，がん幹細胞からがん細胞へと分化する過程のがん前駆細胞には増殖能があり，細胞数が増える．

　これらの細胞では，薬物療法への感受性が異なることが知られている．がん前駆細胞またはがん細胞が薬物療法によく反応しても，がん幹細胞はその周囲の間質細胞群とともに存在して，初期から薬物療法に対して耐性を示すことから，がん幹細胞の存在が治療後に再燃や再発をきたす要因の1つになっていると考えられている．今後のがん幹細胞の生物学的性質の解明と薬剤の開発に期待が寄せられている．

5 がん細胞による血管新生

　がん細胞は正常な制御を失って無秩序な増殖を続けるため，一定の細胞が集まると集塊の中心部ほど低酸素状態に陥って生育環境の確保が困難となる．このような厳しい生存環境に置かれたがん細胞は，酸素や栄養を求めて，周囲の血管に対して血管新生を促す物質を放出するようになる．そして，血管新生の促進因子が抑制因子よりも優位になると血管新生が開始される．血管新生にかかわる因子のバランスの変化によって，血管新生が抑制された状態から促進される状態へと切り替わることをangiogenic switchという．すなわち，腫瘍組織から放出される低酸素誘導因子(hypoxia inducible factor-1：HIF-1)や血管内皮増殖因子(vascular endothelial growth factor：VEGF)などの産生と作用が高まって，腫瘍周囲の血管から腫瘍に向けて腫瘍血管が導かれる．酸素と栄養が腫瘍集塊へと供給されると，がん細胞の増殖は活発化する(図1-10)．

　これらの過程を抑制する薬剤が血管新生阻害薬で，VEGFとその受容体(VEGFR)に対する分子標的治療薬が用いられている．HIF-1を阻害する分子標的治療薬の研究も進められている．

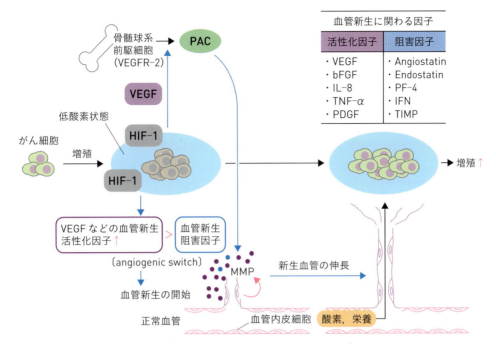

PAC：血管新生促進性の造血前駆細胞（proangiogenic hematopoietic progenitor cell）
HIF-1：低酸素誘導因子1（hypoxia inducible factor-1），VEGF：血管内皮細胞増殖因子（vascular endothelial growth factor）
MMP：マトリックスメタロプロテアーゼ（matrix metalloproteinase）

図 1-10 腫瘍組織の低酸素状態と血管新生

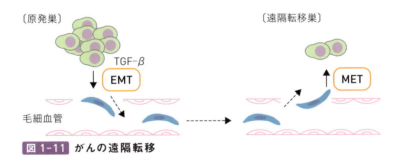

図 1-11 がんの遠隔転移

6 がんの遠隔転移

　がんは原発巣で増大しながら，血管新生などを契機として，肝臓などの遠隔臓器に転移するようになる．その機序として，上皮間葉移行（epithelial-mesenchymal transition：EMT）と間葉上皮移行（mesenchymal-epithelial transition：MET）が知られている．がん細胞はTGF-β（transforming growth factor-β）などの作用によって，運動能と浸潤能を有する線維芽細胞のような形状に変化（EMT）して血管内に侵入する．そして，血管内を移動して，遠隔臓器の血管から再び血管外に出て，元の細胞形態に戻って（MET）増殖を始める．これらの過程を阻止して遠隔転移を抑制する分子標的薬の研究が進められている（**図 1-11**）．

（中根　実）

2 分子標的治療薬とは

1 分子標的治療薬とは

　がんの薬物療法で用いられる分子標的治療薬とは，がん細胞の増殖や転移を阻止することを目的に，ある特定の分子に対して選択的に作用して抗腫瘍効果が発揮されるように創製された薬剤の総称である（図1-12）．

細胞傷害性抗がん薬との比較

　細胞傷害性抗がん薬は，天然の微生物産物や植物成分中から抗腫瘍作用を示す物質を探し出して製剤化される．一方，分子標的治療薬では，がん細胞の増殖などに重要な役割を担っている分子に対して特異的に作用して抗腫瘍効果が得られるように，薬剤の分子構造を設計して人工的に製剤化される（創薬）．したがって，細胞傷害性抗がん薬はがん細胞と正常細胞の区別なく作用してしまうのに対し，分子標的治療薬の作用は，がん細胞またはがんにかかわる細胞が主体となる（表1-2）．

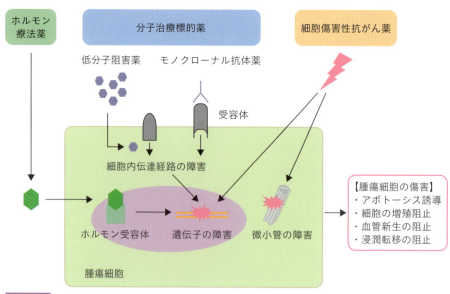

図1-12　がん細胞に対する抗悪性腫瘍薬の作用部位

表 1-2 細胞傷害性抗がん薬・分子標的治療薬・ホルモン療法薬の比較

	細胞傷害性抗がん薬	分子標的治療薬	ホルモン療法薬
特徴	がん細胞を傷害できる天然物質を選び出して製剤化	がん細胞を傷害できる標的分子を発見して創薬	性ホルモン依存性のがん細胞の増殖を抑える
種類	代謝拮抗薬，アルキル化薬，抗がん性抗生物質，植物アルカロイド	モノクローナル抗体薬 低分子阻害薬	女性ホルモンの阻害薬 男性ホルモンの阻害薬
剤型	注射薬または経口薬	注射薬または経口薬	経口薬または注射薬
抗腫瘍作用	細胞分裂を繰り返す(増殖力が強い)がん細胞または正常細胞に対して作用(血管内皮細胞など)の一方または両者に作用	がん細胞とその周囲の細胞などに作用	女性ホルモン系または男性ホルモン系を遮断

表 1-3 分子標的治療薬の命名例

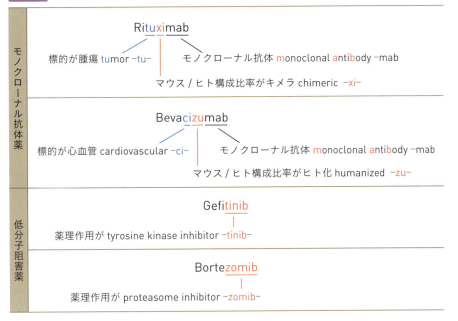

Column

分子標的治療薬の名称

　分子標的治療薬の名称は，世界保健機関(WHO)の医薬品国際一般名称委員会が定めたステム(stem)に基づいている．ステムとは，薬理学的に同系統の薬品名に共通して組み込まれている基語のことである．一般に，モノクローナル抗体薬の語尾は「-mab」で，標的の違いと抗体薬のマウス/ヒト構成比率の違いから命名される．低分子阻害薬の語尾は，キナーゼ阻害薬が「-nib」，プロテアソーム阻害薬が「-mib」，mTOR(エムトール)阻害薬が「-limus」などで，これらは薬理作用の違いを表している．

　分子標的治療薬の名称の例を表 1-3，名称の一覧を表 1-4 に示した．

表 1-4 分子標的治療薬の名称表記

モノクローナル抗体薬		抗体薬のマウス/ヒト構成比率の違い			
		マウス mouse -o-	キメラ chimeric -xi-	ヒト化 humanized -zu-	ヒト human -u-
標的の違い	腫瘍 Tumor -tu-	-Ibri**tu**mo**mab** tiuxetan	-Ri**tuxi**mab -Ce**tuxi**mab -Bren**tuxi**mab vedotin	-Tras**tuzu**mab -Tras**tuzu**mab emtansine -Per**tuzu**mab -Gem**tuzu**mab ozogamicin -Alem**tuzu**mab	-Pani**tumu**mab -Ofa**tumu**mab
	リンパ球，免疫調節 Lymphocyte, Immunomodulator -l(i)-		-Infli**xi**mab*¹	-Mogamu**lizu**mab -Toci**lizu**mab*¹	-Ipi**limu**mab -Nivo**lumu**mab
	心血管 Cardiovascular -ci-			-Beva**cizu**mab	-Ramu**ciru**mab
	骨 Bone -s-				-Deno**sumu**mab*¹

低分子阻害薬	薬理作用の違い				
Tyrosine kinase inhibitors -tinib	Raf kinase inhibitors -rafenib	Angiogenesis inhibitors -anib	Proteasome inhibitors -zomib	Immuno-suppressants Rapamycin derivatives -rolimus	poly-ADP-ribose polymerase inhibitors -parib
Ima**tinib** Osimer**tinib** Dasa**tinib** Crizo**tinib** Nilo**tinib** Lapa**tinib** Bosu**tinib** Suni**tinib** Pona**tinib** Axi**tinib** Gefi**tinib** Alec**tinib** Erlo**tinib** Ruxoli**tinib** Afa**tinib**	Rego**rafenib** So**rafenib** Vemu**rafenib**	Pazop**anib** Vandet**anib**	Borte**zomib** Carfil**zomib**	Eve**rolimus** Temsi**rolimus** Si**rolimus***² Tac**rolimus***²	Ola**parib**

*¹：Infliximab（インフリキシマブ）はレミケード，Tocilizumab（トシリズマブ）はアクテムラで，関節リウマチなどの自己免疫疾患に対して用いられる．
　　　Denosumab（デノスマブ）はランマーク，プラリアで，骨転移や骨粗しょう症に対して用いられる．
Raf：rapidly accelerated fibrosarcoma
*²：Sirolimus（シロリムス）はラパリムス，Tacrolimus（タクロリムス）はプログラで，いずれも免疫抑制剤である．

2 分子標的治療薬の種類と作用

分子標的治療薬は，モノクローナル抗体薬(monoclonal antibody)と低分子阻害薬(small molecule inhibitor)に大別される．両者は分子構造，薬理作用などにおいて異なった特性を有している(**表 1-5**)．モノクローナル抗体薬は細胞表面または細胞外に存在する標的分子に結合して，標的分子の中和や活性阻害などの作用を発揮する．近年では，新規の血管新生阻害薬をはじめ，殺細胞性の薬剤を結合させた抗体薬物抱合体，免疫チェックポイント阻害薬などが開発されている．低分子阻害薬は分子量が小さいため細胞膜を通過することが可能で，細胞内のさまざまな標的分子の活性を阻害する．薬理作用の点から，血管新生阻害薬，マルチキナーゼ阻害薬などに分類される(**図 1-13**)．

3 分子標的治療薬の副作用

細胞傷害性抗がん薬との比較

細胞傷害性抗がん薬は，がん細胞への傷害作用(主作用)とともに，正常細胞に対する負の作用(有害反応，副作用)も顕著に現れる．これは，両者の細胞をおおまかに比較した場合，細胞傷害性抗がん薬が作用するDNA量または微小管に大差がないためである(**図 1-14**)．

一方，分子標的治療薬では，がん組織において過剰に発現していたり，活性が異常に高まっている標的分子への作用が主体となるが，本来は作用を想定していない正常組織への作用によって副作用も生じ，これらには on-target toxicity と off-target toxicity がある(**図 1-14**)．

表 1-5 分子標的治療薬の比較

	モノクローナル抗体薬	低分子阻害薬
構造	分子量が大きい 約 15 万 Da	分子量が小さい 約 500〜1,000 Da
剤型	注射薬	経口薬または注射薬
作用部位	細胞膜上または細胞外の標的分子に作用	細胞内へ浸透して標的分子に作用
抗腫瘍作用	・細胞膜受容体の活性阻害作用* ・ADCC，CDCによる細胞傷害作用 ・抱合体による細胞傷害作用 ・免疫チェックポイント阻害作用 ・血管新生阻害作用*	・キナーゼ阻害作用* ・複数の標的分子に作用 ・プロテアソーム阻害作用* ・血管新生阻害作用*
	※異常に活性化された細胞内シグナル伝達経路を阻害してアポトーシス誘導，細胞の増殖阻止，血管新生の阻止，浸潤転移の阻止を誘導する	
中枢神経病変への効果**	乏しい	認められる薬剤もある (Lapatinib, Osimertinib, Dasatinib など)

*血管新生阻害薬は両薬剤で開発されている． **がん性髄膜炎，転移性脳腫瘍

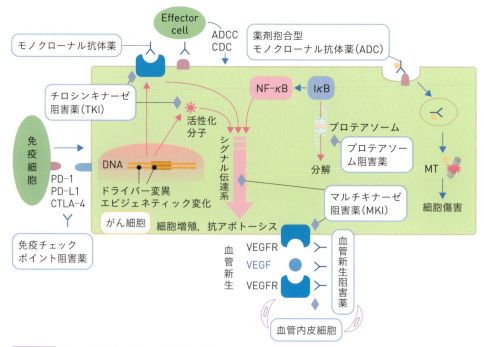

図 1-13 分子標的治療薬の主な作用部位

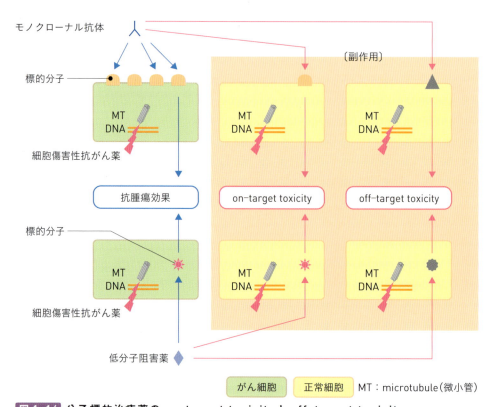

図 1-14 分子標的治療薬の on-target toxicity と off-target toxicity

on-target toxicity と off-target toxicity

on-target toxicity とは

on-target toxicity とは，薬剤が標的としている分子が正常細胞にも存在している場合にその組織(臓器)に現れる毒性のことである．例えば，EGFR は皮膚の上皮細胞にも発現しているため，抗 EGFR 作用を有するモノクローナル抗体薬(セツキシマブ，パニツムマブ)や低分子阻害薬(ゲフィチニブ，エルロチニブ，アファチニブなど)の投与に伴って，皮疹や爪囲炎が出現する．また，VEGF-VEGFR 系は正常の脈管系においても機能しているため，抗 VEGF-VEGFR 系の血管新生阻害薬に属するモノクローナル抗体薬(ベバシズマブ，ラムシルマブ)や低分子阻害薬(アキシチニブ，スニチニブ，ソラフェニブなど)の投与に伴って，高血圧，タンパク尿，血栓症，創傷治癒遅延などが出現することがある．

off-target toxicity とは

off-target toxicity とは，薬剤が標的以外の部位に作用して毒性が出現することである．例えば，モノクローナル抗体薬のインフュージョンリアクション，抗 VEGF-VEGFR 系の血管新生阻害薬による倦怠感，チロシンキナーゼ阻害薬の肝障害などである．

on-target toxicity の重症度と抗腫瘍効果

分子標的治療薬における副作用の特徴として，on-target toxicity の重症度が高いと抗腫瘍効果も高くなる傾向が知られている．抗 EGFR 薬による皮疹や抗 VEGF-VEGFR 系の血管新生阻害薬による高血圧は，症状が強く発現するほど抗腫瘍効果が高い傾向が示されているため，治療効果を予測する指標(バイオマーカー)となる．したがって，これらの on-target toxicity に対するケアを適切に行っていくことは，有効な治療を継続していくうえで大変重要となる．

副作用の出現様式

副作用の出現様式においてもそれぞれの薬剤で特徴がある．細胞傷害性抗がん薬では，治療後の休薬期間中に副作用が発生して軽快するパターンをとることが多く，治療の繰り返しによって副作用が増強(蓄積毒性)していくこともある．

一方，分子標的治療薬は，休薬期間を設けずに継続的に投与され，軽度の副作用が慢性的に持続することが多い(図 1-15)．例えば，倦怠感，高血圧，タンパク尿，下痢，皮膚障害などである．これらの副作用は薬剤投与の長期化に伴って一時的に症状が強まって生活の質(QOL)を悪化させることもあるため，薬剤の減量・休薬，対症療法薬の併用，日常的なセルフケアなどを適切に行って治療が継続できるようにマネジメントしていくことが大切である．

また，分子標的治療薬による副作用のなかには，発症頻度はまれであるが重度の合併症が急速に出現することもある．例えば，腫瘍出血，血栓症，間質性肺炎，消化管穿孔などである．最近では，免疫チェックポイント阻害薬の投与に伴う劇症 1 型糖尿病の発症例などが報告されている(p.253)．これらはいずれも重篤化すると生命危機に直結

【細胞傷害性抗がん薬】

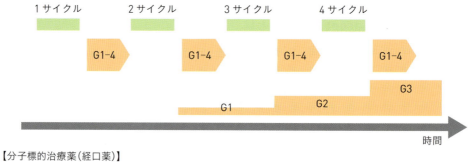

【分子標的治療薬(経口薬)】

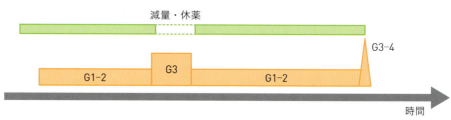

G：副作用の重症度(Grade)

図 1-15 細胞傷害性抗がん薬と分子標的治療薬の副作用の出現様式

するため，薬剤の投与前には患者・家族らへの十分な説明と同意が必要である．

分子標的治療薬に特徴的な副作用を**表 1-6** に示す．副作用マネジメントの詳細は各薬剤の「適正使用ガイド」を参照されたい．

4 特徴的な副作用

皮膚障害

主に EGFR 阻害薬やマルチキナーゼ阻害薬の投与に伴って認められる副作用である（→ p.199）．EGFR は表皮の細胞にも発現しているため，分子標的治療薬の作用を受けて，表皮細胞の増殖遅延，細胞間結合の脆弱化，炎症細胞の浸潤などが生じて，皮膚にさまざまな異常が生じる．セツキシマブ，パニツムマブ，ゲフィチニブなどの EGFR 阻害薬では，顔面，前胸部，背部を中心としたざ瘡様皮疹，爪囲炎，手指皮膚の亀裂などが経時的に認められる．レゴラフェニブ，ソラフェニブ，スニチニブなどのマルチキナーゼ阻害薬では，圧迫や摩擦を受ける手掌，手指，足底部において，発赤，表皮の剝離，過角化などの皮膚障害が出現する．これを手足皮膚反応(hand-foot skin reaction：HFSR)という．低頻度ではあるが，イマチニブなどの BCR/ABL-TKI においても皮疹（主として薬疹）が認められることがある．

タンパク尿

血管新生阻害作用を有する分子標的治療薬の投与に伴って，血液中のタンパク質が腎

表 1-6 分子標的治療薬に特徴的な副作用

	有害反応	モノクローナル抗体薬	低分子阻害薬
比較的軽度で慢性的に経過	皮膚障害	セツキシマブ, パニツムマブ	抗EGFR：ゲフィチニブ, エルロチニブ, アファチニブ, オシメルチニブ, イマチニブ,
	高血圧, タンパク尿	ベバシズマブ, ラムシルマブ	スニチニブ, ソラフェニブ, アキシチニブ
	倦怠感	ベバシズマブ, ラムシルマブ	スニチニブ, ソラフェニブ, アキシチニブ
	肝障害	トラスツズマブ エムタンシン	スニチニブ, ソラフェニブ, アキシチニブ, イマチニブ
	下痢	セツキシマブ, パニツムマブ	スニチニブ, ソラフェニブ, アキシチニブ
	甲状腺機能障害	―	スニチニブ, ソラフェニブ, アキシチニブ, イマチニブ
発生頻度は低いが急速に重篤化する可能性あり	心機能障害	トラスツズマブ, ベバシズマブ	
	インフュージョンリアクション	リツキシマブ, トラスツズマブ	―
	間質性肺疾患(ILD)	パニツムマブ	ゲフィチニブ, エルロチニブ, アファチニブ, オシメルチニブ
	HBV再活性化	リツキシマブ オファツムマブ モガリズマブ アレムツズマブ	エベロリムス, テムシロリムス, ボルテゾミブ, ルキソリチニブ
	腫瘍出血	ベバシズマブ, ラムシルマブ	イマチニブ(GIST)
	動静脈血栓症	ベバシズマブ, ラムシルマブ	スニチニブ, ソラフェニブ, アキシチニブ
	創傷治癒遅延	ベバシズマブ, ラムシルマブ	スニチニブ, ソラフェニブ, アキシチニブ
	消化管穿孔	ベバシズマブ, ラムシルマブ	スニチニブ, ソラフェニブ, アキシチニブ

糸球体から尿中に漏出して副作用となることがある．主にモノクローナル抗体薬のベバシズマブまたはラムシルマブによって出現しやすい．発生機序の詳細は不明であるが，これらの薬剤によって血圧が上昇すると糸球体の内圧が高まり，血管内皮細胞が障害されて血液中のタンパク質が尿中に漏出する機序，薬剤の効果でVEGFが減少すると，腎糸球体の毛細血管を取り囲む足細胞(podocyte)が障害されて血液中のタンパク質が尿中に漏出する機序などが想定されている．薬剤の投与を開始した以降は，定期的に尿検

査が行われ，試験紙法で尿タンパクが2＋以上となった場合に定量検査が行われ，尿中タンパク排泄量が2 g/日(2 g/gCr)以上となった場合には同未満となるまで休薬となることが多い．1日の尿中タンパク排泄量を厳密に測定するためには蓄尿を要するが，外来検査では随時尿を用いた簡便な方法(尿中のタンパク濃度とクレアチニン濃度を測定してその比を算出〔g/gCr〕)で代用される．

甲状腺機能障害

　主に血管新生阻害作用を有するマルチキナーゼ阻害薬の投与に伴って認められる副作用である(→ p.243)．甲状腺機能亢進症を呈することもあるが，多くは甲状腺機能低下症である．主な薬剤はレゴラフェニブ，ソラフェニブ，スニチニブ，アキシチニブ，イマチニブなどである．甲状腺組織は血管が豊富であるため血管新生阻害作用の影響を受けやすいなどの発生機序が推定されているが，詳細は不明である．甲状腺機能低下症では血清TSHが高値となる．症状は全身倦怠感，浮腫などであるが，原疾患(がん)に伴う症候と重なって気づかれにくいことも多いため，定期的な採血検査が必要となる．治療は甲状腺ホルモン薬(チラーヂン®S)による補充療法が行われる．

間質性肺疾患

　間質性肺疾患(interstitial lung disease：ILD)とは，肺の肺胞壁またはその周囲(間質)に炎症反応や線維化が出現する疾患の総称で，原因は薬剤，膠原病，病原菌，不明などさまざまである(→ p.209)．薬剤性ILDでは間質性肺炎として発症することが最も多く，起因する主な薬剤は，低分子阻害薬ではゲフィチニブをはじめとするEGFR-TKI，mTOR阻害薬，モノクローナル抗体薬ではパニツムマブ，抗体薬物抱合体(ADC)などである．発症機序の詳細は不明であるが，副腎皮質ステロイド薬の投与で軽快する症例が多いことから，薬剤に対する免疫反応がかかわっていると推定されている．ILDの発症頻度は，欧米人(1％未満)に比べて日本人では高まる傾向(数％)が指摘されている．

　分子標的治療薬の有害反応のなかでも，ILDは重症化すると死亡に至ることもあるため，投与後のセルフケアと経過観察が大切である．投薬開始後の外来受診の際には，咳嗽，呼吸困難などの呼吸器症状の有無を確認し，在宅療養中にこれらの徴候を自覚した場合には，電話相談や臨時受診ができるように助言を行っておきたい．ILDの疑い，または，ILDと診断された場合には，ただちに薬剤投与を中止するのが基本原則であるが，mTOR阻害薬では，呼吸器症状がなく画像検査で肺陰影が軽度であれば薬剤投与が継続されることがある．

退薬症候群

　イマチニブをはじめとするBCR/ABL-TKIは慢性期の慢性骨髄性白血病(CML-CP)にきわめて有効な薬剤である．これらのTKIが著効して分子生物学的寛解(major molecular response：MMR)となった場合に，継続投与を中止してCMLが再発を起こさないかを検討する臨床試験が行われている．その過程で，TKIを中止して数日ないし数週後から，肩痛，腰痛などの筋骨格系の疼痛が出現する症例が報告されてきている．原因と

して，TKI の中止によって，線維芽細胞に発現している PDGFRβ の阻害が解除されたことに伴う筋骨格系への影響が想定されている．疼痛の程度は一般に軽度(CTCAE で Grade 2 程度)とされるが，疼痛で睡眠が妨げられる例もある．アセトアミノフェンが症状緩和に有効であるが，無効の場合は副腎皮質ステロイド薬を用いることもある．本症候群はこれまで気づかれずに不定愁訴とされてきたかもしれない．今後，BCR/ABL-TKI 中止後の経過観察の期間中において留意が必要である．

免疫関連有害事象(irAE)

免疫関連有害事象(immune-related adverse events：irAE)とは，免疫チェックポイント阻害薬の投与に伴う特徴的な有害事象の総称である．免疫チェックポイントとは，免疫活性を抑制方向に制御する機能のことで，この機能を薬剤で阻害すると，主に T 細胞の活性が高まり，抗腫瘍効果が得られることがある．実際，免疫チェックポイント阻害薬は，非小細胞肺がん，腎細胞がん，悪性黒色腫をはじめとする多くのがん種において投与されている．一方で，薬剤によって活性化された免疫機能が生体の諸臓器に作用して，皮疹，肝障害，下痢，自己免疫疾患などが出現してくることがある．まれではあるが重篤な合併症も含まれていることに注意が必要である．治療には副腎皮質ステロイド薬が選択されることが多く，対症療法も適宜行われる．症状が強まる場合は，免疫チェックポイント阻害薬の休薬または中止が検討される．

5 分子標的治療薬の薬剤耐性

がん薬物療法における薬剤耐性(drug resistance)とは，がん細胞が抗悪性腫瘍薬に対して抵抗性を示して抗腫瘍効果が減弱または消失した状態のことである．臨床経過においては薬物療法の施行後に腫瘍が増悪した(progressive disease：PD)と判定された場合に相当し，分子レベル，遺伝子レベルで耐性機序が明らかになってきている．薬剤耐性には，治療の開始時から薬効が得られない一次耐性(初期耐性)と，治療の導入時は有効であったが途中から薬剤の効果が低下してくる二次耐性(獲得耐性)がある．複数の薬剤に対して耐性を示す場合を多剤耐性(multidrug resistance)という．

細胞傷害性抗がん薬との比較

細胞傷害性抗がん薬における薬剤耐性の機序には，薬剤を細胞外に汲み出すポンプ排出機構，細胞内の酵素による薬剤の不活化などの機序が知られている．例えば，細胞膜に発現している ABC 輸送体(ATP-binding cassette transporter)には MDR1(multidrug resistance 1)をはじめとするいくつかの膜タンパク質があり，これらはアントラサイクリン製剤，タキサン製剤，ビンカアルカロイド製剤などを細胞外に排出して薬剤耐性の原因となる．ERCC1(excision repair cross-complementation group 1)はシスプラチンによる DNA 傷害部位を修復するため，シスプラチンに対する耐性の一因となる(図 1-16)．

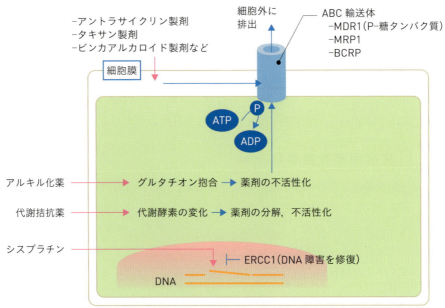

図 1-16 細胞傷害性抗がん薬に対するがん細胞の耐性機序

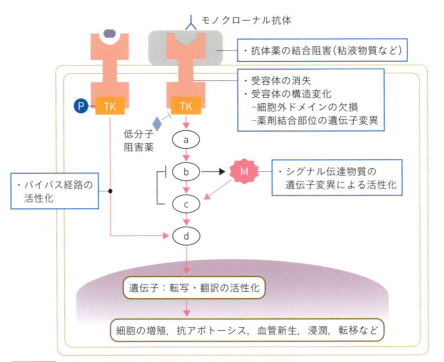

図 1-17 分子標的治療薬に対するがん細胞の耐性機序

分子標的治療薬における薬剤耐性の機序

一方，分子標的治療薬では細胞内シグナル伝達に関係する耐性機序が存在する（図1-17）．

・細胞内シグナル伝達系のある分子が活性化して上流からの制御が効かなくなる
・標的の遺伝子変異によって分子構造が変化した結果，薬剤の結合性（親和性）が低下する
・薬剤によって抑制された経路とは別のバイパス経路が活性化する

などの機序によって，分子標的治療薬の効果が減弱または得られなくなる．

（中根　実）

3 分子標的治療薬の種類と作用

1 モノクローナル抗体薬

　モノクローナル抗体薬(monoclonal antibody)は，免疫グロブリン(immunoglobulin：Ig)のIgGを基本構造とする薬剤である．モノクローナル抗体薬の分子量は大きいため(約15万Da)，低分子阻害薬のように細胞内に直接浸透して作用することはできない．また，血液脳関門(blood-brain barrier：BBB)を通過することができないため，中枢神経病変に対する抗腫瘍効果は期待できない(→ p.13，**表 1-5** 参照)．モノクローナル抗体薬は，遺伝子組換え技術と細胞培養技術によって製剤化される．

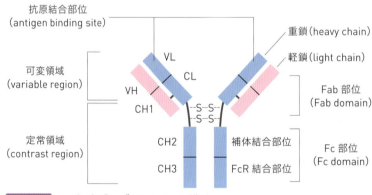

図 1-18 ヒト免疫グロブリン IgG の構造

Column

免疫グロブリンの構造

　一般に，免疫グロブリン(immunoglobulin：Ig)には5つのクラス(IgG, A, M, D, E)が存在する．IgGは2つの重鎖(hevey chain：H)と軽鎖(light chain：L)が組み合わさったY字型の構造で，重鎖間が結合するヒンジ部より上方をFab部位，下方をFc部位という．また，さまざまな抗原と結合する可変領域(variable region：V)と，補体やエフェクター細胞などが結合する定常領域(contrast region：C)に区分されている(**図 1-18**)．IgGには4つのサブクラス(IgG1, G2, G3, G4)があり，モノクローナル抗体薬のIgGサブクラスはIgG1が多く，抗体薬物抱合体と免疫チェックポイント阻害薬のなかにはIgG4の薬剤もある．

モノクローナル抗体薬の種類と作用

　モノクローナル抗体薬は，ヒト由来の成分とマウス由来の成分の比率から4型に分けられる(図1-19)．マウス抗体薬またはキメラ[*1]抗体薬に含まれるマウス構造は，薬剤と標的分子を強固に結合させる，薬剤の安定性を確保するなどのために必要とされた．しかし，異種タンパクであるため，薬剤に対する抗体[*2]が生体内で産生されて薬効が得られなくなる(免疫原性：immunogenicity)，インフュージョンリアクションの発症頻度が若干高まるといった問題点があり，創薬技術の進歩とともに，ヒト化抗体薬またはマウス由来成分が含まれないヒト抗体薬が主流となってきている．

　モノクローナル抗体薬は，細胞膜上に存在する抗原や受容体またはその受容体と特異的に結合する分子(リガンド)と結合して，細胞内シグナル伝達経路の阻害作用，リガンドの中和作用，免疫機能を誘導した細胞傷害作用(後述のADCCやCDC)などを示す(図1-20)．

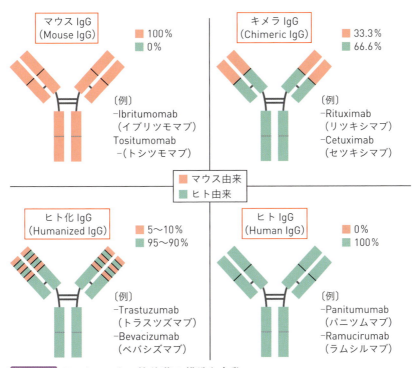

図1-19　モノクローナル抗体薬の構造と名称
マウスIgGはマウス由来成分のみで構成され，キメラIgGにはマウス由来成分が約30%，ヒト化IgGにも10%程度含まれている．ヒトIgGはヒト由来成分のみの構造である．

[*1] キメラ(chimera)とは異なった種または個体の成分が混在した状態のことである．
[*2] マウス抗体に対する抗体をHAMA(human anti-mouse antibody)，キメラ抗体薬に対する抗体をHACA(human anti-chimeric antibody)という．

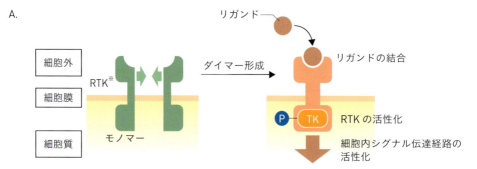
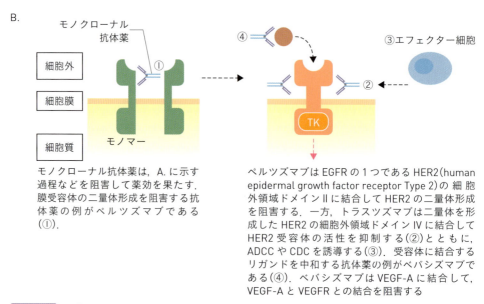

図 1-20 受容体型チロシンキナーゼ（RTK）の活性化とモノクローナル抗体薬の作用

ADCC と CDC による細胞傷害作用

　モノクローナル抗体薬によって生体内の免疫機能が誘導され，がん細胞が傷害される機序には，抗体依存性細胞介在性細胞傷害作用（antibody-dependent cell-mediated cytotoxicity：ADCC）と補体依存性細胞傷害作用（complement-dependent cytotoxicity：CDC）がある（**図 1-21**，p.128 参照）．

　ADCC では，腫瘍細胞表面の標的分子に結合したモノクローナル抗体薬の Fc 部位にエフェクター細胞（ナチュラルキラー［NK］細胞，マクロファージ，好中球）の Fc 受容体（fc receptor：FcR）が結合すると，これらの細胞が活性化して，腫瘍細胞に傷害を与える．CDC では，腫瘍細胞表面の標的分子に結合したモノクローナル抗体薬の Fc 部位に補体が結合すると，補体経路が活性化し，活性補体が腫瘍細胞膜に穴を開けて，腫瘍細胞は溶解して死滅する．

　IgG サブクラスのなかで，NK 細胞による ADCC と CDC は IgG1 と IgG3 が担っている．例えば，抗 CD20 抗体薬のリツキシマブ（IgG1），抗 EGFR/HER2 抗体薬のトラスツズマブ（IgG1）などである．IgG2 においても好中球をエフェクター細胞とする

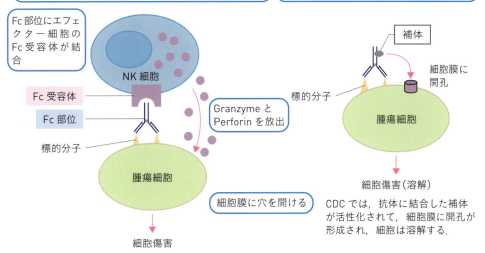

図 1-21 ADCCとCDCによる細胞傷害作用

ADCC活性が認められ，抗EGFR抗体薬のパニツムマブ（IgG2）がその例である．

糖鎖修飾技術によるADCC活性の向上

モノクローナル抗体薬に結合している糖鎖がADCCに影響を与えていることが明らかとなり，より高いADCC活性が得られるように糖鎖構造を改変する技術（糖鎖修飾技術：glycoengineering technology）を用いて，新薬の開発が行われている．糖鎖は主にグルコースなどの単糖類がグリコシド結合を介して連なった構造体で，モノクローナル抗体薬では重鎖のCH2部位の内側に結合している（図1-22）．一般に，モノクローナル抗体薬を製造する過程において，抗体にはさまざまな構造の糖鎖が結合する．そのなかでも，抗体のCH2部位に結合している糖鎖に含まれるフコース（単糖類の一種）を除去すると，抗体のFc部位とエフェクター細胞の受容体FcRとの結合力が強まって，ADCC活性が高まる．この技術によって，モノクローナル抗体薬は，従来の薬剤よりも少量で，より高い抗腫瘍効果が得られるようになる可能性がある．抗CD20抗体薬（従来のリツキシマブ），抗HER2抗体薬（従来のトラスツズマブ）において，糖鎖修飾技術を用いた薬剤が開発中である．抗CCR4抗体薬のモガムリズマブ（Mogamulizumab：ポテリジオ®）は，フコース除去技術によって製剤化され，実際に臨床で用いられている薬剤である．

抗体薬物抱合体（ADC）

抗体薬物抱合体（antibody-drug conjugate：ADC）とは，モノクローナル抗体薬が細胞表

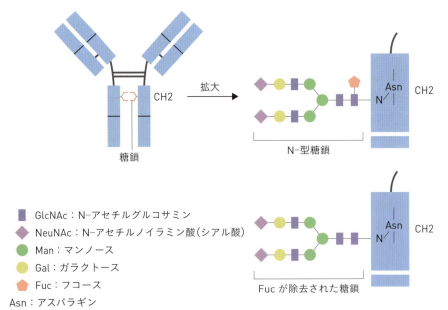

- ■ GlcNAc：N-アセチルグルコサミン
- ◆ NeuNAc：N-アセチルノイラミン酸（シアル酸）
- ● Man：マンノース
- ● Gal：ガラクトース
- ⬠ Fuc：フコース

Asn：アスパラギン

N-型糖鎖とは，タンパク質のアスパラギン(Asn)残基のアミド窒素原子(N)に結合した糖鎖の総称．

図 1-22 モノクローナル抗体薬に結合する糖鎖

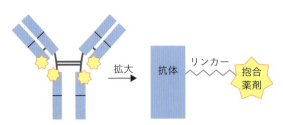

モノクローナル抗体薬	抱合薬剤	抗腫瘍作用
ブレンツキシマブ ベドチン（アドセトリス®）	モノメチルアウリスタチン E（MMAE）	微小管の重合阻害
トラスツズマブ エムタンシン（カドサイラ®）	エムタンシン（DM1）	微小管の重合阻害
ゲムツズマブ オゾガマイシン（マイロターグ®）	カリケアマイシン（CLM）	DNA 障害

微小管の重合が阻害されると，細胞は細胞分裂の時相（細胞周期の M 期）で停止し，アポトーシスに至る（M：Mitosis）

図 1-23 抗体薬物抱合体 antibidy-drug conjugate：ADC

面の標的分子に結合した後に細胞内に取り込まれる過程を利用して細胞傷害作用を発揮する薬剤抱合型のモノクローナル抗体薬のことである．ADC の基本構造は「抗体−リンカー（架橋）−殺細胞薬」である（**図 1-23**）．

　ADC は，エンドサイトーシスによって細胞内に取り込まれ，内包化（internalization）された後，ライソゾームの酵素などによって破壊される．この過程で抗体から切り離された抱合薬は微小管や核内の DNA に傷害をもたらし，抗腫瘍効果となる．一方，一部の抱合薬は細胞外へと拡散して血液循環に入るため，全身的な副作用の要因となる（**図**

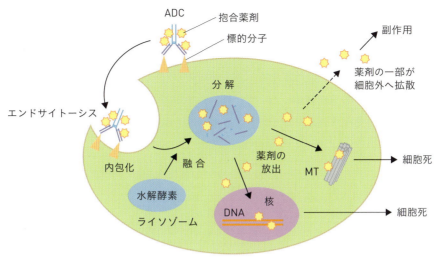

図 1-24 抗体薬物抱合体(antibody-drug conjugate：ADC)の作用

1-24)．ADC には，ブレンツキシマブ ベドチン(アドセトリス®)，トラスツズマブ エムタンシン(カドサイラ®)，ゲムツズマブオゾガマイシン(マイロターグ®)などがある．

VEGF/VEGFR 系の血管新生阻害薬

　VEGF(血管内皮細胞増殖因子：vascular endothelial growth factor)は，血管新生にかかわる重要な因子である．VEGF-A から VEGF-D までの 4 種類があり，腫瘍細胞またはその周囲の血管内皮細胞から放出される．これらの VEGF が結合する受容体の VEGFR には VEGFR-1 から VEGFR-3 の 3 種類が知られている．モノクローナル抗体薬のなかで，リガンドの VEGF-A を中和する薬剤がベバシズマブ(アバスチン®)，受容体の VEGFR-2 を阻害する薬剤がラムシルマブ(サイラムザ®)である．

　これらの血管新生阻害薬は，抗がん薬との併用または単剤で用いられる．基礎実験において，ベバシズマブには，腫瘍組織内の不規則な血管網を整えて血流を改善させ，抗がん薬の腫瘍内への浸透を助ける働きがあるとされている．なお，これらの血管新生阻害薬では，腫瘍出血，血栓症，消化管穿孔など，発生すると急速に重症化しうる副作用が，低頻度ではあるが発生することがあるため，十分な説明と同意が必要である(→ p.17，**表 1-6** 参照)．

免疫チェックポイント阻害薬

　免疫機能を調節して抗腫瘍効果を誘導する新規の抗体薬が開発されてきている．免疫機構には T リンパ球を活性化する機能とその活性化を抑制する(鎮める)機能があり，両者は生体内でバランスを取り合っている．免疫チェックポイント(immune checkpoint)は，活性化された T リンパ球を抑制する(鎮める)機能に相当する．この機能を阻害することで，T リンパ球を活性化して，腫瘍に対する免疫機能を誘導し，抗腫瘍効果を得ようとする薬剤が免疫チェックポイント阻害薬(immune checkpoint inhibitor)である．T リ

ンパ球が腫瘍抗原を認識する開始期(priming phase)に作用する抗CTLA4抗体薬のイピリムマブ(ヤーボイ®)、Tリンパ球が腫瘍細胞を認識して攻撃する作動期(effector phase)に作用する抗PD1抗体薬のニボルマブ(オプジーボ®)、抗PD-L1抗体薬のアテゾリズマブなどがある。悪性黒色腫、非小細胞肺がん、頭頸部がん、腎細胞がん、ホジキンリンパ腫などの悪性腫瘍において、これらの薬剤が高い有効性を示す患者群が存在する。今後は、免疫チェックポイント阻害薬の効果が得られる患者群と乏しい患者群を予測できる指標(バイオマーカー)が明らかになっていくであろう。

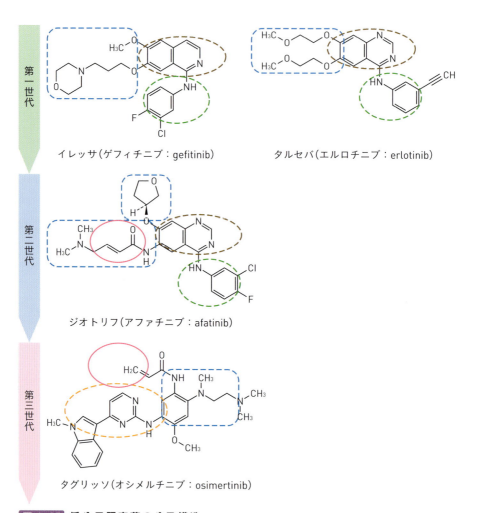

図 1-25　低分子阻害薬の分子構造

非小細胞肺がんに対するEGFR-TKIを例に示す。
第一世代のゲフィチニブとエルロチニブは、EGFRへの結合が可逆的であるが、第二世代のAfatinibは、EGFRとの結合が不可逆的となって薬理効果が高まった。第三世代のオシメルチニブは、第一/二世代の薬剤に耐性を示す遺伝子変異(T790M)を有するEGFRに結合して薬理効果が発揮される。それぞれの薬剤の分子構造に類似する部分を囲枠で示した。

2 低分子阻害薬

　低分子阻害薬(small molecule inhibitor)は，細胞内におけるシグナル伝達経路などを阻害して抗腫瘍効果を得る薬剤である．低分子阻害薬は分子量が小さい(500〜1,000 Da 程度)ため，細胞膜を通過して，細胞内の標的に作用することができる．また，血液脳関門(blood-brain barrier：BBB)を通過して，中枢神経系に進展した病変に対しても抗腫瘍作用を示す薬剤もある．ラパチニブ，オシメルチニブ，ダサチニブはその例である（→ p.13，**表 1-5** 参照）．

　低分子阻害薬は，標的の活性部位に対して選択的に，そして高い親和性で結合できるように設計されて製剤化される．初期に開発された薬剤から改良が加えられ，さらに薬剤耐性を克服するための設計変更などが行われて，低分子阻害薬の開発は"進化と多様化"を続けている（**図 1-25**）．

低分子阻害薬の種類と作用

　低分子阻害薬の多くは，標的分子のキナーゼ活性を阻害するキナーゼ阻害薬(kinase

A. 受容体型チロシンキナーゼ(RTK)

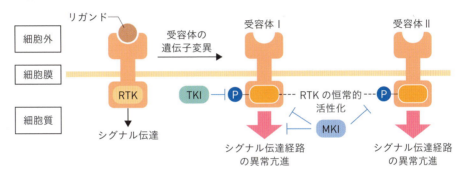

受容体型チロシンキナーゼ(receptor tyrosine kinase：RTK)は，細胞膜に存在する受容体の細胞内領域に存在し，通常は，受容体にリガンドが結合した刺激に応じて活性化し，下流にシグナルを送っている．腫瘍細胞では，受容体遺伝子の変異などによって，リガンドの結合とは無関係に受容体のRTKが恒常的に活性化し，下流へのシグナル伝達も異常に亢進している．

B. 非受容体型チロシンキナーゼ(nRTK)

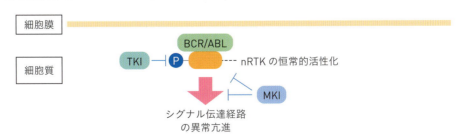

非受容体型チロシンキナーゼ(non-receptor tyrosine kinase：nRTK)は，膜受容体の一部ではなく，細胞内に存在してTK活性を有するタンパク質である．
これらの細胞内伝達経路において，複数のTKを阻害する薬剤をマルチキナーゼ阻害薬(multikinase inhibitor：MKI)という．

図 1-26 TK の活性化と TKI，MKI の作用

inhibitor)である(→p.14, **図1-13**参照). その中で, チロシンキナーゼ阻害薬(tyrosine kinase inhibitor：TKI)は最も多く, EGFR, VEGFRなどの受容体型TKを阻害する薬剤, BCR/ABL融合タンパク質, JAK(ヤヌスキナーゼ)[*3]などの非受容体型TKを阻害する薬剤がある(**図1-26**).

その他に, 複数の標的分子に阻害作用を有するマルチキナーゼ阻害薬(multikinase inhibitor：MKI), 標的分子mTOR[*4]のセリン・スレオニンキナーゼに対するmTOR阻害薬などがある. また, 活性化されたNF-κBを阻害するプロテアソーム阻害薬, DNAの修復を担うPARP[*5]を阻害するPARP阻害薬なども開発されている. それぞれに該当する薬剤とその作用部位を**図1-27〜1-30**に示した.

経口低分子阻害薬の薬理動態

薬理動態(pharmacokinetics)とは, 生体に投与された薬物の4過程, すなわち, 体内への吸収(absorption), 臓器への分布(distribution), 肝臓などにおける代謝(metabolism), 腎臓などからの排泄(excretion)における特性を示したものである. 経口製剤の低分子阻害薬では, 薬剤の吸収または代謝の過程において, 食習慣や個人差が影響することがある.

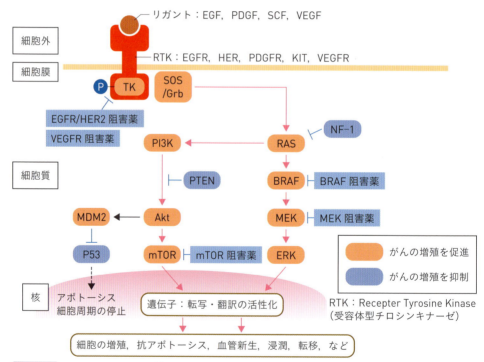

図1-27 RTK, mTORなどを阻害する薬剤の作用部位
BRAF阻害薬のダブラフェニブ(dabrafenib, タフィンラー®), MEK阻害薬のトラメチニブ(trametinib, メキニスト®)は, BRAF V600遺伝子に変異(V600Eなど)を有する悪性黒色腫に用いられる.

---

*3 JAKはJanus Kinaseの略称. Janusはローマ神話の双頭神のことで, 膜受容体の細胞内領域にJAKが2つ一組で結合していることから例えられた.
*4 mTORはmammalian target of rapamycin(哺乳類ラパマイシン標的タンパク質)の略称.
*5 PARPはpoly(ADP-ribose) polymerase(ポリADPリボースポリメラーゼ)の略称.

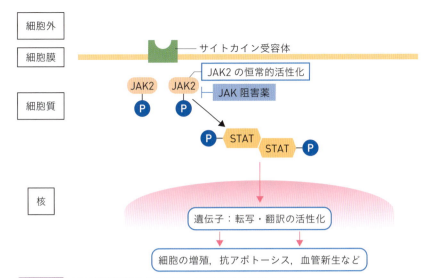

図 1-28 JAK 阻害薬の作用部位（骨髄増殖性腫瘍の場合）

骨髄増殖性腫瘍（myeloproliferative neoplasm：MPN）は，BCR/ABL 遺伝子陰性の真性多血症，本態性血小板血症，骨髄線維症の総称である．MPN では，受容体刺激とは無関係に JAK2 が恒常的に活性化して，下流にシグナルを送り続けている．JAK 阻害薬のルキソリチニブ（Ruxolitinib：ジャカビ®）は，JAK1（炎症系）および JAK2（造血系）のチロシンキナーゼを選択的に阻害する．骨髄線維症に対しては，髄外造血で拡大した脾腫の縮小と疼痛症状の緩和に寄与する．

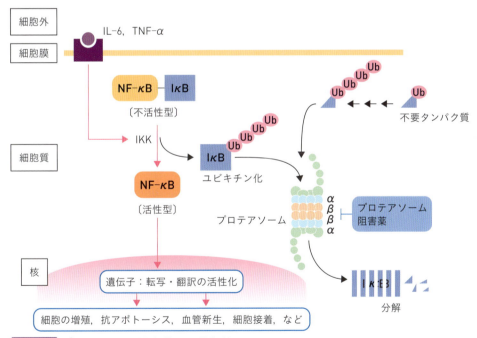

図 1-29 プロテアソーム阻害薬の作用部位

細胞内では，不要となったタンパク質にはユビキチンが付加される（"不要物" という札が付く）．複数のユビキチンが付加（ポリユビキチン化）されたタンパク質はプロテアソームに取り込まれて分解処理される．ボルテゾミブ（bortezomib，ベルケイド®）などのプロテアソーム阻害薬によってプロテアソームの分解処理機能が阻害されると，細胞内には不要タンパク質が充満し，細胞死が誘導される．また，NF-κB（nuclear factor-kappa B）を抑制する IκB（Inhibitor kappa B）の分解処理も妨げられ，NF-κB の活性化が抑制される．この系は骨髄腫細胞の増殖抑制に寄与する．

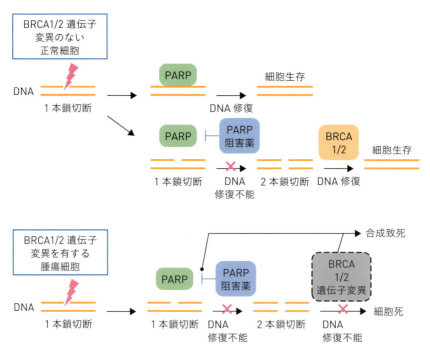

BRCA1/2 遺伝子変異を有する腫瘍細胞(例：卵巣がん，乳がん)に対して PARP 阻害薬が作用すると，PARP と BRCA1/2 による 2 つの DNA 修復機構が働かず，細胞死が誘導される．このように，1 つの異常では細胞死に至ることはないが，2 つの異常が合わさった場合，細胞死となる現象を合成致死(synteric lethlity)という．

図 1-30 PARP 阻害薬の作用部位

消化管吸収における高脂肪食の影響

経口低分子阻害薬のなかには，高脂肪食の摂取後に内服すると，消化管からの吸収が亢進する薬剤と吸収が低下する薬剤がある．後者の例を図 1-31 に示す．高脂肪食の影響を回避した空腹時内服に比べて，高脂肪食摂取後の内服では，薬剤の消化管吸収が低下して血中濃度が十分に上昇せず，薬効が低下してしまうことがある．こうした薬理動態の結果から，高脂肪食が消化管吸収に影響を与える薬剤では，「空腹時(食事の 1 時間以上前または食後 2 時間以降)」に内服するように定められている(図 1-32)．欧米の臨床試験において，薬理動態を検証した際の高脂肪食は，熱量 900〜1,000 kcal で脂肪含量 50〜60％などであり，がん治療中における日本人の食生活とは異なることも多いと考えられるが，高脂肪食の影響を受ける経口低分子阻害薬が「空腹時に内服」として処方されている場合には，その重要性についての情報提供を行っておく必要がある．

CYP3A4 における薬物との相互作用

経口製剤は，消化管から吸収される段階と門脈経由で肝臓を通過する段階において，代謝酵素による分解を受けて全身循環に入る．この過程は初回通過効果といわれ，その主体となる分解酵素の 1 つが CYP3A4 である．CYP3A4 は消化管粘膜細胞と肝細胞に存在する(図 1-33)．健康食品(サプリメント)に含まれていることの多いセイヨウオトギ

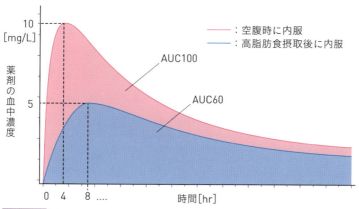

図 1-31 高脂肪食による薬物動態への影響（薬効が低下する例）

空腹時内服の Cmax（最高血中濃度）を 10 mg/L とした場合，高脂肪食摂取後内服の Cmax は 50％低下し，Tmax（最高血中濃度到達時間）は 2 倍に延長している．これらは，消化管からの薬剤吸収が低下していることを意味している．経時的に体内に吸収された薬剤量の指標となる AUC で比較すると，空腹時内服の場合に比べて，高脂肪食摂取後内服では 60％に低下している．

[AUC（area under the blood concentration time curve）：薬物血中濃度−時間曲線下面積[mg/L・hr]]

高脂肪食の摂取後内服に伴う薬理動態の変化	薬剤の効果 有害反応	薬剤例	対策
薬剤の消化管吸収が高まり，Cmax と AUC が上昇	薬効が増強 有害反応が増強	エルロチニブ，ラパチニブ，ニロチニブ，パゾパニブ	空腹時に内服
薬剤の消化管吸収が減じて，Cmax と AUC が低下	薬効が減弱	ソラフェニブ，アファチニブ	空腹時に内服
薬剤の消化管吸収への影響は少ない	薬効への影響はほとんどない	イマチニブ，ダサチニブ，スニチニブ，ゲフィチニブ，クリゾチニブ，アレクチニブ	食後内服でよい

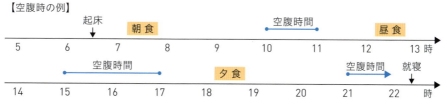

空腹時とは，食事の 1 時間以上前または食後 2 時間以降．
6 時 30 分起床，朝食時間を 7〜8 時，昼食時間を 12〜13 時，夕食時間を 18〜19 時，22 時 30 分就寝とすると，空腹時間は 10〜11 時，15〜17 時，21 時以降となる．

図 1-32 経口低分子阻害薬の消化管吸収における高脂肪食の影響

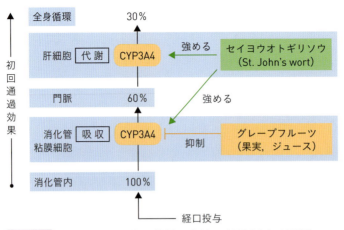

図 1-33 経口薬の初回通過効果における CYP3A4 の影響

リソウ(St. John's wort，ハーブの一種)は，CYP3A4 の働きを強めるため，併用によって経口薬の初回通過効果が高まって薬効が低下する可能性がある．また，グレープフルーツなどの柑橘系果実に含まれているフラノクマリン類は消化管の粘膜細胞に存在する CYP3A4 の働きを抑制するため，グレープフルーツの摂取に伴って経口薬の初回通過効果が低下して，薬効が強まるまたは有害反応が増強する可能性がある．なお日本の温州みかんにはフラノクマリン類がほとんど含まれず，CYP3A4 への影響は考慮されない．それぞれの低分子阻害薬の添付文書やインタビューフォームで，これらの影響について確認しておくことが大切である．

文献

1) DeVita VT, et al：DeVita, Hellman, and Rosenberg's Cancer：Principles & practice of Oncology(Cancer principles and Practice of Oncology 10 th ed. Wolters Kluwer Health, 2014.
2) DeVita VT, et al：Cancer：Principles & practice of Oncology：Primer of the molecular biology of cancer 2nd ed. Walters Kluwer Health, 2015.

（中根　実）

第 2 章

分子標的治療薬の種類と特徴

1 抗HER2抗体・TKI
──乳がんを中心に

1 抗HER2抗体・TKIの概要と作用機序

HER2と乳がん

HER2の特徴

　ヒト上皮成長因子受容体-2(human epidermal growth factor receptor-2：HER2)はHER1〜4の4種類で構成されるHERファミリーに属する受容体型チロシンキナーゼの1つで，細胞の増殖と抗アポトーシス(抗細胞死)に深く関与している．HER2は，一部の乳がんでは正常細胞に比べて過剰に発現し，悪性化に深く関与している．HER2の抗体により，過剰なHER2を発現している乳がんを攻撃するのが抗HER2抗体である．

　HER2はリン脂質の2層膜である細胞膜を貫通し，細胞外と細胞内にまたがって存在するタンパク質である．細胞膜はゲル状の構造で，タンパク質は浮遊しているような状態で，沼の浮草のようなもので，「葉」が細胞外ドメイン，水面下の「根」が細胞内ドメインとイメージできる．

HER2の過剰発現を伴う乳がん

　HER2は正常な細胞にもわずかに分布しており，細胞の分化や増殖に関与していると考えられている．正常な心筋細胞や神経細胞に比較的多く発現し，細胞の再生に深く関与しているが，正常な乳腺組織にもごく少量の発現がみられる[1]．

　正常な乳腺細胞で何らかの異常が生じることにより，HER2をコードする(HER2タンパクの設計図となる)遺伝子の過剰な増幅が起こり，その結果，細胞表面にHER2が過剰に存在するようになる．このようにHER2の過剰発現を伴うHER2陽性乳がんは早期乳がん(手術可能な乳がん)の約15〜20％，転移性乳がん(手術不能な進行乳がんまたは再発乳がん)の約20〜25％を占める[1]．また，胃がんにおいては約15％にHER2の過剰発現を認める[4]．

HER2制御の重要性

　HER2が属する受容体型チロシンキナーゼとよばれるタンパク質は，他のHERファミリー，あるいはHER2同士と二量体を形成することで初めて機能が活性化され，細胞内に情報が伝わるしくみになっている．また，そのためには細胞外でリガンドとよば

れる物質が，鍵穴に鍵が差し込まれるように受容体に結合することが前提となる．この煩雑な仕組みは，細胞死という重大なできごとが，誤って起こらないための安全弁として働いていると考えられる．

こうしたプロセスを経て細胞内に情報が伝わると，チロシンキナーゼが細胞内タンパク質(酵素)のリン酸化カスケードを活性化し，最終的に核へ増殖または抗アポトーシスのシグナルが伝達される(図2-1)[3]．

しかし，HER2は受容体型チロシンキナーゼでありながら例外的にリガンドを必要とせず，常に「開」の状態にある(「鍵」が不要ということ)．そのため，HER2同士または「開」状態の他のHERファミリーと二量体を形成するだけでリン酸化カスケードが活性化される．したがって，乳がんでは，過剰発現しているHER2のホモ二量体化が主な経路となっている．

つまり，HER2陽性乳がん，正確にはHER2過剰発現を伴う乳がんにおいては「増殖因子(リガンド)の結合なしにホモ二量体化が可能で」「無数に存在する」HER2の暴走をいかに制御できるかが治療のポイントとなる．

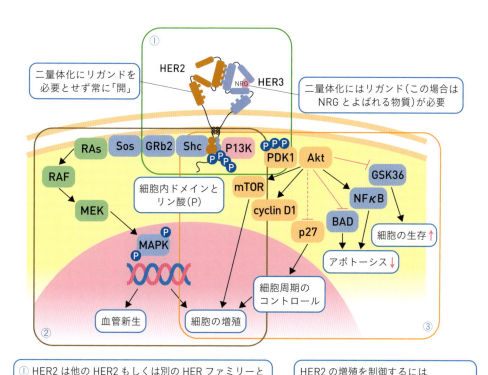

図2-1 HER2の作用機序

(Verma S, et al：Trastuzumab emtansine for HER2-positive advanced breast cancer. N Engl J Med 367(19)：1783-1791, 2012. をもとに作成)

HER2陽性乳がんとその治療法

HER2は常に「開」の状態であるので，HER2のホモ二量体が形成されやすい状態が持続し，悪性腫瘍としての性格が維持される．HER2陽性乳がんの本態は，細胞膜上に過剰なHER2が存在することにある．

HER2陽性乳がんにおいて抗体療法，つまり細胞外のHER2を標的とした治療が中心となることは明らかである．一方で，細胞内で起こっている異常（融合遺伝子や点突然変異が悪性化の主たる原因である場合）に対してはチロシンキナーゼ阻害薬（tyrosine-kinase inhibitor：TKI）が有効である．

抗HER2療法薬の作用機序

現在，臨床で使用可能な抗HER2療法薬は，大別するとモノクローナル抗体とTKIの2種類になる．前者にはトラスツズマブ（ハーセプチン®），ペルツズマブ（パージェタ®）およびトラスツズマブ エムタンシン（カドサイラ®）の3剤があり，後者はラパチニブ（タイケルブ®）のみである．

モノクローナル抗体

■トラスツズマブ

初の抗HER2療法薬であるトラスツズマブは，HER2細胞外ドメインに対するヒト化モノクローナル抗体（ヒト以外の細胞に由来するタンパク質であるが，ヒトリンパ球と結合できる性質をもたせたもの）である．

トラスツズマブがHER2の細胞外ドメイン（ドメインⅣ，とよばれる部分）に結合すると，①細胞内タンパク質のリン酸化カスケードが抑制され，②トラスツズマブが橋渡しとなり，リンパ球（ナチュラルキラー細胞：NK細胞）とがん細胞が結合し，抗体依存性細胞傷害（antibody-dependent cell cytotoxicity：ADCC）が引き起こされることにより（→ p.24），殺細胞効果がもたらされる[5,6]．

■ペルツズマブ

ペルツズマブもトラスツズマブと同様のヒト化モノクローナル抗体であり，HER2の細胞外ドメインに結合するが，トラスツズマブとその結合部位が異なることにより，トラスツズマブとは異なった作用機序を示す．つまり，ペルツズマブはHER2の二量体化に深く関与するドメイン（ドメインⅡ）に結合するため，HER2のホモ・ヘテロ二量体の形成を阻害する[7]．

ペルツズマブもトラスツズマブと同様にADCCを引き起こし，そのADCC誘起能はトラスツズマブとほぼ同等であるが，トラスツズマブと異なり直接的なリン酸化カスケード抑制作用はもたない[8]．このように，単剤で比較した場合，ペルツズマブの抗腫瘍効果はトラスツズマブより弱く，あくまでトラスツズマブとの併用においてのみ，その特性が発揮される（図2-2）[8]．

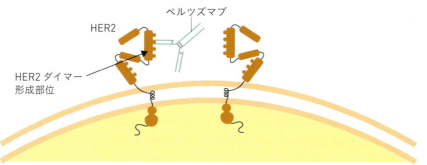

ペルツズマブはHER2二量体形成部位をブロックし，二量体形成を直接的に阻害する[1,2)]

図 2-2 ペルツズマブの作用機序
（カドサイラ適正使用ガイド(2015年7月改訂)，中外製薬株式会社，
カドサイラ添付文書(2015年10月改訂)，中外製薬株式会社，より作成）

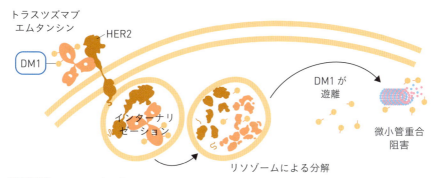

図 2-3 トラスツズマブ エムタンシンの作用機序

■ トラスツズマブ エムタンシン

トラスツズマブ エムタンシン(T-DM1ともよばれる)はトラスツズマブ(T)にエムタンシン(DM1)という微小管重合阻害作用を示す抗がん薬を化学的に結合させた化合物である．

T-DM1がトラスツズマブと同じHER2の細胞外ドメイン(ドメインIV)に結合すると，内包化(internalization：インターナリゼーション)とよばれる現象が生じ，T-DM1はがん細胞内へ取り込まれる．その後，細胞内でDM1が遊離され，微小管(チュブリンともよばれ，細胞分裂時における染色体の移動に関与する)重合阻害作用を示し，細胞死を誘起する(図2-3)．

また，T-DM1はトラスツズマブと同様の作用，つまり，リン酸化カスケード抑制作用とADCC誘起作用も保持している．このため，T-DM1は抗がん薬とトラスツズマブといった2つの性格を1つの薬剤で併せ持つことになり，単剤での使用が基本である．

◻ モノクローナル抗体3剤の特徴

これらモノクローナル抗体3剤の特徴に関して**表2-1**にまとめた．

表 2-1 モノクローナル抗体 3 剤の特徴

一般名 （商品名） 略称	トラスツズマブ （ハーセプチン®） TRA, HER	ペルツズマブ （パージェタ®） PER	トラスツズマブ エムタンシン （カドサイラ®） T-DM1, KAD
リン酸化カスケード制御	＋	−	＋
ADCC 誘起	＋	＋	＋
ヘテロ二量体形成阻害	−	＋	−
細胞内への薬剤送り込み	−	−	＋

TKI（チロシンキナーゼ阻害薬）

ラパチニブ

一方でTKIであるラパチニブの作用機序は，細胞内に取り込まれ，TKIはチロシンキナーゼ阻害薬の名のとおり，チロシンキナーゼを直接的に阻害するところにある．阻害されるチロシンキナーゼはHER2とHER1（EGFR）で，副作用にも後者の阻害作用が反映されている．

引用・参考文献

1) Slamon DJ, et al：Human breast cancer：correlation of relapse and survival with amplification of the HER-2.neu oncogene. Science 235(4785)：177-182, 1987.
2) Hudziak RM, et al：p185HER2 Monoclonal antibody has antiproliferative effects in vitro and sensitizes human breast tumor cells to tumor necrosis factor. Mol Cell Biol 9：1165-1172, 1989.
3) Baselga J, et al：Novel anticancer targets：revisiting ERBB2 and discovering ERBB3. Nat Rev Cancer 9(7)：463-475, 2009.
4) Gravalos C, et al：HER2 in gastric cancer：a new prognostic factor and a novel therapeutic target. Ann Oncol 19(9)：1523-1529, 2008.
5) Carter P, et al：Humanization of an anti-p185HER2 antibody for human cancer therapy. Proc Natl Acad Sci USA 89：4285-4289, 1992.
6) Slamon DJ, et al：Use of chemotherapy plus a monoclonal antibody against HER2 for metastatic breast cancer that overexpresses HER2. N Engl J 344(11)：783-792, 2001.
7) Hughes JB, et al：Pertuzumab increases epidermal growth factor receptor down-regulation by counteracting epidermal growth factor receptor-ErbB2 heterodimerization. Mol Cancer Ther 8(7)：1885-1892, 2009.
8) Scheuer W, et al：Strongly enhanced antitumor activity of trastuzumab and pertuzumab combination treatment on HER2-positive human xenograft tumor models. Cancer Res 69(24)：9330-9336, 2009.

2 抗HER2療法薬の特徴

1 トラスツズマブ（ハーセプチン®）

以下の記述は乳がんにおけるトラスツズマブの適正使用ガイド[1]に準拠しつつ、筆者の施設における実際の運用を述べる．

1 適応

トラスツズマブの適応は①HER2過剰発現が確認された手術不能または再発乳がん（HER2陽性転移性乳がん），②HER2陽性早期乳がん，および③HER2陽性の治癒切除不能な進行・再発の胃がんである．

■ HER2過剰発現が確認された手術不能または再発乳がん（HER2陽性転移性乳がん）

トラスツズマブは，承認以来10年以上，HER2陽性転移性乳がんの治療の中心であった．HER2陽性転移性乳がん治療の基本はトラスツズマブ＋抗がん薬であり，いわゆるbeyond PD（ある薬剤の治療で病勢の増悪[progressive disease：PD]を認めても，後治療においてその薬剤を継続すること）においてもトラスツズマブを継続し，抗がん薬をローテーションすることにより対応してきた．

他のがん種では，たとえば転移性大腸がんにおいてセツキシマブを含んだレジメンでPDとなった場合に，その後はセツキシマブ（抗EGFR抗体）を継続しないことと大きく異なる．この理由は，HER2の過剰発現とHER2の制御がHER2陽性転移性乳がんにおいてきわめて重要であることにほかならない．

いい方を変えれば，大腸がんにおいては，EGFRだけではなく，VEGF（vascular endothelial growth factor：血管内皮増殖因子），*KRAS*遺伝子の変異など，他の因子もがんの増殖に関与していることによる．

現在でも，beyond PDの状況で抗HER2療法を継続することに変化はないが，後述するトラスツズマブ エムタンシンの出現により，トラスツズマブ＋抗がん薬のローテーション，といった使用法は減少していくものと思われる．

■ HER2陽性早期乳がん

トラスツズマブの術前・術後療法における適応は，「術前・術後化学療法の適応となるすべての早期乳がん」と定義できる．この場合，重要なことは，術前化学療法であっても，術後化学療法であっても，トラスツズマブの総投与期間（化学療法と併用の期間＋トラスツズマブ単独の期間）が1年間でなければならない，という点である．HER2＋早期乳がんにおけるトラスツズマブの総投与期間は大規模第Ⅲ相試験であるHERA試験[2]により検証されており，この結果によりトラスツズマブの総投与期間は1年間が標準とされている．

■ HER2陽性の治癒切除不能な進行・再発の胃がん

2011年3月に適応となった．フッ化ピリミジン系薬剤（カペシタビンまたは5-FU）と

シスプラチンの併用療法に対するトラスツズマブの上乗せ効果を検証した第Ⅲ相試験(ToGA試験)[2])において，全生存期間(overall survival：OS)の有意な延長を示したことにより，この適応が追加された．

2 禁忌

①トラスツズマブに対し過敏症(後述するインフュージョンリアクションのうち，Grade 3以上を呈した場合を含む)を有する患者
②重篤な心障害(うっ血性心不全，コントロール不良な不整脈など)を有する患者
③妊婦または妊娠している可能性のある女性

3 標準投与量・投与方法

トラスツズマブに併用される抗がん薬はパクリタキセル，ドセタキセル，カペシタビン，ビノレルビンなどがある．
①3週ごと投与法の場合，初回は 8 mg/kg のトラスツズマブを 90 分以上かけて点滴静注する．2回目以降は 6 mg/kg のトラスツズマブを 90 分以上かけて点滴静注するが，初回投与の忍容性が良好であれば投与時間は 30 分まで短縮できる．
②毎週投与法の場合，初回は 4 mg/kg のトラスツズマブを 90 分以上かけて点滴静注する．2回目以降は 2 mg/kg のトラスツズマブを 90 分以上かけて点滴静注するが，初回投与の忍容性が良好であれば投与時間は 30 分まで短縮できる．

4 減量・中止基準

トラスツズマブの用量制限毒性は心毒性(うっ血性心不全)であり[4])，明らかな心毒性がみられた場合は減量ではなく中止(休薬)で対応する．
投与中止(休薬)および再開の基準の一例として心機能の評価を**図2-4**に示す．

5 投与上の注意点

■初回投与前の注意事項

初回投与前に心臓超音波検査(心エコー検査)を行い，駆出率(ejection fraction：EF)を確認する．施設基準値以上(施設基準値が設定されていない場合は EF≧50％)であれば投与開始は可能である．

■投与開始時の注意事項

トラスツズマブの初回投与時，約 40％の患者にインフュージョンリアクションがみられる．投与に伴うアレルギー反応であり，投与開始数分〜投与開始数 10 分以内にみられることが多い．症状は多彩で，典型的には悪寒・戦慄を伴う発熱であるが，その他，顔面紅潮，乾性咳嗽，喉頭不快感，頻脈，血圧上昇/低下などもよくみられる．
このような症状が現れた場合はすみやかに投与を中断し，バイタルサインを確認すると同時に医師へ報告する．必要に応じて酸素投与や保温またはクーリングを行う．
症状に応じ，非ステロイド系の解熱鎮痛薬(アセトアミノフェンなど)，抗ヒスタミン剤または即効性の副腎皮質ステロイド製剤(水溶性ヒドロコルチゾンなど)を使用する．た

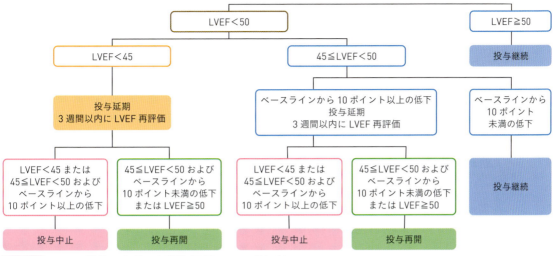

図 2-4 HERA 試験における心機能評価のアルゴリズム
LVEF：left ventricular ejection fraction，左室駆出率

だし，インフュージョンリアクションの予防としての抗ヒスタミン薬または副腎皮質ステロイド製剤の有用性は証明されていない．

インフュージョンリアクションが落ち着いた後，トラスツズマブの投与を再開する場合は，流量を半分にして20〜30分間観察し，症状の再燃がみられなければ規定の流量へ戻し，投与を終了する．

投与終了後は患者に対し，帰宅後も発熱の可能性があること，発熱以外の症状が現れた場合はすみやかに病院へ連絡することを伝える．また，インフュージョンリアクションを繰り返すことはまれ(2回目以降の合併頻度は1/20程度に低下する)であり，次回からはおおむね予定どおりに投与可能であることも伝えておく．

■継続投与時の注意事項

うっ血性心不全の徴候に注意する．労作時の息切れ，倦怠感の持続や浮腫などがないかを確認する．

NYHA 分類Ⅲ/Ⅳ度に相当する心障害が生じた場合にはトラスツズマブの投与を中止(休薬)し，適切な処置を行う．トラスツズマブの再開に関しては治療上のベネフィットとリスクを十分検討し，図 2-4 に示したアルゴリズムなどを参考に決定する．心臓超音波検査のフォローアップ間隔は定まったものがないが，うっ血性心不全のリスクが低い場合には3(〜6)か月ごと，リスクが高い場合は1.5(〜3)か月ごとが妥当と考える．

6 副作用

■副作用の特徴

主な副作用は初回投与時のインフュージョンリアクションと，継続投与中の心毒性である．

前者の機序は生物学的製剤であることに由来し，後者はHER2が心筋細胞に比較的多く発現していることに由来する．

その他，比較的まれではあるが，皮疹，下痢，間質性肺炎などが報告されている．それぞれ，重症度に応じて対症療法や休薬(中止)を行う．

7 副作用管理のポイント

副作用管理のうえで重要なことは，①トラスツズマブの副作用の多くは予見可能であること(インフュージョンリアクション，心毒性)，②併用する抗がん薬の副作用と重複しない(薬剤性間質性肺炎を除く)こと，である．

■初回投与時のインフュージョンリアクション

初回投与におけるインフュージョンリアクションが約40％の患者で起こりうるということは，「すべての患者において初回投与はきめ細かに観察をする」「インフュージョンリアクションに即座に対応できるシステムを確立しておく」ことが欠かせない，ということである．

■心毒性

心毒性に関してはリスク因子がある程度知られており，心疾患の既往，高血圧症の合併，胸部への放射線治療の既往，そしてアンスラサイクリン系薬剤による治療歴などがその代表である．これらは病歴の聴取により高リスク群をある程度推定できる．

引用・参考文献

1) 抗HER2抗体薬適正使用検討委員会監修：ハーセプチン適正使用ガイド(2014年8月改訂)．中外製薬株式会社．
2) Piccart-Gebhart MJ, et al：Trastuzumab after adjuvant chemotherapy in HER2-positive breast cancer. N Engl J Med 353(16)：1659-1672, 2005.
3) Bang YJ, et al：Trastuzumab in combination with chemotherapy versus chemotherapy alone for treatment of HER2-positive advanced gastric or gastro-oesophageal junction cancer (ToGA)：a phase 3, open-label, randomised controlled trial. Lancet 376(9742)：687-697, 2010.
4) Crone SA, et al：ErbB2 is essential in the prevention of dilated cardiomyopathy. Nat Med 8(5)：459-465, 2002.

2 ペルツズマブ（パージェタ®）

以下の記述は乳がんにおけるペルツズマブの適正使用ガイド[1]に準拠しつつ，筆者の施設における実際の運用を述べる．

1 適応

ペルツズマブの適応は「HER2陽性の手術不能または再発乳がん」である[2]が，トラスツズマブおよび他の抗悪性腫瘍薬（抗がん薬）との併用が原則である．

「他の抗悪性腫瘍剤」という表記であるが，十分なエビデンスを有する抗がん剤はドセタキセルのみであり[3-5]，エビデンスレベルはやや低いが，パクリタキセル[6]またはビノレルビン[7]が併用可能な抗がん薬として許容されている．

HER2陽性進行再発乳がんの第一次治療において，従来のトラスツズマブ＋ドセタキセル療法とペルツズマブ＋トラスツズマブ＋ドセタキセルを比較した第Ⅲ相試験（CLEOPATRA試験）において，無増悪生存期間(progression-free survival：PFS)を12.4→18.7か月，全生存期間(overall survival：OS)を40.8→56.5か月へとそれぞれ延長した[3-5]．現時点においてペルツズマブ＋トラスツズマブ＋ドセタキセル療法が，HER2陽性進行再発乳がんに対する標準的な第一次化学療法とされている[8]．

ただし，「他の抗悪性腫瘍薬との併用」も，効果が十分で抗悪性腫瘍薬による副作用が高度な場合はトラスツズマブ＋ペルツズマブという抗HER2療法薬のみ（ホルモン受容体陽性であれば抗がん薬に代えてホルモン療法薬を加えることもある）での維持療法も日常的に行われている．CLEOPATRA試験[3-5]においても，ドセタキセルはその高い毒性（浮腫・皮膚障害・肺障害など）から併用されたサイクル数の中央値は8であった．

また，ホルモン受容体陽性を伴うHER2陽性進行再発乳がんにおいて，ホルモン療法剤＋ペルツズマブ＋トラスツズマブをその第一次薬物療法（化学療法ではない）として適用する場合がある．エビデンスに乏しい治療法であるが，化学療法を必要としない状態，たとえばリンパ節転移や骨転移のみの場合や内臓転移を有していても腫瘍量が少ない場合などにしばしば用いられている．

HER2陽性早期乳がんの術前/術後療法におけるペルツズマブの有効性は第Ⅲ相試験（APHINTY試験）において検証中である[9]．

2 禁忌

トラスツズマブと同様で，以下の①～③となる．
① ペルツズマブに対し過敏症（後述するインフュージョンリアクションのうち，Grade 3以上を呈した場合を含む）を有する患者
② 重篤な心障害（うっ血性心不全，コントロール不良な不整脈など）を有する患者
③ 妊婦または妊娠している可能性のある女性
④ トラスツズマブとの併用が必須であるため，トラスツズマブに対する過敏症を有する患者

3 標準投与量・投与方法

ペルツズマブの投与間隔はトラスツズマブと異なり，3週ごとのみである．また，標準投与量もトラスツズマブと異なり，体重にかかわらず初回は840 mg，2回目以降は420 mgである．

初回はペルツズマブとして840 mgを90分以上かけて点滴静注し，2回目以降は420 mgを90分以上かけて点滴静注するが，初回投与の忍容性が良好であれば投与時間は30分まで短縮できる．

一定期間(おおむね6週間以上)ペルツズマブの投与間隔が空いた場合には，初回投与に準じた用量・用法となる．

筆者の施設におけるペルツズマブ，トラスツズマブならびに抗がん剤の投与方法を**表2-2**に示した．この投与順序はCLEOPATRA試験に準じたものである．

併用されるトラスツズマブならびに抗がん薬の投与量・投与間隔などに関しては省略する．

4 減量・中止基準

ペルツズマブは必ずトラスツズマブと併用されるため，原則としてトラスツズマブの中止と同時にペルツズマブの投与も中止される．

ペルツズマブのみの中止が考慮される状況として，高度(Grade 3以上：入院を要する)の下痢の合併が考えられる．

表2-2 ペルツズマブ＋トラスツズマブ＋ドセタキセル療法投与法(静岡がんセンターにおける例)

	初回投与			継続投与(初回投与時に忍容性が認められた場合)	
①	ペルツズマブ 840 mg＋生理食塩液 250 mL	90分	①	ペルツズマブ 420 mg＋生理食塩液 250 mL	30分
②	生理食塩水 50 mL	5分	②	生理食塩水 50 mL	5分
③	トラスツズマブ 8 mg/kg＋生理食塩液 250 mL	90分	③	トラスツズマブ 6 mg/kg＋生理食塩液 250 mL	30分
④	生理食塩液 50 mL	5分	④	生理食塩液 50 mL	5分
⑤	デキサメタゾン＋ラニチジン 50 mg＋生理食塩液 50 mL	15分	⑤	デキサメタゾン＋ラニチジン 50 mg＋生理食塩液 50 mL	15分
⑥	ドセタキセル 60〜75 mg/m^2＋生理食塩液 250 mL＊	60分	⑥		
⑦	生理食塩液 50 mL	5分	⑦	生理食塩液 50 mL	5分

＊ドセタキセルはアルコール不耐が認められない場合はワンタキソテール®を使用．アルコール不耐が認められる場合はドセタキセル(各社)＋5％糖液 20 mLで溶解し，生理食塩液 250 mLへ混和．投与量は75 mg/m^{2}を標準とするが，毒性により適宜減量．

5 投与上の注意点

■投与前の注意事項
ペルツズマブは必ずトラスツズマブと併用されるため，原則としてトラスツズマブと同様の対応をする．習慣性の便通異常(便秘もしくは下痢)を有する患者の場合，ペルツズマブの使用により下痢の合併(または下痢の増悪)が起こりうることを説明し，セルフケアの意識を高めておくことが重要である．

■投与開始時の注意事項
ペルツズマブによるインフュージョンリアクションの頻度はトラスツズマブより低い(8.8%対約40%)[1]．また，対処法は同様である(→ p.42)．

■継続投与時の注意事項
うっ血性心不全の徴候に対する注意はトラスツズマブと同様である．下痢の頻度や血便などを聴取する．

6 副作用

トラスツズマブと共通の副作用(心毒性ならびにインフュージョンリアクション)に関してはトラスツズマブの項を参照(→ p.43)．

■副作用の特徴
CLEOPATRA試験において，トラスツズマブ＋抗がん薬にペルツズマブを加えることにより明らかに増加した副作用は，下痢および発熱性好中球減少症であった．

7 副作用管理のポイント

■下痢
ペルツズマブによるHER1(EGFR)の機能抑制，すなわちHER2とのヘテロ二量体形成阻害によるものと考えられる．下痢は比較的早期(治療開始後1〜2日)から現れ，頻度・程度は徐々に減少するが，ペルツズマブ投与継続中は間歇的であれ，継続することが多い．また，軽度の粘血便などを伴うこともある．

脱水に至るケースはまれであるが，状態により止痢薬(ロペラミド)などを使用する．発熱性好中球減少症に合併した感染性下痢との鑑別が必要な場合もあり，事前に情報提供を行っておく．

■皮疹
下痢と同様にEGFR阻害作用(角化障害)によるものと考えられる．にきび様の皮疹が多く，治療中は持続するため，清潔を維持する．また，必要に応じて外用剤(アダパレンもしくはステロイド)を使用する．

■爪甲変形
同様に角化障害による爪の菲薄化が原因である．ハンドクリームやオイルによるケアや，状況によりトップコートを施すのもよい．

8 その他

　ペルツズマブは非常に高価な薬剤であり，患者への事前の説明が欠かせない．ペルツズマブ 420 mg の薬価は 238,491 円であり，初回投与の際にはこれを 2 バイアル使用することになるため，標準的な体格の場合，トラスツズマブ約 450 mg の薬価 172,545 円およびドセタキセルの薬価（ジェネリックあり）を加えると，3 割負担として患者負担額は 20 万円を超える．製薬会社が提供する薬剤費に関するパンフレットなどを用い，高額療養費制度の情報提供も含め，適切な説明が必要である．

引用・参考文献

1) 中外製薬株式会社：パージェタ®適正使用ガイド（2015 年 12 月改訂）．http://chugai-pharm.jp/hc/ss/pr/drug/per_via0420/guide/PDF/bt/per_guide_bt.pdf
2) 中外製薬株式会社：パージェタ®添付文書（2015 年 8 月改訂）．http://database.japic.or.jp/pdf/newPINS/00061975.pdf
3) Baselga J, et al：CLEOPATRA Study Group. Pertuzumab plus trastuzumab plus docetaxel for metastatic breast cancer. N Engl J Med 366(2)：109-119, 2012.
4) Swain SM, et al：Pertuzumab, trastuzumab, and docetaxel for HER2-positive metastatic breast cancer（CLEOPATRA study）：overall survival results from a randomised, double-blind, placebo-controlled, phase 3 study. Lancet Oncol 14(6)：461-471, 2013.
5) Swain SM, et al：Pertuzumab, trasutuzumab, and docetaxel in HER2-positive metastatic breast cancer. N Engl J Med 372：724-734, 2015.
6) Dang C, et al：Phase II study of paclitaxel given once per week along with trastuzumab and pertuzumab in patients with human epidermal growth factor receptor 2-positive metastatic breast cancer. J Clin Oncol 33(5)：442-447, 2015.
7) Andersson M, et al：Interim safety and efficacy of pertuzumab, trastuzumab and vinorelbine for first-line（1 L）treatment of patients（pts）with HER2-positive locally advanced or metastatic breast cancer. Ann Oncol 25(4)：116-136, 2014.
8) 日本乳がん学会（編）：科学的根拠に基づく乳がん診療ガイドライン 1．治療編 2015 年版．金原出版，2015.
9) Hoffmann-La Roche, et al：A Study of Pertuzumab in addition to chemotherapy and Trastuzumab as adjuvant therapy in participants with Human Epidermal Growth Receptor 2（HER2）-positive primary breast cancer. ClinicalTrials. gov. https://clinicaltrials.gov/ct2/show/NCT01358877
10) 西村誠一郎・渡邉純一郎（編著）：静がんメソッド　静岡がんセンターから学ぶ最新化学療法＆有害事象マネジメント　乳癌編．日本医事新報社，2016.

3 ラパチニブ（タイケルブ®）

　以下の記述は乳がんにおけるラパチニブの適正使用ガイド[1]に準拠しつつ，筆者の施設における実際の運用を述べる．

1 適応

　ラパチニブの適応は「HER2 過剰発現が確認された手術不能または再発乳がん」である[2]．トラスツズマブ エムタンシンの出現までは，カペシタビン（ゼローダ®）との併用において，HER2 陽性進行再発乳がんに対する第二次（以降の）治療として広く用いられ

ていた．

現在も，診療ガイドライン[3]上，推奨される抗HER2療法として記載されているが，副作用のマネジメントが，トラスツズマブ エムタンシン，もしくは他の抗HER2療法（トラスツズマブ＋パクリタキセル，トラスツズマブ＋ビノレルビンまたはトラスツズマブ＋エリブリン）に比べてやや難しい面があり，ラパチニブ＋カペシタビン療法が登場する機会は減少傾向にある．

アンスラサイクリン系・タキサン系薬剤およびトラスツズマブ抵抗性のHER2陽性進行再発乳がんに対するラパチニブの有効性・安全性を検証した第Ⅲ相試験（EGF100151試験）において，ラパチニブ＋カペシタビン療法はカペシタビン単独療法に比し，PFSを4.3→6.2か月と延長した[4]．

2 禁忌

①本剤の成分に対し過敏症を有する患者
②妊婦または妊娠している可能性のある女性

3 標準投与量・投与方法

ラパチニブはカペシタビンとの組み合わせにおいて用いられる．ラパチニブの投与量は体表面積や体重にかかわらず1,250 mg（5錠）であるが，カペシタビンの投与量は体表面積により異なる（**表2-3**）．

ラパチニブは連日食後または空腹時を避けて（例えば午前10時頃，もしくは就寝前など）内服し，カペシタビンは朝夕食後に二分割して14日間連日内服ののち，7日間休薬する．

ラパチニブは簡易懸濁法による投与が可能であるが，カペシタビンは腸溶錠であるため簡易懸濁法による投与はできない．

4 減量・中止基準

肝機能障害，左室駆出率（LVEF）低下，出現時における減量・中止を含めたマネジメントをそれぞれ**図2-5**，**図2-6**に示した[1]．また，皮膚障害および下痢の減量・中止基準は適正使用ガイドを参照[1]．

その他，頻度は低いが中止が必要な副作用として間質性肺疾患（薬剤性間質性肺炎），

表2-3 カペシタビンの投与量

体表面積	1回用量 （ゼローダ®錠300の錠数）
1.36 m² 未満	1,200 mg（4錠）
1.36 m² 以上 1.66 m² 未満	1,500 mg（5錠）
1.66 m² 以上 1.96 m² 未満	1,800 mg（6錠）
1.96 m² 以上	2,100 mg（7錠）

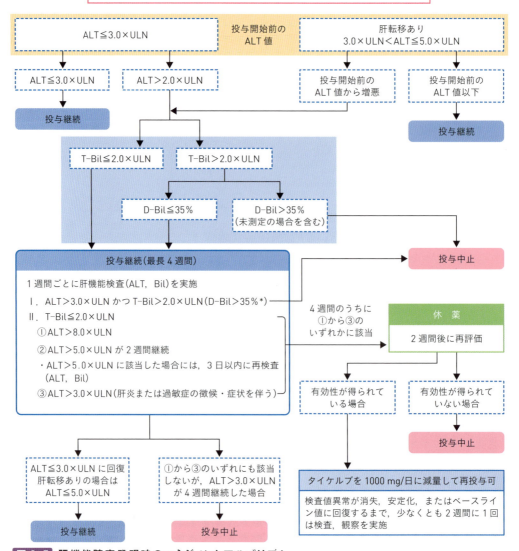

図 2-5 肝機能障害発現時のマネジメントアルゴリズム
ULN：施設基準値上限，T-Bil：総ビリルビン，D-Bil：直接ビリルビン
＊ D-Bil 未測定の場合は＞35％とみなす
〔グラクソ・スミスクライン株式会社：タイケルブ適正使用ガイド（2015年2月改訂）．より〕

減量または中止が必要な副作用として QT 延長症候群がある[1]．

5 投与上の注意点

■投与前の注意事項

患者のアドヒアランスを確認することが重要である．ラパチニブとカペシタビンの錠数や内服時間，内服期間は異なり，また，いずれの錠剤も大きめのため，指示どおり内服することの重要性をよく説明する．内服困難が予想される場合（嚥下機能の低下や高齢

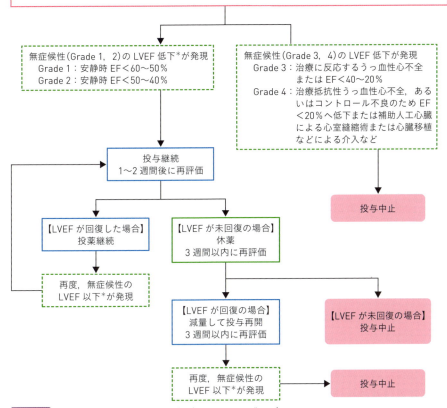

図 2-6 心障害（LVEF 低下）のマネジメントアルゴリズム
＊LVEF がベースラインから 10％以上低下かつ施設基準値を下回った場合
〔グラクソ・スミスクライン株式会社：タイケルブ適正使用ガイド（2015 年 2 月改訂）．より〕

者など）は十分なアセスメントが必要である．

また，CYP3A4（多くの薬物代謝に関与する酵素）との関連から，薬物相互作用にも配慮する必要があり，薬歴の聴取は欠かせない．

■ 投与開始時の注意事項

内服量，内服時間および休薬期間を再度指導する．起こりうる副作用の種類のみならず，副作用の出現する時期に関して情報提供することにより，患者の治療に対する不安は軽減される．製薬企業提供のダイアリーなどを活用するように指導を行う．

■ 継続投与時の注意事項

内服状況を必ず確認し，残薬があればその管理を行う．また，必ず下痢の状態を確認する．

うっ血性心不全の徴候に対する注意は他の抗 HER2 薬と同様である．ラパチニブにおいて LVEF 低下が特に強いという印象はなく，通常のフォローアップでよい（図 2-6）．

6 副作用

■副作用の特徴

　ラパチニブ（＋カペシタビン）療法でしばしばみられる副作用は，①皮膚障害，②下痢，③肝機能障害である．間質性肺炎も報告されているが頻度は低い[1,5]．

　副作用の①および②はラパチニブのEGFR抑制作用に関連しており，非小細胞性肺がんにおけるEGFR阻害薬と同様の病態をとる．手足症候群（hand-foot syndrome：HFS）の多くは併用薬であるカペシタビンに由来するが，ラパチニブにより頻度・程度が増加・増強されている可能性は否定できない．

　副作用の①皮膚障害は，皮疹（にきび様），指尖部の皮膚亀裂，爪甲の菲薄化など，女性のライフスタイルと密接に関連した部位に多く，予防と治療が重要である．さらに，カペシタビンによるHFSが加わり，皮膚乾燥，色素沈着および爪囲炎など，QOL低下の原因となることがある（表2-4）．

　副作用の②下痢はおおむねGrade 1，ときに2の範囲内であり，対症療法（水分摂取およびロペラミド頓用）でマネジメント可能であるが，まれにラパチニブ減量の対象となる．下痢もカペシタビンにより増強される可能性があり，重症化した場合にはカペシタビンの関与も考慮する必要がある（表2-5）．

　副作用の③肝機能障害は発症を予測することが困難であるが，Grade 2以上の肝機能障害をきたすことはまれである（図2-5）．

表2-4 皮膚障害（皮疹/落屑：手足症候群以外）の重症度とGrade別の対処法

	Grade 1	Grade 2	Grade 3	Grade 4
Grade別症状[1]	自覚症状を伴わない斑状/丘疹状の皮疹または紅斑	瘙痒や随伴症状を伴う，斑状/丘疹状の皮疹または紅斑；体表面積（BSA）50％未満の限局性の落屑その他の病変	高度または全身性の紅皮症や斑状/丘疹状/小水疱状の皮疹；BSA 50％以上を占める落屑	全身性の剥脱症/潰瘍性/水疱性皮膚炎
対処方法	以下を検討 ・乾燥部位に，水溶性のクリームもしくは皮膚軟化剤の塗布 ・ミディアムクラスのステロイド軟膏（局所ステロイドの塗布は症状を悪化させることがあるので注意） ・膿疱性皮疹：抗生物質軟膏（例：クリンダマイシンゲル1％）抗生物質静注・経口投与（例：ミノサイクリン，テトラサイクリン，ドキシサイクリン系） ・瘙痒：経口抗ヒスタミン剤 ・爪囲炎：消毒溶液，局所作用型ステロイド（例：クロベタゾール軟膏）の塗布，液体窒素や硝酸銀での処置 ・複合感染病変：局所または全身性の抗生物質投与		・Grade 1-2の場合と同様． ・丘疹には，経口コルチコステロイド剤を短期間投与することを検討してください． ・皮膚科医に相談し，他の治療オプションを検討（局所タクロリムス等の免疫調節剤など）	

7 副作用管理のポイント

　前述のようにラパチニブ＋カペシタビン療法による皮膚障害は多岐にわたり，双方が原因である場合もあり，一見，マネジメントが困難そうにみえる．最も簡便な方法は，ラパチニブ・カペシタビンの両方を減量または中止することであるが，これは治療上の有益性を損なうこととなり，可能な限り避けるべきである．

　その他の副作用も含め，その症状から「どちらの薬剤がより副作用に密接に関係しているか」を推論し，合理的に減量または休薬することが重要である．

　図 2-7 に筆者の施設における副作用の考え方をまとめた．

■ 皮膚障害

　皮膚障害のマネジメントで重要なことは，①セルフケア，と②必要なときにしっかり

表 2-5 下痢の重症度と Grade 別の対処法

	Grade 1	Grade 2	Grade 3	Grade 4
Grade 別症状[※1,2]	ベースラインと比べ1日3回以下の排便回数の増加	ベースラインと比べ4〜6回の排便回数の増加；24時間未満の静脈内輸液投与を要する；日常生活に支障なし	ベースラインと比べ排便回数が7回以上増加；便失禁；24時間以上の静脈内輸液投与を要する；入院を要する；日常生活に支障あり	集中治療が必要；生命を脅かす状態（循環動態の虚脱など）
対処方法	各施設での下痢マネジメントの方法があればそちらを優先．止瀉剤の投与[※2]　例： 1. ロペラミドの投与 ・初回 2〜4 mg，その後 4 時間ごとまたは軟便が出る度に 2 mg 服用 ・12 時間以上下痢がなくなるまで服用継続 ・24 時間後，中程度の下痢が続いた場合，ロペラミドを 2 時間ごと 2 mg に増加し，抗生物質の投与を開始 2. 下痢が 48 時間後までに止まらない場合，コデインなど 2 次治療薬の投与を開始する		・ロペラミドを未投与の場合，すぐに服用開始 ・特に，発熱，または Grade 3-4 の好中球減少症，または下痢に伴う症状が 24 時間以上継続している場合には，抗生物質の投与を検討（フルオロキノロン系等[※3]） ・電解質補給を検討 ・24 時間下痢が止まっていればロペラミド服用を止める	
その他の注意	・乳糖を含む食品（乳製品）を避ける ・アルコール，辛い食品，揚げ物を避ける ・1日コップ 8〜10 杯の飲み物（水，スポーツドリンク等）を摂取する ・少量ずつ頻回に分けて食事する（ご飯，パン，パスタ等）		・補液を静脈内投与し水分補給する ・Grade 3 でも入院を考慮する	

＊1：人工肛門の場合：Grade 1　排泄量が軽度に増加，Grade 2　排泄量が中程度に増加，Grade 3　排泄量が大幅に増加
＊2：タイケルブによる下痢に際し用いることのできる止瀉薬
　　［推奨できる方法の例］
　　一次治療としてロペラミド塩酸塩（ロペミン®）　1 mg/カプセル，細粒 1 mg/g
　　二次治療としてコデインリン酸塩 100 mg/g 散，ロートエキス 100 mg/g 散
＊3：フルオロキノロン系抗菌薬［ニューキノロン系］：シプロフロキサシン（シプロキサン®），レボフロキサシン（クラビット®）

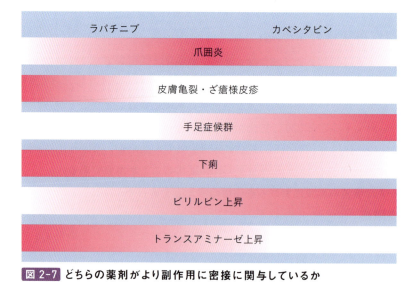

図2-7 どちらの薬剤がより副作用に密接に関与しているか

とステロイドを使用する，そして③皮膚科医との連携，である．

　セルフケアで重要なことは，保湿，すなわち軟膏の使用を励行することであるが，ポイントとしては「しっかり手洗いをしてから軟膏を塗る」ことを指導することである．古い軟膏は有効成分を失っており，その上から新しい軟膏を塗布することの無意味さは容易に理解できるであろう．

　ステロイドの使用は皮膚科医にコンサルトすることが安全であるが，状況により担当医が自ら判断することもある．ポイントは，はじめに最強ステロイド(デルモベート®など)または強ステロイド(マイザー®など)でしっかりとした効果を得た後，通常のステロイド(リンデロン®など)へ切り替えることである．効果がないから強いものへ，という方法は治療期間を長くし，ステロイドによる副作用が現れる一因となる．

　また，ステロイドを使用する場合は原則としてクリームではなく，軟膏を選択する．これは，軟膏のほうが皮膚に長く止まるためである．

■下痢

　治療開始から比較的早期に発現し，持続することがある．しかし，多くの場合，止痢剤(ロペラミド)の使い方に習熟するので，下痢が治療中止の直接的な原因となることは少ない．具体的なマネジメント方法の詳細は表2-5に示す．

■肝機能障害

　治療開始早期から無症状で発現する場合が多いが，軽度の発熱や倦怠感を伴うこともある．

　薬歴の聴取が重要である．ラパチニブ(またはカペシタビン)と薬物間相互作用のある薬剤の摂取，サプリメントの摂取など，治療薬以外の原因を除外するとともに，病勢増悪(肝転移のみならず骨髄がん腫症でもいわゆる肝機能値の上昇はみられる)に伴う検査値の上昇も鑑別対象である(状況により肝炎ウイルスマーカーの再検も考慮する)．

　具体的なマネジメント方法の詳細を図2-5に示す．現在では抗HER2療法の選択肢

が多くなり，予後も改善されているため，肝機能障害が出現した場合にラパチニブを継続することに固執する必要性は乏しいと考える．

文献

1) グラクソ・スミスクライン株式会社：タイケルブ®適正使用ガイド(2015年2月改訂). http://www.info.pmda.go.jp/downfiles/ph/PDF/300242_4291022F1026_2_02.pdf
2) グラクソ・スミスクライン株式会社：タイケルブ®添付文書(2015年11月改訂). http://product.novartis.co.jp/tyk/tg/tg_tyk_20160414.pdf.pdf
3) 日本乳がん学会(編)：科学的根拠に基づく乳がん診療ガイドライン1. 治療編2015年版. 金原出版, 2015.
4) Geyer CE, et al：Lapatinib plus capecitabine for HER2-positive advanced breast cancer. N Engl J Med 355(26)：2733-2743, 2006.
5) 西村誠一郎・渡邉純一郎(編著)：静がんメソッド 静岡がんセンターから学ぶ最新化学療法&有害事象マネジメント 乳がん編. 日本医事新報社, 2016.

4 トラスツズマブ エムタンシン(カドサイラ®)

以下の記述は乳がんにおけるトラスツズマブ エムタンシン(以下，T-DM1)の適正使用ガイド[1]に準拠しつつ，筆者の施設における実際の運用を述べる．

1 適応

T-DM1の適応は「HER2陽性の手術不能または再発乳がん」であり[2]，HER2陽性進行再発乳がんに対する第二次(以降の)治療として広く用いられている．

HER2陽性進行再発乳がんの第二次治療におけるT-DM1の有効性・安全性を検証した第Ⅲ相試験(EMILIA試験)において，標準的治療であったラパチニブ＋カペシタビン療法に対し，PFSを6.4→9.6か月，OSを25.1→30.9か月へとそれぞれ延長した[3]．これをもって，T-DM1療法はHER2陽性進行再発乳がんに対する標準的な第二次化学療法とされている[4]．

また，ホルモン受容体陽性を伴うHER2陽性進行再発乳がんにおいて，T-DM1にホルモン療法薬を加えることは臨床の場において行われているようであるが，有効性・安全性のエビデンスに乏しく，筆者の施設では行っていない．また，他の抗悪性腫瘍薬(抗がん薬，分子標的治療薬)との併用に関する有効性・安全性は確立されていない．

HER2陽性早期乳がんの術前/術後療法におけるT-DM1の有効性は第Ⅲ相試験(KAITLIN試験)において検証中である[5]．

2 禁忌

トラスツズマブを含有する製剤で，トラスツズマブに関連する禁忌①～③がある．
①トラスツズマブに対し過敏症(後述するインフュージョンリアクションのうち，Grade 3以上を呈した場合を含む)を有する患者
②重篤な心障害(うっ血性心不全，コントロール不良な不整脈など)を有する患者

③妊婦または妊娠している可能性のある女性

加えて，微小管合成阻害剤であるエムタンシンに関連する禁忌が存在する．すなわち，血小板数減少に関連し，以下の④および⑤も禁忌に近いものとして注意が必要である．特に⑤は死亡例が報告されている．

④血小板数減少を有する患者
⑤抗凝固剤治療を受けている患者
⑥エムタンシンに対し過敏症を有する患者

3 標準投与量・投与方法

T-DM1 の投与間隔は，3週ごとのみである．標準投与量は 3.6 mg/kg であり，初回と2回目以降に差はないが，投与時間が異なる．

初回は 3.6 mg/kg の T-DM1 を 90 分以上かけて点滴静注する．2回目以降も用量は変わらないが，初回投与の忍容性が良好であれば投与時間を 30 分まで短縮できる．

4 減量・中止基準

T-DM1 もトラスツズマブを含むため，心機能にもとづく休薬・中止の基準が適用される．その他，T-DM1 に特徴的，かつ重要な用量制限毒性は血小板数減少と肝機能障害である．**表 2-6** にそれらの基準を示した[1]．

5 投与上の注意点

■投与前の注意事項

原則としてトラスツズマブと同様の対応でよいが，投与前の血小板数と肝機能検査値の確認は必要である．また，抗凝固療法の有無(ワーファリン®，プラザキサ®，リクシアナ®，バイアスピリン®，プレタール®，その他)を必ず聴取しておく．

■投与開始時の注意事項

T-DM1 によるインフュージョンリアクションの頻度は 21.9%で，トラスツズマブより低い．これは，①すでにトラスツズマブが体内に存在する(第二次治療として使用されることが多く，前治療のトラスツズマブが血中に存在している)，②トラスツズマブの含有量が少ない(約 3.6 mg/kg)という理由である．発生時の対処法はトラスツズマブと同様である(→ p.42)．

■継続投与時の注意事項

うっ血性心不全の徴候に対する注意はトラスツズマブと同様である．

T-DM1 で重要な副作用である血小板数の減少ならびに肝機能障害に関する注意事項は次の副作用の項目で説明する．

6 副作用

トラスツズマブと共通の副作用(心毒性ならびにインフュージョンリアクション)に関してはトラスツズマブの項を参照(→ p.43)．

表 2-6 トラスツズマブ エムタンシン療法における副作用と減量・休薬・中止基準

(1) 左室駆出率(LVEF)低下による休薬および中止基準

有害事象		処 置
40%≦LVEF≦45%	ベースラインからの絶対値の変化<10%	継続：3週間以内に再測定を行い，LVEFを確認すること
	ベースラインからの絶対値の変化≧10%	休薬：3週間以内に再測定を行い，LVEFのベースラインからの絶対値の変化<10%に回復しない場合は中止すること
LVEF<40%		休薬：3週間以内に再測定を行い，再度LVEF<40%が認められた場合は中止すること
症候性うっ血性心不全中止		中止

(2) AST, ALT 増加による休薬，減量および中止基準

Grade	処 置	
Grade 2 (>3〜5×ULN)	減量せず継続	ASTまたはALT>3×ULNかつ総ビリルビン>2×ULNの場合は中止すること
Grade 3 (>5〜20×ULN)	休薬：Grade 2以下に回復後，1段階減量して再開可能	
Grade 4 (>20×ULN)	中止	

(3) 高ビリルビン血症による休薬，減量および中止基準

Grade	処 置	
Grade 2 (>1.5〜3×ULN)	休薬：Grade 1以下に回復後，減量せず再開可能	ASTまたはALT>3×ULNかつ総ビリルビン>2×ULNの場合は中止すること
Grade 3 (>3〜10×ULN)	休薬：Grade 1以下に回復後，1段階減量して再開可能	
Grade 4 (>10×ULN)	中止	

(4) 血小板減少症による休薬および減量基準

Grade	処 置
Grade 3 (<50,000〜25,000/mm^3)	休薬：Grade 1以下(75,000/mm^{3}以上)に回復後，減量せず再開可能
Grade 4 (<25,000/mm^3)	休薬：Grade 1以下(75,000/mm^{3}以上)に回復後，1段階減量して再開可能

減量の目安

減量段階	投与量
通常投与量	3.6 mg/kg
1段階減量	3.0 mg/kg
2段階減量	2.4 mg/kg
3段階減量	投与中止

ULN：施設基準値上限

■ 副作用の特徴

 T-DM1に特徴的な副作用としては，血小板数減少およびその結果としての出血傾向，肝機能障害があげられる．末梢神経障害や間質性肺炎の出現も低頻度(それぞれ16.4%，1.4%)[1]で認められる．

 血小板数減少の詳しい機序は不明であったが，Uppalら[6]は巨核球の分化成熟過程においてDM1が細胞内に取り込まれ，微小管で形成されている細胞骨格が破壊される(DM1は微小管合成阻害剤である)ことにより血小板数減少が起こると報告している．

 肝機能障害の原因も同じようにDM1による．がん細胞に作用した後のDM1は当然のことながら血液中に放出され，肝で代謝を受ける．この際，肝細胞にダメージを与えると考えられている．

7 副作用管理のポイント

■ 血小板数減少

 Gradeを問わない血小板数の減少は29.3%でみられた[2]．

 T-DM1による血小板数減少はサイクル1のday 8で最も強く現れる．その後は**図2-8**のような経過を示し，各サイクルのday 8に減少するが，臨床的には明らかな出血傾向を認めない限り，day 8の受診および採血は不要である．

 通常，血小板数はGrade 0から2の範囲内，すなわち正常値から50,000/μLの範囲

(1) 各症例の血小板数の推移(サイクル1)：国内第Ⅰ相臨床試験(JO22591試験)[1]

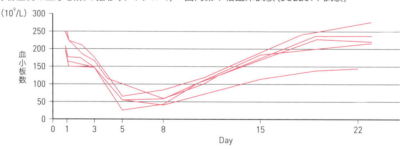

(2) 血小板数の推移：国内第Ⅱ相臨床試験(JO22997試験)[1]

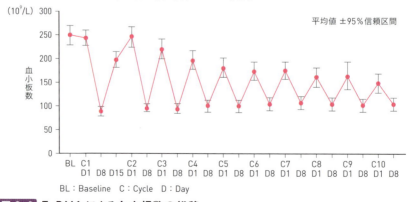

BL：Baseline　C：Cycle　D：Day

図2-8 T-DM1による血小板数の推移

※有害事象の評価は，各サイクルの投与日，投与後8±3日，15±3日に行われた．

内で定常状態となり，それ以上の著明な減少は示さないことが多い．

■ 出血傾向

　血小板数は Grade 0～2 の範囲内を推移するが，ときに出血傾向を見ることがある．その多くは Grade 1 の鼻出血（鼻を強くかんだときにみられる一過性の出血）であり，特段の処置は必要ない．Grade を問わない鼻出血の頻度は 17.4％とされている[2]．

　その他の出血傾向，たとえば Grade 2 以上の鼻出血，Grade を問わない歯肉出血・皮膚点状出血・紫斑などが見られた場合には，受診のうえ，血小板数を確認する必要がある．

　このような出血傾向に対する最も有効な処置は，**表 2-6** に示した T-DM1 の休薬と減量である．血小板輸血は適応があれば考慮する．抗凝固療法中の患者においては T-DM1 の使用は原則として禁忌である．

■ 肝機能障害

　GOT（AST），GPT（ALT）またはビリルビンの上昇を含めた肝機能障害の頻度は 28.2％とされている[2]．前述したように T-DM1 の用量制限毒性であり，**表 2-6** に従って減量・休薬・中止の対象となる．

　多くは無症状であるため，T-DM1 の減量・休薬・中止以外に特段の処置は要さない．

■ 爪甲変形

　同様に角化障害による爪の菲薄化が原因である．ハンドクリームやオイルによるケアや，亀裂が生じた場合などはトップコートを施すのもよい方法である．

8 その他

　T-DM1 は非常に高価な薬剤であり，患者への事前の説明が必要である．T-DM1 の 1 バイアル（160 mg）あたりの薬価は 373,945 円であり，体重 45 kg 以上であれば 3.6 mg/kg の標準投与量を厳密に適用すると 1 回の投与あたり 2 バイアルが必要となる（もちろん，不要な製剤は廃棄となる．筆者の私見であるが，体重 50 kg 前後の場合はコストにも配慮し，1 回あたり 160 mg，すなわち 1 バイアルの投与でも十分と考える）．製薬会社が提供する薬剤費に関するパンフレットなどを用い，高額療養費制度の情報提供も含め，適切な説明が必要である．

引用・参考文献

1) 中外製薬株式会社：カドサイラ®適正使用ガイド（2015 年 7 月改訂）．http://chugai-pharm.jp/hc/ss/pr/drug/kad_via0100/guide/PDF/bt/kad_guide_bt.pdf?_back=2,1
2) 中外製薬株式会社：カドサイラ®添付文書（2015 年 10 月改訂）．http://database.japic.or.jp/pdf/newPINS/00062677.pdf
3) Verma S, et al：Trastuzumab emtansine for HER2-positive advanced breast cancer. N Engl J Med 367(19)：1783-1791, 2012.
4) 日本乳がん学会（編）：科学的根拠に基づく乳がん診療ガイドライン 1. 治療編 2015 年版．金原出版，2015.
5) Hoffmann-La Roche, et al：A study of kadcyla(Trastuzumab Emtansine)plus perjeta(Pertuzumab)following anthracyclines in comparison with Herceptin(Trastuzumab)plus perjeta and a taxane following anthracyclines as adjuvant therapy in patients with operable HER2-positive primary breast cancer. ClinicalTrials. gov. https://www.clinicaltrials.gov/

ct2/show/NCT01966471
6) Uppal H, et al：Potential mechanisms for thrombocytopenia development with trastuzumab emtansine(T-DM1). Clin Cancer Res 21(1)：123-133, 2015.
7) Baselga J, et al：CLEOPATRA Study Group. Pertuzumab plus trastuzumab plus docetaxel for metastatic breast cancer. N Engl J Med 366(2)：109-119, 2012.
8) Swain SM, et al：Pertuzumab, trastuzumab, and docetaxel for HER2-positive metastatic breast cancer(CLEOPATRA study)：overall survival results from a randomised, double-blind, placebo-controlled, phase 3 study. Lancet Oncol 14(6)：461-471, 2013.
9) Swain SM, et al：Pertuzumab, trasutuzumab, and docetaxel in HER2-positive metastatic breast cancer. N Engl J Med 372(8)：724-734, 2015.
10) Dang C, et al：Phase II study of paclitaxel given once per week along with trastuzumab and pertuzumab in patients with human epidermal growth factor receptor 2-positive metastatic breast cancer. J Clin Oncol 33(5)：442-447, 2015.
11) Andersson M, et al. Interim safety and efficacy of pertuzumab, trastuzumab and vinorelbine for first-line(1L)treatment of patients(pts)with HER2-positive locally advanced or metastatic breast cancer. Ann Oncol 25(4)：116-136, 2014.
12) Hoffmann-La Roche, et al：A Study of Pertuzumab in addition to chemotherapy and Trastuzumab as adjuvant therapy in participants with Human Epidermal Growth Receptor 2(HER2)-positive primary breast cancer. ClinicalTrials. gov. https://clinicaltrials.gov/ct2/show/NCT01358877
13) 西村誠一郎，渡邉純一郎編著：静がんメソッド　静岡がんセンターから学ぶ最新化学療法＆有害事象マネジメント　乳がん編．日本医事新報社，2016．

（渡邉　純一郎）

2 抗EGFR抗体薬
――大腸がんを中心に

1 抗EGFR抗体薬の概要と作用機序

EGFRと大腸がん

1 EGFRの特徴

　上皮成長因子受容体(epidermal growth factor receptor：EGFR)はHER(ErbB)ファミリーの受容体型チロシンキナーゼである．ヒトの細胞膜表面上に発現し，正常組織において細胞増殖のシグナル伝達に重要な役割を果たしている．

　EGFRは頭頸部がんや肺がん，大腸がんで発現し，予後不良であることが知られている．EGFRは細胞外増殖因子，膜貫通領域，細胞内チロシンキナーゼ領域に分けられる．EGF，TGF(transforming growth factor)-αなどのリガンド(特定の受容体に結合する物質で，本項ではEGFRに特異的に結合するタンパクを指す)が結合すると，EGFRは活性化され二量体を形成する．この二量体形成により，細胞内チロシンキナーゼ領域の活性化が起こり，下流へのシグナル伝達が起こる(図2-9)．このシグナル伝達にはRAS/Raf/MAPK経路，PI3K/AKT経路，JAK/STAT経路の3つの経路があり，細胞増殖やアポトーシス(細胞死)に関与することが知られている(→p.5)．

2 抗EGFR抗体薬の作用機序[1]

　抗EGFR抗体薬の抗腫瘍効果の作用機序に関しては，以下のことが知られている．
①EGFRとリガンド(EGFなど)との結合を阻害し，受容体の二量体化を阻害する．その結果，下流へのシグナル伝達を阻害する．
②抗体依存性細胞介在性傷害作用(antibody-dependent cell-mediated cytotoxicity：ADCC)
③補体依存性細胞傷害作用(complement-dependent cytotoxicity：CDC)

　これらの作用により細胞増殖の阻害，アポトーシスの誘導を引き起こし，抗腫瘍効果を発揮する(→p.24)．

3 *RAS*遺伝子変異とEGFR

　RASはEGFRからの増殖シグナルを下流に伝達する役割をもつタンパクであり，KRAS，NRAS，HRASのアイソフォームがある．*KRAS*遺伝子変異は大腸がんの約40％に認められ[2]，そのうち約90％がcodon 12と13に認められる．これら頻度の高い

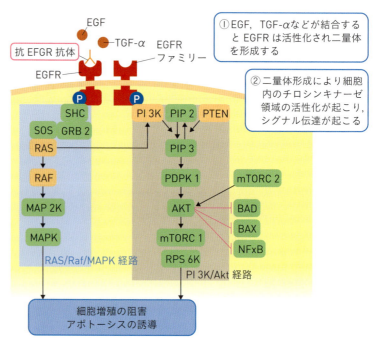

図2-9 EGFRから下流のシグナル伝達経路および抗EGFR抗体の作用機序

　KRAS遺伝子変異に関しては，抗EGFR抗体の治療効果が期待できないことが，多数の前向き無作為化臨床試験のあと解析により示されており，抗EGFR抗体投与前のKRAS遺伝子検査が広く普及していた．

　近年，KRAS exon 2（codon 12, 13）遺伝子以外の変異に関しても研究が進められ，抗EGFR抗体薬の有効性を評価した前向き無作為化試験において，KRAS exon 3（codon 59, 61），exon 4（codon 117, 146），NRAS exon 2（codon 12, 13），exon 3（codon 59, 61），exon 4（codon 117, 146）領域の遺伝子変異を認める症例においても抗EGFR抗体薬の効果が期待できないと相次いで報告された[3-5]．

　さらに，RAS（KRAS/NRAS）遺伝子変異を有する症例では抗EGFR抗体の効果が得られないばかりか，予後が悪化する可能性が報告されており[3]，現在，欧米のガイドラインやわが国の添付文書では，抗EGFR抗体薬の投与はRAS（KRAS/NRAS）遺伝子野生型に限られ，RAS（KRAS/NRAS）遺伝子変異を有する症例に対する投与は推奨されていない．

　わが国においてもNRAS遺伝子も含めたRAS（KRAS/NRAS）遺伝子変異の検査が2015年4月より保険適応となっている．

2 抗EGFR抗体薬の特徴

1 セツキシマブ（アービタックス®）

　マウス骨髄細胞株由来のIgG1サブクラスのキメラ化モノクローナル抗体である．

KRAS野生型切除不能進行大腸がんに対する1次治療において，CRYSTAL試験でFOLFIRI療法に対するセツキシマブの上乗せ効果を[6]，OPUS試験でFOLFOX療法に対するセツキシマブの併用効果を認めている[7]．また，2次治療においてもEPIC試験でイリノテカン単剤療法に対するセツキシマブの併用効果が認められ[7]，3次治療ではNCIC CTG CO. 17試験でプラセボに対するセツキシマブの併用効果が認められている[8]．

1 適応となるがん種と適応条件

- EGFR陽性の治癒切除不能な進行・再発の結腸・直腸がん
- 頭頸部がん

2 禁忌

- セツキシマブに対して重篤な過敏症の既往のある患者（下記の投与上の注意も参照）．

3 併用薬剤と標準投与量・投与方法

セツキシマブに併用される抗がん薬はフルオロウラシル，オキサリプラチン，イリノテカンが標準的である．併用療法，単剤療法ともに，初回投与量は400 mg/m^{2}を2時間かけて，2週目以降は250 mg/m^{2}を1時間かけて点滴静注し，週1回，毎週投与する．

4 減量・中止基準

CTCAEでGrade 3以上の皮膚症状が出現した場合には，表2-7のようにセツキシマブの投与量を調節する．推奨される用量調節や投与を中止することによって皮膚症状が改善される例が報告されている．

5 投与上の注意点

1) 治療開始前に RAS (KRAS/NRAS) 遺伝子変異検査を行い，遺伝子変異の有無を確認する．
2) インフュージョンリアクション予防目的にセツキシマブ投与前に，初回投与時は副腎皮質ステロイド薬＋抗ヒスタミン薬を，2回目以降は抗ヒスタミン薬（＋副腎皮質ステロイド剤）を使用する．

6 副作用

■皮膚障害

EGFRは表皮基底細胞などに発現し，皮膚や毛包・爪の増殖や分化に関与している．抗EGFR抗体薬の投与により，約80％の症例で皮膚障害を認め，角化異常による角栓形成により，毛包に炎症を起こし，ざ瘡様皮疹が生じ，角層が菲薄化して脆弱かつ乾燥した皮膚となると考えられている．また，爪母細胞の分化異常の結果，爪甲菲薄化が起こり，爪囲炎や陥入爪が生じるとされている．

表 2-7 皮膚症状出現時の用量調整（セツキシマブ）

Grade 3 以上の皮膚症状の発現回数	セツキシマブの投与	投与延期後の状態	用量調節
初回発現	投与延期*	Grade 2 以下に回復	250 mg/m^2 で継続投与
		回復せず	投与中止
2 回目の発現時	投与延期*	Grade 2 以下に回復	200 mg/m^2 で継続投与
		回復せず	投与中止
3 回目の発現時	投与延期*	Grade 2 以下に回復	150 mg/m^2 で継続投与
		回復せず	投与中止
4 回目の発現時	投与中止		

＊米国のセツキシマブ添付文書では,「1～2 週間の投与延期」と記載されている

　ざ瘡様皮疹は投与後 1 週間ごろから出現し，2～3 週後にピークとなり，その後は軽快していく．好発部位は顔面，頭部，頸部，胸部，背部であるが，手掌，足底にも出現することがある．一方，爪囲炎は 5～10％に認められ，投与後 6～8 週頃に出現することが多い．爪囲の疼痛を伴う紅斑として始まり，重症化すると肉芽を形成する．

○**皮膚障害の予防**
　皮膚障害の予防にはスキンケアが基本である[9]．皮膚を清潔にし，保湿を行い，物理的な刺激を避ける．乾燥症状に対してはヘパリン類似物質の外用を基本とし，炎症症状を伴う場合にはステロイド外用を併用する．外出時の日焼け止めクリームも有効である．また内服薬では塩酸ミノサイクリンが皮膚障害発現の予防に有効である[9,10]．いずれも抗 EGFR 抗体薬開始時より，継続的に行うことが肝要である．

■**インフュージョンリアクション**
　セツキシマブの使用成績調査では 5.7％にインフュージョンリアクションの報告があり，そのうち 1.5％は重篤例であった[11]．インフュージョンリアクションを予防する目的で前述した前投薬の投与が推奨されており，インフュージョンリアクションを発現した場合には，以下のように対応する．
①Grade 3 以上の場合：ただちにセツキシマブの投与を中止する（再投与しない）．症状に応じてエピネフリン，副腎皮質ステロイド薬，抗ヒスタミン薬，酸素吸入などを行う．
②Grade 2 の場合は投与を一時中断して経過観察後，投与速度を減速し，慎重投与する．
③Grade 1 の場合は投与速度を減速（例：10 mg/分以下 → 5 mg/分以下）する．

■**間質性肺炎**
　頻度は少ないが，発症時の致死率は高いので注意が必要である．乾性咳嗽，息切れなどの呼吸器症状，発熱，聴診によるファインクラックル（fine crackle）の聴取など間質性肺炎を疑う所見がみられた場合は，ただちに薬剤を中止し，酸素投与，ステロイドパルス療法，呼吸器専門医へのコンサルトなど適切な対応が必要である．

■ 低マグネシウム血症

　セツキシマブの使用成績調査では11.5％に血清マグネシウム値の低下を含む電解質異常が報告されており，そのうち0.6％が重篤であった[11]．低マグネシウム血症はGrade 3以上になって初めて症状がみられることが多く，注意が必要である．

　低マグネシウム血症でみられる症状は疲労やけいれん，性格変化などがあり，このような症状が出現した場合は必ず血清マグネシウム値を確認する．血清マグネシウム値が1.2 mg/dL以下（Grade 2）の場合は，心電図でQTc延長症候群の有無を確認し，マグネシウム製剤の投与を行う．それでも改善せず，血清マグネシウム値が0.9 mg/dL以下（Grade 3）となった場合は，セツキシマブの減量または投与中止を検討する．QTcの著明な延長を認めたときはセツキシマブの投与中止を検討する．

　また，低カルシウム血症や低カリウム血症も合併することがあるので注意が必要である．

2 パニツムマブ（ベクティビックス®）

　EGFRへの親和性が高いIgG2サブクラスの完全ヒト化モノクローナル抗体である．KRAS野生型の切除不能進行大腸がんに対する1次治療において，PRIME試験でFOLFOX療法に対する上乗せ効果を[12]，2次治療においては20050181試験でFOLFIRI療法に対する上乗せ効果を示した[13]．3次治療においては20020408試験でプラセボに対するパニツムマブ単剤療法は奏効割合，無増悪生存期間が有意に良好であったが，プラセボ群の多くの症例で後治療にパニツムマブが投与されたため全生存期間の延長は認めなかった[14]．セツキシマブとパニツムマブのそれぞれの単剤療法を比較したASPECCT試験では，パニツムマブはセツキシマブに対する全生存期間の非劣性が示されている[15]．

1 適応となるがん種と適応条件

・KRAS遺伝子野生型の治癒切除不能な進行・再発の結腸・直腸がん（5 投与上の注意点も参照）．

2 禁忌

・パニツムマブに対して重篤な過敏症の既往のある患者．

3 標準投与量

　パニツムマブに併用される抗がん剤は，セツキシマブと同様に，フルオロウラシル，オキサリプラチン，イリノテカンが標準的である．併用療法，単剤療法ともに，2週ごとに1回6 mg/kgを60分以上かけて点滴静注する．

4 減量・中止基準

　Grade 3以上の皮膚症状が出現した場合には，表2-8に従いパニツムマブの用量を調節する．

表 2-8 皮膚症状出現時の用量調節（パニツムマブ）

Grade 3 以上の皮膚障害発現時の投与量	パニツムマブの投与	投与延期後の状態	用量調節
6 mg/kg	投与延期	6 週間以内に Grade 2 以下に回復*	6 mg/kg または 4.8 mg/kg
4.8 mg/kg	投与延期	6 週間以内に Grade 2 以下に回復*	3.6 mg/kg
3.6 mg/kg	投与中止		

＊6 週間以内に Grade2 以下に回復しなかった場合は，投与を中止する

5 投与上の注意点

　大腸がんに対するパニツムマブの術後補助化学療法としての有効性および安全性は確立していない．また，セツキシマブ同様，EGFR 陽性の治癒切除不能な進行・再発の結腸・直腸がんに対する使用に際しては，治療前に RAS（KRAS/NRAS）遺伝子変異検査を行い，遺伝子変異の有無を確認する．

6 副作用

　パニツムマブは完全ヒト化モノクローナル抗体のためインフュージョンリアクションが少なく，投与時の前投薬が必須ではないことが特徴である．実際，ASPECCT 試験では，インフュージョンリアクションの頻度は全 Grade で 3％であり，Grade 3 以上はそのうち 0.5％未満の頻度であった[15]．ただし，抗 EGFR 抗体による軽度〜中等度のインフュージョンリアクションの既往のある症例に投与する場合は，必要に応じて前投薬の投与を考慮する．その他の副作用や予防方法はセツキシマブの項を参照．

参考文献

1) 日本臨床腫瘍学会（編）：新臨床腫瘍学【改訂第 4 版】．p.300，南江堂，2015．
2) Andreyev HJ, et al：Kirsten ras mutations in patients with colorectal cancer：the multicenter "RASCAL" study. J Natl Cancer Inst 90(9)：675-684, 1998.
3) Douillard JY, et al：Panitumumab-FOLFOX4 treatment and RAS mutations in colorectal cancer. N Engl med 369(11)：1023-1034, 2013.
4) Schwartzberg LS, et al：PEAK：a randomized, multicenter phase II study of panitumumab plus modified fluorouracil, leucovorin, and oxaliplatin（mFOLFOX6）or bevacizumab plus mFOLFOX6 in patients with previously untreated, unresectable, wild-type KRAS exon 2 metastatic colorectal cancer. J Clin Oncol 32(21)：2240-2247, 2014.
5) Heinemann V, et al：FOLFIRI plus cetuximab versus FOLFIRI plus bevacizumab as first-line treatment for patients with metastatic colorectal cancer（FIRE-3）：a randomised, open-label, phase 3 trial. Lancet Oncol 15(10)：1065-1075, 2014.
6) Van Cutsem E, et al：Cetuximab and chemotherapy as initial treatment for metastatic colorectal cancer. N Eng J med 360(14)：1408-1417, 2009.
7) Bokemeyer C, et al：Fluorouracil, leucovorin, and oxaliplatin with and without cetuximab in the first-line treatment of metastatic colorectal cancer. Journal of clinical oncology：J Clin Oncol 27(5)：663-671, 2009.

8) Jonker DJ, et al：Cetuximab for the treatment of colorectal cancer. N Eng J med 357(20)：2040-2048, 2007.
9) Lacouture ME, et al：Skin toxicity evaluation protocol with panitumumab(STEPP), a phase II, open-label, randomized trial evaluating the impact of a pre-Emptive Skin treatment regimen on skin toxicities and quality of life in patients with metastatic colorectal cancer. J Clin Oncol 28(8)：1351-1357, 2010.
10) Kobayashi Y, et al：Randomized controlled trial on the skin toxicity of panitumumab in Japanese patients with metastatic colorectal cancer：HGCSG1001 study；J-STEPP. Future Oncol 11(14)：617-627, 2015.
11) メルクセローノ株式会社：アービタックス®適正使用ガイド 大腸癌 第6版, 頭頸部癌 第2版.
12) Douillard JY, Siena S, Cassidy J, et al：Randomized, phase III trial of panitumumab with infusional fluorouracil, leucovorin, and oxaliplatin(FOLFOX4)versus FOLFOX4 alone as first-line treatment in patients with previously untreated metastatic colorectal cancer：the PRIME study. J Clin Oncol Clinical Oncology 28(31)：4697-4705, 2010.
13) Peeters M, et al：Final results from a randomized phase 3 study of FOLFIRI〔＋/－〕panitumumab for second-line treatment of metastatic colorectal cancer. Ann Oncol 25(1)：107-116, 2014.
14) Van Cutsem E, et al：Open-label phase III trial of panitumumab plus best supportive care compared with best supportive care alone in patients with chemotherapy-refractory metastatic colorectal cancer. J Clin Oncol 25(13)：1658-1664, 2007.
15) Price TJ, et al：Panitumumab versus cetuximab in patients with chemotherapy-refractory wild-type KRAS exon 2 metastatic colorectal cancer(ASPECCT)：a randomised, multicentre, open-label, non-inferiority phase 3 study. Lancet Oncol 15(6)：569-579, 2014.

〔川上 武志, 山﨑 健太郎〕

3 VEGFR チロシンキナーゼ阻害薬（VEGFR-TKI）

1 VEGFR チロシンキナーゼ阻害薬の概要と作用機序

■ VEGF（血管内皮増殖因子）とがんの増殖

○ VEGF とは

　VEGF（vascular endothelial growth factor：血管内皮増殖因子）とは，さまざまな細胞から産生され，脈管形成や血管新生に関与する糖タンパクのことである．VEGF は，主に血管内皮細胞の表面に存在する VEGF 受容体（VEGFR）にリガンドとして結合し，VEGFR 内にあるチロシンキナーゼを介して VEGFR を活性化させる．その後，活性化シグナルが細胞内に伝達され，血管内皮細胞の増殖・遊走・生存や，微小血管の血管透過性亢進などの作用をもたらす（図 2-10）．

　血管新生などに関与する増殖因子には，VEGF-A，VEGF-B，VEGF-C，VEGF-D，胎盤増殖因子（placental growth factor：PlGF）などがあり，VEGFR には VEGFR-1，VEGFR-2，VEGFR-3 といったサブクラスがある．そのなかでも，VEGF-A と VEGFR-2 が血管新生において最も重要であると考えられている（図 2-11）．

○ がんの増殖と腫瘍血管新生

　がん細胞が一定以上に大きくなるためには，より多くの栄養や酸素を得るための腫瘍血管の新生が必要である．腫瘍血管が形成されることで，がん細胞は加速度的に増殖・増大するとされ，さらに，未熟な腫瘍血管内にがん細胞が侵入することで遠隔転移が生じると考えられている．

　腫瘍血管新生は，低酸素のほか，がん細胞が放出する VEGF などの血管新生増殖因子によって引き起こされる．さまざまながん腫において VEGF の発現が高いほど予後が不良であることが報告されており，VEGF や VEGFR を含むシグナル伝達経路は，抗がん薬の開発において重要な標的と考えられている．

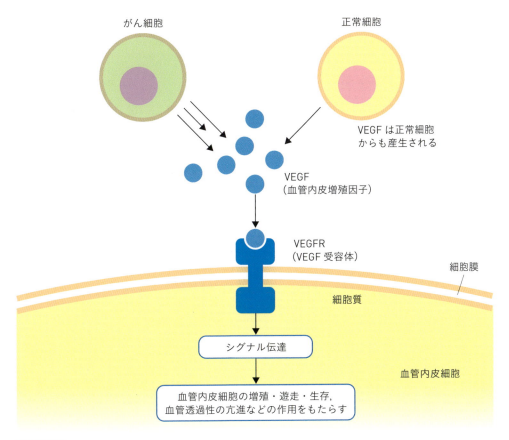

図 2-10 VEGF とその作用

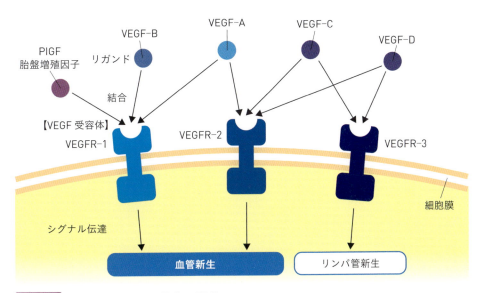

図 2-11 VEGF と VEGFR 結合の関係

血管新生阻害薬の概要

血管新生阻害と抗腫瘍効果

　血管新生阻害薬は，VEGF や VEGFR を標的とし，図 2-10 に示した VEGF シグナル伝達経路を抑制することで，血管新生を阻害する．すなわち，血管新生阻害薬は，がん細胞に直接作用するのではなく，がん細胞の周囲に存在しがん細胞へ栄養や酸素を供給している血管内皮細胞に作用し，がん細胞を「兵糧攻め」にすることで抗腫瘍効果を示す．また，がん細胞によって新生された腫瘍血管を正常化させることで，併用する抗がん薬の腫瘍組織内移行を上昇させることでも効果を発揮すると考えられている（図2-12）．

血管新生阻害薬に特徴的な副作用

　血管新生阻害薬に共通してみられる副作用としては，高血圧，出血（鼻出血，消化管出血など），タンパク尿，消化管穿孔，創傷治癒遅延，血栓塞栓症，可逆性後白質脳症候群などが報告されている．詳細については，各薬剤の副作用の項を参照．

血管新生阻害薬のバイオマーカー

　血管新生阻害薬は投与した全例で効果が得られるわけではなく，頻度は低いものの消化管穿孔や血栓塞栓症などの重篤な合併症を認めるため，治療効果や副作用を予測するバイオマーカーの探索は重要と考えられる．しかし，これまでにさまざまながん種において血管新生阻害薬のバイオマーカーの探索が行われているが，現時点で確立されたものはない．

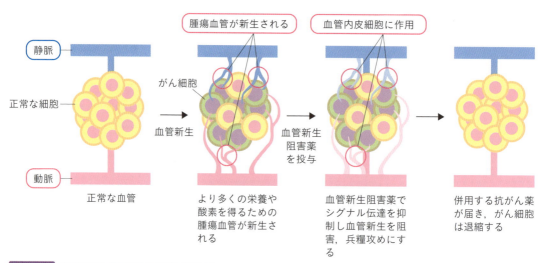

図 2-12　血管新生阻害薬の抗腫瘍効果

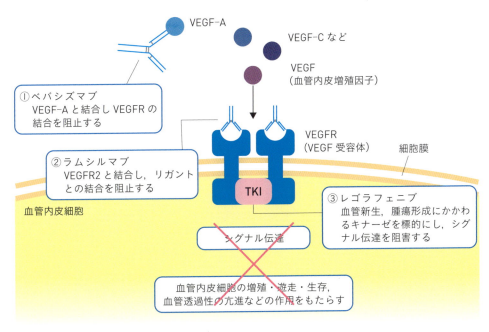

図 2-13 血管新生阻害薬とその作用部位

血管新生阻害薬の作用機序（図 2-13）

　血管新生阻害薬には，VEGF や VEGFR を標的とした抗 VEGF/VEGFR 抗体薬と，VEGFR チロシンキナーゼを標的とした経口小分子化合物であるキナーゼ阻害薬とに大きく分けられる．

1 ベバシズマブ

　ベバシズマブ（アバスチン®）は，VEGF-A に対する遺伝子組換え型のキメラ型ヒト化 IgG1 モノクローナル抗体である．VEGF-A に結合し，血管内皮細胞に存在する VEGFR への結合を阻止することにより，血管新生を阻害する．

2 ラムシルマブ

　ラムシルマブ（サイラムザ®）は，VEGFR-2 に特異的に結合する完全ヒト型 IgG1 モノクローナル抗体である．VEGFR-2 に結合し，VEGF-A，VEGF-C，VEGF-D を含む複数のリガンドが VEGFR に結合するのを阻止することにより，血管新生を阻害する．

3 レゴラフェニブ

　レゴラフェニブ（スチバーガ®）は，血管新生に関わるキナーゼ（VEGFR-1，VEGFR-2，VEGFR-3，TIE-2）のほか，腫瘍微小環境に関わるキナーゼ（PDGFRβ，FGFR），腫瘍形成に関わるキナーゼ（KIT，RET，RAF-1，BRAF）を標的とする経口マルチキナーゼ阻害薬である．血管新生阻害作用のほか，複数の作用機序によって，抗腫瘍効果を示すと考えられている．

〔木藤　陽介，山﨑　健太郎〕

2 VEGFRチロシンキナーゼ阻害薬の特徴

1 ベバシズマブ(アバスチン®)

1 適応となるがん種と適応条件[1]

■治癒切除不能な進行・再発大腸がん

1次治療においてベバシズマブ(bevacizumab；Bmab)と殺細胞性抗がん薬を併用することは，標準治療の1つとして認識されている．また1次治療におけるベバシズマブ併用の有無にかかわらず，2次治療におけるベバシズマブ併用の生存期間延長も示されている[2]．術後補助化学療法やベバシズマブ単独療法の有効性は現時点では確立していない．

■切除不能な進行・再発の非小細胞肺がん(扁平上皮がんを除く)

扁平上皮がんを除く転移性・再発の非小細胞肺がんの1次治療においてベバシズマブとpaclitaxel(PTX)＋carboplatin療法の併用は標準治療の1つとして認識されている．扁平上皮がんではベバシズマブ投与と喀血の関連性が示唆されたため，ベバシズマブ投与は禁忌とされている．

■卵巣がん

2013年11月に卵巣がんに対して保険承認された．卵巣がんの1次治療および再発治療において殺細胞性抗がん薬に対するベバシズマブ併用は，治療選択肢の1つと考えられる．

■切除不能または再発乳がん

2011年9月に切除不能または再発乳がんに対して保険承認された．HER2陰性の切除不能・再発乳がんの1次治療としてパクリタキセル＋ベバシズマブは治療選択肢の1つと考えられる．

■悪性神経膠腫

2013年6月に初発および再発悪性神経膠腫に対して保険承認された．生存への上乗せ効果は示されなかったが，高い奏効割合と症状緩和効果から[2]，今後膠芽腫に対する主要な治療法になると考えられる．

2 禁忌

①ベバシズマブに対し過敏症の既往歴のある患者
②喀血の既往のある患者

3 標準投与量

■治癒切除不能な進行・再発大腸がん

- 1回5 mg/kgまたは10 mg/kgを2週間隔で点滴投与する(FOLFOX, FOLFIRI, 5-FU/l-LV, IFL)
- 1回7.5 mg/kgを3週間隔で点滴投与する(CapeOX)

FOLFOX：fluorouracil（5-FU）＋levofolinate calcium（*l*-LV）＋oxaliplatin（OX）
FOLFIRI：5-FU＋*l*-LV＋irinotecan（IRI）　　IFL：IRI＋5-FU＋*l*-LV
CapeOX：capecitabine＋OX

■ **切除不能な進行・再発の非小細胞肺がん（扁平上皮がんを除く）**
他の殺細胞性抗がん薬との併用において1回15 mg/kgを3週間隔で点滴投与する

■ **卵巣がん**
他の殺細胞性抗がん薬との併用において1回15 mg/kgを3週間隔で点滴投与する

■ **切除不能または再発乳がん**
パクリタキセルとの併用において1回10 mg/kgを2週間隔で点滴投与する

■ **悪性神経膠腫**
テモゾロミド（Temozolomide）や放射線治療と併用して1回10 mg/kgを2週間隔または1回15 mg/kgを3週間隔で点滴投与する．

4 ベバシズマブ投与の中止基準

前サイクル中の副作用	Grade[1]	対応
高血圧	Grade 3	降圧薬を3剤用いてもコントロールできない場合は中止する
	Grade 4	中止
出血 （頭蓋内出血および気管支肺出血を除く[2]）	Grade 2	Grade 0に回復するまで休薬する．投与再開後，再度Grade 2以上の出血が認められた場合は中止する
	Grade 3以上	中止
血栓塞栓症	Grade 3以上	中止
タンパク尿	Grade 4	中止
消化管穿孔	All Grade	中止
創合併症	Grade 3以上	中止
ベバシズマブに起因する過敏性反応	Grade 3以上	中止
うっ血性心不全・心筋虚血	Grade 3以上	中止

[1] 有害事象共通用語規準 v4.0 日本語訳 JCOG 版（CTCAE v4.0 JCOG）
[2] ベバシズマブ投与後に重度の脳出血や喀血を認めた場合はベバシズマブ投与を中止し，適切な処置を行う．このような出血を認めた患者では，重度の出血が再発するおそれがあるのでベバシズマブは再投与しない
〔中外製薬株式会社：アバスチン®適正使用ガイド．http://chugai-pharm.jp/hc/ss/pr/drug/ava_via0100/guide/cl_001.html〕をもとに改変．〕

5 投与上の注意点

重大な副作用が出現する可能性があるので，事前のリスク評価が重要である．消化管の腹腔内炎症・大きな手術の術創・脳転移・出血傾向・抗血栓療法・高血圧・うっ血性心不全などの重篤な心疾患の有無や，出血や血栓塞栓症の既往，腹部・骨盤部の放射線照射の既往を有する場合は，慎重に投与する．

6 副作用の特徴と管理のポイント

■高血圧
13.0%の頻度で発現する[3]．ベバシズマブ投与中は定期的な血圧モニターと早期からの降圧療法が治療継続のうえで重要となる．多くの場合，降圧薬投与によりコントロール可能である．

■タンパク尿
4.1%の頻度で発現する[3]．ベバシズマブ投与によるタンパク尿の多くは可逆的なものであるが，投与中は定期的なモニターが必要である．CTCAE v4.0 における Grade 2 のタンパク尿あるいは尿タンパク定性 3+ の場合にはベバシズマブ休薬を考慮する．

■消化管穿孔
大腸がんのベバシズマブ使用に関する過去の臨床試験の報告では，消化管穿孔の発症率は 0.3～4% と報告されている[1]．ベバシズマブ投与中に急性腹症を生じた場合は，消化管穿孔の可能性があるため，迅速に原因検索を行う．

■血栓塞栓症
動脈血栓塞栓症は 1.37%，静脈血栓塞栓症は 1.33% の頻度で発現する[3]．ベバシズマブ投与により動脈血栓塞栓症の頻度は増加すると考えられており[4]，特に動脈血栓塞栓症の既往を有する患者への投与は慎重に行う必要がある．静脈血栓塞栓症の発症リスクに関しては，統一した見解は得られていない．

■創傷治癒遅延
1.19%の頻度で発現する[3]．ベバシズマブの半減期や，これまでの検討結果から[5,6]，待機手術では術前 5～6 週間以上，術後 4 週間のベバシズマブ休薬が推奨されている．中心静脈ポート留置に関しては，留置後 7 日以内にベバシズマブ投与を開始しても創傷治癒遅延への影響はないと報告されている[7]．

■出血
11.3%の頻度で発現する[3]．喀血の既往や中枢気道への腫瘍の露出，肺門血管への明らかな腫瘍浸潤，肺病巣の明らかな空洞化を認める場合は，ベバシズマブ投与は避ける．また，これまで脳転移例に対するベバシズマブ投与の安全性は確立されておらず承認当初は投与禁忌であったが，安全性を示唆する前向きコホート試験の報告により，現在は慎重投与へ変更されている[8]．

文献

1) 中外製薬株式会社：アバスチン®添付文書．http://chugai-pharm.jp/hc/ss/pr/drug/ava_via0100/pi/PDF/ava_pi.pdf
2) 中外製薬株式会社：アバスチン®適正使用ガイド．http://chugai-pharm.jp/hc/ss/pr/drug/ava_via0100/guide/cl_001.html
3) 中外製薬株式会社：国内におけるアバスチンの特定使用成績調査(アバスチン®製品情報概要) 2014 年改訂．http://chugai-pharm.jp/hc/ss/pr/drug/ava_via0100/guide/cl_001.html
4) Scappaticci FA, et al：Arterial thromboembolic events in patients with metastatic carcinoma treated with chemotherapy and bevacizumab. J Natl Cancer Inst 99(16)：1232-1239, 2007.
5) Gruenberger B, et al：Bevacizumab, capecitabine, and oxaliplatin as neoadjuvand therapy

for patients with potentially curable metastatic colorectal cancer. J Clin Oncol 26(11)：1830-1835, 2008.
6) Scappaticci FA, et al：Surgical wound healing complications in metastatic colorectal cancer patients treated with bevacizumab. J Surg Oncol 91：173-180, 2005.
7) Berry S, et al：Lack of effect of starting bevacizumab shortly after venous access device implantation on wound healing bleeding complications：Preliminary results from first BEAT. ASCO-GI Symposium. abstract No. 245, 2006.
8) Socinski MA, et al：Safety of bevacizumab in patients with non-small-cell lung cancer and brain metastases. J Clin Oncol 27(31)：5255-5261, 2009.

(川平 正博, 山﨑 健太郎)

2 ラムシルマブ(サイラムザ®)

ラムシルマブ(サイラムザ®)は血管新生に関与するサイトカインの一種である血管内皮増殖因子(vascular endothelial growth factor：VEGF)の受容体である血管内皮増殖因子受容体2(VEGF receptor-2：VEGFR-2)に選択的に結合し，その活性化を阻害する抗体薬である．腫瘍細胞や周辺の内皮細胞，マクロファージのVEGFR-2を阻害することで，腫瘍血管新生を阻害し抗腫瘍効果を示すと考えられている[1]．

1 適応となるがん種と適応条件

治癒切除不能な進行・再発胃がんおよび結腸がん，直腸がんに保険適用がある．現時点でエビデンスがあるのは2次治療での使用のみであり，1次治療や術後補助療法における有効性，安全性は確立されていない．ただし現在多くの臨床試験が進められており，今後対象が広がる可能性はある．

2 禁忌

本薬剤に過敏性のある患者もしくは妊婦には禁忌となる．また，本薬剤は副作用として血栓塞栓症や出血があるため，心筋梗塞や脳梗塞，静脈血栓症などの既往のある患者や，出血リスクのある患者においては慎重投与が必要である．

3 標準投与量・投与方法

単剤もしくはパクリタキセルとの併用で8 mg/kgを隔週投与する．1回の投与時間は60分が標準である．

4 減量・中止基準

明確な減量・中止基準はないが，臨床試験[2]に従うと概ね以下のように考えられる．
減量基準：高血圧，タンパク尿ほか，ラムシルマブが原因と考えられるGrade 3の臨床的な副作用(疲労・食欲不振・発熱など)が出現した場合は休薬→減量を考慮する．減量は2段階(8→6 mg/kg，6→5 mg/kg)で検討し，それでもコントロールが不能であれば中止とする．

中止基準：Grade 3以上の出血や，動脈血栓症，アレルギー反応など，生命に関わる副作用が出現した場合は原則中止とする．

5 投与上の注意点

重大な副作用が出現する可能性があるため，事前のリスク評価が重要である．例えば，血栓塞栓症の併存の有無や，出血の既往，抗血小板薬・抗血栓療法，NSAIDs，降圧薬内服の有無などを治療前に問診する．

6 副作用の特徴と管理のポイント

ラムシルマブはさまざまながんで臨床試験が行われているが，がん種や併用薬剤によって副作用の発現頻度が異なる．本項は胃がんでのデータ[2,3]を中心に述べる．

■ 血栓塞栓症

静脈血栓症(2〜4%)および動脈血栓症(1〜2%)の報告がある．治療前に静脈血栓症が判明した場合，無症候性であれば抗血栓療法を併用し慎重投与する場合がある．早期発見のため，呼吸器系の自覚症状やSpO_2，下肢の疼痛などを治療ごとに確認する．

■ 出血

特に原発巣が残存している場合は，出血のリスクを考慮する．吐下血，黒色便など多量の出血があったときはすぐに，受診をするように指導する．また，鼻出血や歯肉出血など小出血に対しても対処方法を指導しておくことが，患者の不安軽減のために有用である．出血の頻度は，単剤より併用療法の方が高い．

■ 消化管穿孔

1〜6%程度の頻度で発生する．穿孔のリスク因子についてはまだ報告がないが，深い潰瘍性病変，腸閉塞や炎症性腸疾患，腸切除，消化管穿孔の既往などをもつ患者に対し，注意喚起がされている[4]．

■ 創傷治癒遅延

VEGF阻害薬は血管新生を抑制し，創傷治癒遅延を起こす．術創のほか，褥瘡にも注意を払う必要がある．褥瘡の治癒過程でもVEGFが重要な役割を果たしていることが示唆されている[5]．

■ 高血圧

比較的投与早期(数日〜数週)から出現することが多い．頻度は全Gradeで20〜25%，Grade 3以上で8〜14%程度である．管理についての基準はないが，わが国の高血圧ガイドライン[6]に準じて治療を行い，通常は140/90 mmHg未満で管理することが多い．血圧は2週間以下の間隔での定期的な測定が推奨されており，必ずしも毎日の血圧測定の必要はない[7]．しかし頭痛，悪心，意識障害などの出現があり，その際の血圧が高値であれば，すぐに受診するよう指導する．

■ タンパク尿

基本的に自覚症状はなく，定期的な尿検査で発見される．対処法は薬剤の休薬，減量である．タンパク尿の発現頻度は，全Gradeで3〜15%とされているが，Grade 3以上のものは1%程度で認められる[2,3]．

文献

1) Javle M, et al：Ramucirumab：successfully targeting angiogenesis in gastric cancer. Clin Cancer Res 20(23)：5875-5881, 2014.
2) Wilke H, et al：Ramucirumab plus paclitaxel versus placebo plus paclitaxel in patients with previously treated advanced gastric or gastro-oesophageal junction adenocarcinoma(RAINBOW)：a double-blind, randomised phase 3 trial. Lancet Oncol 15(11)：1224-1235, 2014.
3) Fuchs CS, et al：Ramucirumab monotherapy for previously treated advanced gastric or gastro-oesophageal junction adenocarcinoma(REGARD)：an international, randomised, multicentre, placebo-controlled, phase 3 trial. Lancet 383(9911)：31-39, 2014.
4) 日本イーライリリー株式会社：サイラムザ®点滴静注液　適正使用のお願い(2015年6月22日版)．www.jsmo.or.jp/file/dl/newsj/1504.pdf
5) Pufe T, et al：The angiogenic peptide vascular endothelial growth factor(VEGF)is expressed in chronic sacral pressure ulcers. J Pathol 200(1)：130-136, 2003.
6) 日本高血圧学会高血圧治療ガイドライン作成委員会(編)：高血圧治療ガイドライン2014．ライフサイエンス出版, 2014.
7) HIGHLIGHTS OF PRESCRIBING INFORMATION. http://pi.lilly.com/us/cyramza-pi.pdf

（河合 卓幸，町田 望）

3 レゴラフェニブ（スチバーガ®）

1 適応となるがん種と適応条件

■大腸がん

2013年3月に「治癒切除不能な進行・再発の結腸・直腸癌」に対して保険適応となった．フッ化ピリミジン系抗がん剤（5-FU，カペシタビン，S-1など），オキサリプラチン，イリノテカン，ベバシズマブ，*RAS*遺伝子変異がない場合はセツキシマブまたはパニツムマブに対して不応，もしくは不耐となった患者に使用される．1次治療や2次治療，術後補助化学療法における有効性や安全性は確立していない．

■消化管間質腫瘍（GIST）

2013年8月に「がん化学療法後の増悪した消化管間質腫瘍(gastrointestinal stromal tumor：GIST)」に対しての適応が追加された．イマチニブおよびスニチニブによる治療後に増悪した切除不能GIST患者に対して使用される．1次治療や2次治療，術後補助化学療法における有効性や安全性は確立していない．

2 禁忌

・レゴラフェニブに過敏症のある患者
・妊娠または妊娠している可能性のある患者

3 標準投与量・投与方法

1日1回160 mg(4錠)を食後に服用する．3週間内服・1週間休薬を1サイクルとして投与を繰り返す．

4 減量・中止基準[1]

- 手足症候群(手掌・足底発赤知覚不全症候群)の場合:Grade 2(疼痛を伴う)では投与量を40 mg(1錠)減量する.それでも改善がみられないときは,Grade 1(疼痛を伴わない)以下になるまで休薬する.1週間以上の休薬が必要な場合は,さらに40 mg減量する.Grade 3(身の回りの日常生活に支障をきたすなど)ではGrade 1以下になるまで休薬し,40 mg減量して投与再開する.
- 手足症候群以外の副作用の場合:Grade 3以上の場合は,Grade 2以下に軽快するまで休薬し,投与量を40 mg減量し再開する.または,投与の中止を考慮する.

5 投与上の注意点[1]

- 空腹時や高脂肪食の摂取後の服用は,体内の薬物濃度が低下するため避ける.
- セイヨウオトギリソウ含有食品(サプリメントなど)やグレープフルーツは,体内の薬物濃度に影響を与える可能性があるため避ける.
- リファンピシンやイリノテカンと併用した場合,体内の薬物濃度に影響することが報告されているため注意する.

6 副作用の特徴(表2-9)

■頻度が高い副作用

- 疲労・食欲不振

  こまめな経過観察や患者指導(症状が強く現れた場合には自己判断で内服中止するなど),各種支持療法,適切な減量・休薬により重症化を防ぐことが重要である.

表2-9 レゴラフェニブの副作用の発生頻度

	CORRECT 試験[2]	
	Any Grade*	Grade* ≧ 3
血小板数減少	13%(39%)	3%(6%)
食欲不振	30%(43%)	3%(9%)
疲労	47%(43%)	10%(8%)
下痢	34%(22%)	7%(2%)
手足皮膚反応	47%(80%)	17%(28%)
高血圧	28%(60%)	7%(11%)
タンパク尿	7%(40%)	1%(6%)
AST増加	-(19%)	-(6%)
ALT増加	-(12%)	-(5%)
血中ビリルビン増加	9%(15%)	4%(2%)

*CTCAE ver4.0, ( )は日本人患者のデータ

・高血圧

高血圧の多くは投与開始から1か月以内でみられる．毎日安静時の決まった時間に患者自身で血圧を測定し，家庭血圧を記録することを指導する．

■頻度は低いが重篤となりうる副作用

・肝酵素の著しい上昇が出現し，劇症肝炎，肝不全により死亡に至る例が報告されている．
・中毒性表皮壊死融解症，皮膚粘膜眼症候群（スティーブンス・ジョンソン症候群），多形紅斑，出血，間質性肺疾患，可逆性後白質脳症，血栓塞栓症，消化管穿孔，創傷治癒障害など，頻度は低いが重篤となりうる副作用が報告されており，注意が必要である．

■手足症候群

投与開始後から認められ，日本人では欧米人と比べ頻度が高く重症化しやすいことが報告されている．

・手足症候群の管理のポイント

レゴラフェニブなどのキナーゼ阻害薬による手足症候群は，手掌や足底の限局性の発赤で始まることが多く，荷重部や外的な刺激を反復して受ける部位に強い角化を起こし，水疱や膿疱様皮疹の形成へと進展する．休薬によって比較的すみやかに症状が軽快することが多い．

普段から予防的に保湿剤（ウレパール®，ヒルドイド®など）の塗布を行い，炎症所見が強い場合はストロングクラス以上のステロイド軟膏（マイザー軟膏®など）を外用する．手足症候群の発現や重症化を防ぐためには，保湿や外的刺激の回避，皮膚の清潔などの患者指導，角質処置などが重要である（**表2-10**）[1]．

■その他の副作用

・発声障害（嗄声など）が出現することがあるため，あらかじめ出現する可能性を患者に伝えておくとよい．
・タンパク尿や甲状腺機能低下が出現することがあるため定期的な検査を行う．

表2-10 手足症候群の予防と治療

	予防と治療	患者への指導
保湿	保湿により皮膚を保護し，乾燥や角化・角質肥厚を防ぐ	・保湿剤を頻回に塗布する
外的刺激の回避	手足への過剰な刺激を避ける	・締め付けの強い靴下を避ける ・サイズの合ったやわらかい素材の靴を履く ・長時間の歩行などを避ける ・熱い風呂やシャワーを避ける
角質処理	必要に応じ厚くなった角質を取り除く	・足の角質が厚い場合や胼胝がある場合は，治療前にフットケアを行う
その他	―	・2次感染予防のため，毎日入浴するなど清潔を心がける

文献

1) 日本イーライリリー株式会社:サイラムザ®点滴静注液 適正使用のお願い(2015年6月22日版). www.jsmo.or.jp/file/dl/newsj/1504.pdf
2) Grothey A, et al:Regorafenib monotherapy for previously treated metastatic colorectal cancer(CORRECT):an international, multicentre, randomised, placebo-controll, plase 3 trial. Lancet 381(9863):303-312, 2013.

(木藤 陽介,山﨑 健太郎)

EGFRチロシンキナーゼ阻害薬(EGFR-TKI)
──肺がんを中心に

1 EGFRチロシンキナーゼ阻害薬の概要と作用機序

■ 上皮成長因子受容体(EGFR)と肺がん

◆ EGFRの特徴

　EGFR(epidermal growth factor receptor)は細胞膜を貫通して存在する受容体型チロシンキナーゼである．EGFRはHER(human epidermal growth factor receptor)1という別名でもよばれ，HERファミリー(ほかに，HER2～4が存在する)の1つであり，細胞の増殖や分化，アポトーシスに関与する．一方で，EGFRは細胞のがん化にも関与しており，肺がんをはじめとする多くのがん細胞において，EGFRの過剰な発現がみられている．

　EGFRをコードする(設計図となる)遺伝子(*EGFR*遺伝子)の異常(変異)は，がんが発生する原因の1つである．特に肺がんにおいて，この*EGFR*遺伝子変異は，ドライバー遺伝子変異(driver mutation，またはdriver oncogene mutation)とよばれ，肺がんの発生や進展に重要な役割を果たしていることが明らかになっている．*EGFR*遺伝子変異は，アジア人，女性，非喫煙者の腺がん患者に頻度が高く，日本人の肺腺がんにおいては約40～50％に認められるが，累積喫煙量が多い患者では低くなると報告されている[1,2]．後述するように，*EGFR*遺伝子変異の有無が治療方針の決定に必須であるため，治療開始にあたっては，可能な限りその遺伝子変異を確認しなくてはならない．

◆ EGFR遺伝子変異と細胞のがん化

　EGF(上皮成長因子)がEGFRの細胞外ドメイン(受容体部分)に結合すると，同一分子同士，または，ほかのHERファミリーの分子(HER2～4)と結合して二量体を形成し，細胞内ドメインであるチロシンキナーゼがリン酸化される．その結果，細胞の増殖や生存に関わる下流シグナルに伝えられ，細胞増殖プロセスが開始される(図2-14A)[2]．

　しかし，*EGFR*遺伝子に変異(肺がんでは，エクソン19の欠失変異もしくはエクソン21のL858R点変異が約85～90％を占め，common mutationとよばれている)をきたした場合は，EGFのEGFRへの結合を要さずに，EGFRは二量体を形成しており，その結果，EGFRチロシンキナーゼに自己リン酸化が起こり，恒常的な活性化が起こる．この異常に活性化状態が持続したEGFRチロシンキナーゼが，AKTやSTAT(signal transducer and activator of transcription)[3]といった下流のシグナル経路を選択的に活性化することに

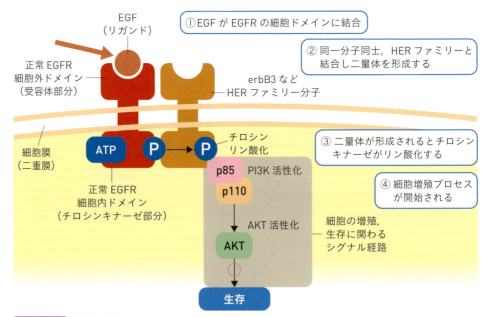

図 2-14A 正常 EGFR

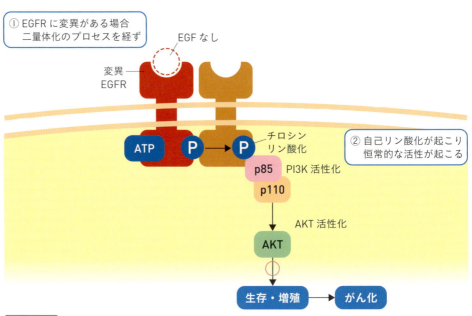

図 2-14B 変異 EGFR

よって，細胞は生存し，増殖し続ける．すなわち，がん化をきたすと考えられている（**図 2-14B**）[2,4]．

EGFR チロシンキナーゼ阻害薬（EGFR-TKI）

EGFR-TKI（EGFR-tyrosine kinase inhibitor）は，*EGFR* 遺伝子変異を有する肺がんに対する分子標的薬である．分子標的薬の抗腫瘍効果は，がん細胞の増殖や生存における標

的分子への依存度により大きく異なっており，標的分子が発がんの原因そのものである場合，すなわちドライバー遺伝子変異の遺伝子産物である場合，それを阻害する分子標的薬は劇的な抗腫瘍効果を示す[5]．よって，肺がんにおいては，EGFR-TKI が EGFR 遺伝子変異陽性の肺がんに対して，高い抗腫瘍効果を有する．

現在，日常診療で使用可能な EGFR-TKI としては，世界に先行して 2002 年にわが国で承認された，第一世代と呼ばれるゲフィチニブ(イレッサ®)，その後，2007 年にエルロチニブ(タルセバ®)が承認され，2014 年には，第二世代と呼ばれるアファチニブ(ジオトリフ®)が承認された．

EGFR 遺伝子変異を認める肺がんに対する初回化学療法(一次治療)において EGFR-TKI とプラチナ製剤併用化学療法を比較する複数の臨床試験の結果から，EGFR-TKI を一次治療として用いることにより，無増悪生存期間の有意な延長が得られることが明らかとなった[6-11]．

非扁平上皮がんで *EGFR* 遺伝子変異陽性の肺がん患者の一次治療は，肺がんの診療ガイドラインにおいて[12]，EGFR-TKI 単剤を行うことがグレード A で推奨されている．

また，2016 年 1 月に第三世代の EGFR-TKI とよばれるオシメルチニブ(タグリッソ®)が承認された．ゲフィチニブやエルロチニブ，アファチニブのいずれかを使用し，治療抵抗性となった腫瘍(獲得耐性)に，再度 *EGFR* 遺伝子の検査を行い，治療開始時にみられた *EGFR* 遺伝子(エクソン 19 の欠失や，エクソン 21 の L858R 変異など)に加えて，エクソン 20 の T790M 変更という二次的な遺伝子の変異がみられた場合には，二次治療以降の選択肢の 1 つとしてオシメルチニブの使用を検討することが可能である(2016 年 8 月現在)．

EGFR-TKI の作用機序・耐性機序

わが国で最初に承認された EGFR-TKI であるゲフィチニブ，その後に承認されたエルロチニブは，第一世代とよばれる．腫瘍細胞の EGFR のチロシンキナーゼドメインのアデノシン三リン酸(ATP)結合部位に，可逆的に ATP と競合して結合することで，その名のとおりに，EGFR チロシンキナーゼの自己リン酸化を阻害し，その活性化を抑制することで，前述したような，細胞増殖や抗アポトーシスをもたらす下流のシグナル伝達を抑制し，細胞周期を途中停止させることで，腫瘍の増殖を抑制する(図 2-15)[2,4]．

一方，EGFR-TKI の耐性機序として，①標的の変化，②側副経路の活性化，③標的下流の活性化などが挙げられる(図 2-16)[2,13]．第二世代 EGFR-TKI であるアファチニブは，EGFR 遺伝子の T790M 変異の存在下においても，EGFR との結合性が変化しない不可逆的 EGFR-TKI として開発され，EGFR だけでなく，そのほかの HER ファミリーである HER2, 4 に対する阻害作用も有するとされている[14]．

また，第三世代 EGFR-TKI のオシメルチニブは，T790M 変異をもつ EGFR のチロシンキナーゼに対して安定的に結合する不可逆的な阻害作用を有する一方で，変異を有さない EGFR のチロシンキナーゼに対する阻害作用は限定的であると考えられ[15]，骨

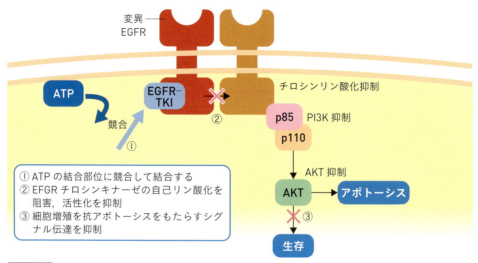

図 2-15 EGFR-TKI の作用機序

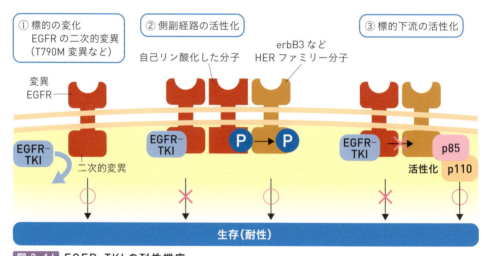

図 2-16 EGFR-TKI の耐性機序

髄抑制や心電図異常(QTc 延長)など，第一世代や第二世代の EGFR-TKI ではあまりみられない副作用がみられる可能性があり，注意が必要である．

文献

1) Saito M, et al：Development of lung adenocarcinomas with exclusive dependence on oncogene fusions. Cancer Res 75(11)：2264-2271, 2015.
2) Mitsudomi T, et al：Mutations of the epidermal growth factor receptor gene and related genes as determinants of epidermal growth factor receptor tyrosine kinase inhibitors sensitivity in lung cancer. Cancer Sci 98(12)：1817-1824, 2007.
3) Sordella R, et al：Gefitinib-sensitizing EGFR mutations in lung cancer activate anti-apoptotic pathways. Science 305(5687)：1163-1167, 2004.
4) 矢野聖二：EGFR-TKI 耐性の分子メカニズム．医学のあゆみ 240(13), 1066-1071, 2012.
5) 矢野聖二：がん分子標的治療薬の耐性問題─序に代えて．医学のあゆみ：252(7), 773-775,

2015.
6) Mok TS, et al：Gefitinib or carboplatin-paclitaxel in pulmonary adenocarcinoma. N Engl J Med 361(10)：947-957, 2009.
7) Mitsudomi T, et al：Gefitinib versus cisplatin plus docetaxel in patients with non-small cell lung cancer harbouring mutations of the epidermal growth factor receptor(WJ-TOG3405)：an open label, randomised phase 3 trial. Lancet Oncol 11(2)：121-128, 2010.
8) Rosell R, et al：Erlotinib versus standard chemotherapy as first-line treatment for European patients with advanced EGFR mutation-positive non-small cell lung cancer(EURTAC)：a multicenter, open-label, randomized phase 3 trial. Lancet Oncol 13(3)：239-246, 2012.
9) Sequist LV, et al：Phase III study of afatinib or cisplatin plus pemetrexed in patients with metastatic lung adenocarcinoma with EGFR mutations. J Clin Oncol 31(27)：3327-3334, 2013.
10) Wu YL, et al：Afatinib versus cisplatin plus gemcitabine for first-line treatment of Asian patients with advanced non-small-cell lung cancer harbouring EGFR mutations(LUX-Lung 6)：an open-label, randomised phase 3 trial. Lancet Oncol 15(2)：213-222, 2014.
11) Yang JC, et al：Afatinib versus cisplatin-based chemotherapy for EGFR mutation-positive lung adenocarcinoma(LUX-Lung 3 and LUX-Lung 6)：analysis of overall survival data from two randomised, phase 3 trials. Lancet Oncol 16(2)：141-151, 2015.
12) 日本肺癌学会：EBM の手法による肺癌診療ガイドライン 2015 年度版．https://www.haigan.gr.jp/modules/guideline/index.php?content_id=3
13) 矢野聖二：がんの分子標的治療と耐性シグナル，生化学：85(6), 475-483, 2013.
14) Solca F, Dahl C, Zoephel A, et al：Target binding properties and cellular activity of afatinib(BIBW 2992), an irreversible ErbB family blocker. J Pharmacol Exp Ther 343(2)：342-350, 2012.
15) Cross DA, et al：AZD9291, an irreversible EGFR-TKI, overcomes T790M-mediated resistance to EGFR inhibitors in lung cancer. Cancer Disov 4(9)：1046-1061, 2014.

2 EGFR チロシンキナーゼ阻害薬の特徴

1 ゲフィチニブ（イレッサ®）

以下の記述は，肺がんの治療ガイドラインにおけるゲフィチニブの使用に基づき，筆者の施設における臨床での投与方法と特徴的な副作用を解説する．

1 適応となるがん種と適応条件

ゲフィチニブの適応は，EGFR 遺伝子変異陽性の切除不能な進行・再発の非小細胞肺がん，および，ECOG PS(performance status)が 0〜3 である．これは，非喫煙者（または過去の軽喫煙者）を対象とした，ゲフィチニブとカルボプラチン＋パクリタキセル療法を比較した大規模臨床試験(IPASS 試験)[1]の EGFR 遺伝子変異陽性患者のサブグループ解析結果や，EGFR 変異陽性肺がんに対するゲフィチニブとプラチナ製剤を含む殺細胞性抗がん剤 2 剤による化学療法とを比較する第Ⅲ相試験(NEJ 002 試験)[2]などの結果から，ゲフィチニブ群が無増悪生存期間中央値において，明らかに延長したことから，EGFR 遺伝子変異陽性例に対する肺がんの分子標的治療として確立した．EGFR 遺伝子変異が陰性の場合では，ゲフィチニブによる抗腫瘍効果は，殺細胞性抗がん剤を使用した化学療法に比べて低く，一般的には使用しない．

2 禁忌

- ゲフィチニブに対し，過敏症の既往がある．
- 間質性肺疾患を合併している，またはその既往がある．
- 重度の肝機能障害を合併している．

3 標準投与量・投与方法

ゲフィチニブ 250 mg を 1 日 1 回，食後に経口投与し，基本的には毎日服用する．

4 減量・休薬基準

Grade 3 以上の下痢，口腔粘膜炎，AST・ALT 増加，そのほかの非血液毒性が出現した際は，減量ではなく休薬を行い対応し，Grade 1 以下となった場合に治療を再開する．血液毒性は Grade 4 以上が出現した際には，同様に休薬を行い，Grade 3 に改善した際に治療を再開する．Grade 1 以上の肺臓炎や，Grade 4 の非血液毒性が出現した場合には，減量や休薬ではなく，原則治療を中止する．なお，再開時は減量せずに投与も可能とするが，同一用量で再開した場合には，再度休薬となった際には減量して再開することとしている．減量は，ゲフィチニブ 250 mg を 2 日に 1 回，さらに減量する場合は，同用量を 3 日に 1 回で投与する．

5 投与上の注意点

ゲフィチニブは肝臓で代謝される薬剤である．著しい肝障害を伴う場合(Child-Pugh 分類で中等度以上)は，ゲフィチニブの血中濃度が上昇するおそれがあるため，注意が必要である．ゲフィチニブは，ほかの EGFR-TKI (エルロチニブ，アファチニブ)に比べて肝障害出現の頻度が高く，あらかじめ，治療開始前にウイルス性や自己免疫性肝炎，肝転移など，肝障害の有無やその原因を評価しておく必要がある．一方，肝転移による肝障害と判断する場合には，一般的に投与量は調整せずに通常開始量を投与することが可能であるが，理学所見(黄疸や倦怠感，褐色尿など)や肝機能に関する血液検査値の悪化がないことを慎重に観察する必要がある．

また，代謝では，CYP3A4 を介するため，CYP3A4 を阻害する薬剤であるマクロライド系抗菌薬やアゾール系抗真菌薬，ジルチアゼムやベラパミルなどのカルシウム拮抗薬，グレープフルーツジュースと併用すると，副作用が増強するおそれがある．一方，CYP3A4 を誘導するフェニトイン，カルバマゼピン，フェノバルビタールなどの抗てんかん薬やリファンピシンなどと併用すると，作用が減弱する可能性がある．また，H_2 ブロッカーなどの制酸剤を併用することで，ゲフィチニブの吸収が低下し(薬剤の溶解が pH に依存するため)，作用が減弱する可能性にも留意すべきである．

6 副作用の特徴

ゲフィチニブ療法の副作用の特徴は，ほかの EGFR-TKI に比べて，皮膚障害や下痢はやや少ないが，AST・ALT 増加といった肝障害の頻度が高いことである．本項では，

肝障害に関して詳細に述べる．

7 副作用管理のポイント

■肝障害

　肝障害は，治療開始前の評価が望ましい．肝障害の状態によっては，ほかのEGFR-TKIに変更して導入することを検討すべきである．副作用として出現し，休薬や減量によってもコントロールができない場合も，ほかのEGFR-TKIへ変更を検討する．治療開始1か月以内は週に1回程度，以降は1〜2か月に1度程度の肝機能検査が望ましい．治療中は黄疸や傾眠などの肝障害を疑う症状が出現した際には，医療機関を受診するよう説明・指導を行っておくことが望ましい．肝障害が出現した際には，グリチルリチンやウルソデオキシコール酸などの投与を行う．

文　献

1) Mok TS, et al：Gefitinib or carboplatin-paclitaxel in pulmonary adenocarcinoma. N Engl J Med 361(10)：947-957, 2009.
2) Maemondo M, et al：Gefitinib or chemotherapy for non-small-cell lung cancer with mutated EGFR. N Engl J Med 362(25)：2380-2388, 2010.

2 エルロチニブ（タルセバ®）

　以下の記述は，肺がんの治療ガイドラインにおけるエルロチニブの使用に基づき，筆者の施設における臨床での投与方法と特徴的な副作用を解説する．

1 適応となるがん種と適応条件

　エルロチニブの適応は，EGFR遺伝子変異陽性の切除不能な進行・再発の非小細胞肺がん，および，ECOG PSが0〜2である．EGFR遺伝子変異陽性例に対するエルロチニブとカルボプラチン＋ゲムシタビン療法を比較した第Ⅲ相試験であるOPTIMAL試験[1]や，エルロチニブとシスプラチン（またはカルボプラチン）＋ドセタキセルまたはゲムシタビンによる殺細胞性抗がん剤2剤併用の化学療法とを比較するランダム化第Ⅲ相試験（EURTAC試験）[2]の両試験の結果から，無増悪生存期間中央値においてエルロチニブ群で有意に良好な成績がみられた．また，EGFR遺伝子変異不明や陰性を含む再発非小細胞肺がんを対象とし，エルロチニブとbest supportive careとを比較した第Ⅲ相試験であるBR21試験[3]の結果，全生存期間において有意な差をもってエルロチニブ群が良好であったことから，エルロチニブはゲフィチニブと異なり，EGFR遺伝子変異不明もしくは陰性の非小細胞肺がんの二次治療以降にも使用されることもある．中枢神経系への転移がみられる非小細胞肺がんにおける，脳脊髄液中のエルロチニブ濃度に関する報告[4]では，エルロチニブの脳脊髄液への移行に関する可能性が示されておりゲフィチニブやアファチニブと比較して，脳転移を有するEGFR遺伝子変異陽性非小細胞肺がん

に対して選択されることもある．

2 禁忌

- エルロチニブに対し，過敏症の既往がある．
- 間質性肺疾患を合併している，またはその既往がある．
- 重度の肝機能障害を合併している．

3 標準投与量・投与方法

　エルロチニブ 150 mg を 1 日 1 回，食事の 1 時間以上前，または食後 2 時間以上後に服用し，基本的には毎日服用する．

4 減量・休薬基準

　Grade 3 以上の下痢，口腔粘膜炎，AST・ALT 増加，そのほかの非血液毒性が出現した際は，減量ではなく休薬し，Grade 1 以下となった場合に再開を行う．

　血液毒性は Grade 4 以上が出現した際には，休薬し，Grade 3 に改善した際に治療を再開する．

　肺臓炎 Grade 1 以上や，Grade 4 の非血液毒性が出現した場合には，減量や休薬ではなく，原則治療を中止する．なお，再開時は減量せずに投与も可能とするが，同一用量で再開した場合には，再度休薬となった際には減量して再開することとしている．減量は，エルロチニブ 100 mg を 1 日 1 回，さらに減量する場合は，50 mg を 1 日に 1 回で投与する．

5 投与上の注意点

　エルロチニブは肝臓で代謝される薬剤である．したがって，著しい肝障害を伴う場合は，エルロチニブの血中濃度が上昇するおそれがあり，AST が正常値上限の 3 倍以上（Grade 2）や総ビリルビン値 1.5 mg/dL 以上の症例では初回投与量を 75 mg に減量して開始することが推奨されている．

　また，代謝に際して，CYP3A4 を介するため，CYP3A4 を阻害する薬剤であるマクロライド系抗菌薬やアゾール系抗真菌薬，ジルチアゼムやベラパミルなどのカルシウム拮抗薬，グレープフルーツジュースと併用すると，副作用が増強するおそれがある．一方，逆に CYP3A4 を誘導するフェニトイン，カルバマゼピン，フェノバルビタールなどの抗てんかん薬やリファンピシンなどと併用すると作用が減弱する可能性がある．H_2 ブロッカーなどの制酸剤を併用することで，エルロチニブの吸収が低下し（薬剤の溶解が pH に依存するため），作用が減弱する可能性にも留意すべきである．また，高脂肪食や高カロリー食の影響を受け，薬物血中濃度が上昇するという報告があり，食事 1 時間前から食後 2 時間までの間は服用を避けることが推奨されている．

6 副作用の特徴

　エルロチニブ療法の副作用の特徴は，ほかの EGFR-TKI に比べて，肝障害の頻度は

ゲフィチニブより少なく，アファチニブより多い．また，皮膚や爪の障害，下痢の頻度は，反対に，ゲフィチニブより多く，アファチニブより少ないことである．本項では皮膚や爪の障害に関して述べる．

7 副作用管理のポイント

■皮膚や爪の障害

ざ瘡様皮疹，皮膚乾燥，爪囲炎として主にみられる．毒性が強い場合は休薬や治療中止となるため，早期から適切な治療とケアが必要である．

ざ瘡様皮疹は，治療開始後1週から4週目に出現することを事前に説明し，皮膚を清潔に保ち，刺激の強い薬剤を使用しないように指導する．また，直射日光を避けるよう指導しておくことが望ましい．皮膚乾燥に対する保湿クリームも効果的である．予防や治療として，ミノサイクリンの内服や，ステロイド外用薬(strongest や very strong class)を早期から使用する．

爪囲炎は治療開始後2か月以降にみられ，感染を合併することがあるため，疑わしい場合は受診するように指導する．また，局所のステロイド外用薬では改善に乏しいことがしばしば経験され，その際は皮膚科医師と連携し，外科的処置やテーピングを実施する．

文献

1) Zhou C, et al：Erlotinib versus chemotherapy as first-line treatment for patients with advanced EGFR mutation-positive non-small-cell lung cancer(OPTIMAL, CTONG-0802)：a multicentre, open-label, randomized phase 3 trial. Lancet Oncol 12(8)：735-742, 2011.
2) Rosell R, et al：Erlotinib versus standard chemotherapy as first-line treatment for European patients with advanced EGFR mutation-positive non-small cell lung cancer(EURTAC)：a multicentre, open-label, randomized phase 3 trial. Lancet Oncol 13(3)：239-246, 2012.
3) Shepherd FA, et al：Erlotinib in previously treated non-small-cell lung cancer. N Engl J Med 353(2)：123-132.
4) Togashi Y, et al：Cerebrospinal fluid concentration of erlotinib and its active metabolote OSI-420 in patients with central nervous system metastases of non-small cell lung cancer. J Thorac Oncol 5(7)：950-955, 2010.

3 アファチニブ(ジオトリフ®)

以下の記述は，肺がんの治療ガイドライン[1]におけるアファチニブの使用に基づき，筆者の施設における臨床での投与方法と特徴的な副作用を解説する．

1 適応となるがん種と適応条件

アファチニブの適応は，EGFR遺伝子変異陽性の切除不能な進行・再発の非小細胞肺がん，および，ECOG PSが0〜2である．EGFR遺伝子変異陽性が確認されている場合で，進行期非小細胞肺がんの初回化学療法において，アファチニブとシスプラチン

＋ペメトレキセド療法を比較した第Ⅲ相試験であるLUX-Lung 3試験[2])や，アファチニブとシスプラチン＋ゲムシタビン療法とを比較したLUX-Lung 6試験[3])(第Ⅲ相試験)の両試験の結果で主要評価項目である無増悪生存期間中央値においてアファチニブ群で有意に良好な成績がみられた．また，前述のLUX-Lung 3試験とLUX-Lung 6試験の統合解析[4])において，EGFR遺伝子変異のタイプがエクソン19の欠失変異であった場合には，プラチナ製剤併用化学療法と比較して，全生存期間が有意に延長することが報告されている．サブグループ解析であることは留意しなければならないが，日常臨床においては，上記2試験の対象となる若年者(75歳以下程度)で，ECOG PS 0, 1で全身状態がよく，エクソン19の欠失変異型のEGFR遺伝子変異陽性患者に対しては，アファチニブを初回治療に用いることを検討する場合がある．

2 禁忌

- アファチニブに対し，過敏症の既往がある．
- 間質性肺疾患を合併している，またはその既往がある．
- 重度の肝機能障害を合併している．

3 標準投与量・投与方法

アファチニブ40 mgを1日1回，食事の1時間以上前，または食後3時間以上後に服用し，毎日服用する．

4 減量，休薬基準

Grade 3以上の下痢，口腔粘膜炎，AST・ALT増加，そのほかの非血液毒性が出現した際は，すみやかに休薬し，適切な治療を開始する．Grade 1以下程度に改善した場合は治療の再開を検討する．

血液毒性については，Grade 4以上が出現した場合には，同様に休薬し，Grade 3以下に改善した際に再開を検討することを基本とする．

Grade 1以上の肺臓炎や，Grade 4の非血液毒性が出現した場合には，減量や休薬ではなく，原則治療を中止する．なお，治療再開時は減量せずに投与も可能であるが，日常臨床では減量のうえ，再開する場合が多い．同一用量で再開した場合には，再度休薬となった際に減量して再開することとしている．減量は，アファチニブ30 mgを1日1回とし，さらに減量する場合は，20 mgを1日1回で投与する．

5 投与上の注意点

アファチニブはP-糖タンパクの基質であり，P-糖タンパク阻害薬である．リトナビル，イトラコナゾール，ベラパミルなどの併用によって，アファチニブの血中濃度が上昇し，副作用が増強するおそれがある．一方，逆にP-糖タンパクを誘導するリファンピシン，カルバマゼピン，セイヨウオトギリソウなどとの併用によって，アファチニブの血中濃度が減少し，作用が減弱する可能性がある．また，肝代謝の点においては，軽度(Child-Pugh分類A)または中等度(Child-Pugh分類B)の肝機能障害のある患者に対し

ては，正常な肝機能をもつ患者と比して，曝露量に有意な変化はみられなかったと報告されているが，Child-Pugh 分類 C の重度肝機能障害のある患者における薬物動態は検討されていないため，注意が必要である．

6 副作用の特徴

　アファチニブ療法の副作用は，ほかの EGFR-TKI(ゲフィチニブ，エルロチニブ)と比べて，肝障害の頻度は比較的少ないものの，皮膚や爪の障害，下痢の頻度は多くみられる．

　皮疹は All grade で発現率 80〜90％，下痢は 80〜100％ と報告され，軽症を含めるとどちらかの副作用もほぼ必発であり，Grade 3 以上も決してまれではない．口腔粘膜炎はほかの EGFR-TKI 2 剤に比べて多くみられるのが特徴である．肝障害，皮膚や爪の障害はゲフィチニブ，エルロチニブの項に記載しており，本項では下痢に関して詳細を述べることとする．アファチニブは，強い副作用が出現する可能性があるため，患者選択は慎重に行い，また，副作用に対し，多職種で早期から積極的に患者のサポートをすることが望ましい．

7 副作用管理のポイント

■下痢

　前述のように，下痢は軽度のものを含めるとほぼ必発してみられるため，あらかじめ，患者にその旨を説明し，排便回数や便の性状を自身で観察したり，下痢が出現し，持続する際には病院に連絡をするよう指導しておくことが重要である．特に，頻回な下痢によって，電解質異常や腸管粘膜の感染などの重篤な合併症を引き起こす恐れがあるため，早期から積極的な対応が必要である．下痢がみられている間は，高脂肪食や刺激の強い飲食(アルコールや香辛料)などを控えるよう指導する．また，ロペラミド塩酸塩(止痢剤)を処方し，患者自身で症状をコントロールできるよう，ロペラミド塩酸塩の適切な使用方法について説明しておくことが望ましい．

文 献

1) 日本肺癌学会(編)：EBM の手法による肺癌診療ガイドライン 2015 年版．金原出版，2015．
2) Sequist LV, et al：Phase III study of afatinib or cisplatin plus pemetrexed in patients with metastatic lung adenocarcinoma with EGFR mutations. J Clin Oncol 31(27)：3327-3334, 2013.
3) Wu YL, et al：Afatinib versus cisplatin plus gemcitabine for first-line treatment of Asian patients with advanced non-small-cell lung cancer harbouring EGFR mutations(LUX-Lung 6)：an open-label, randomised phase 3 trial. Lancet Oncol 15(2)：213-222, 2014.
4) Yang JC, et al：Afatinib versus cisplatin-based chemotherapy for EGFR mutation-positive lung adenocarcinoma(LUX-Lung 3 and LUX-Lung 6)：analysis of overall survival data from two randomised, phase 3 trials. Lancet Oncol 16(2)：141-151, 2015.

（藤原 拓海，高橋 利明）

5 ALK阻害薬
──肺がんを中心に

1 ALK阻害薬の概要と作用機序

ALKと肺がん

ALKの特徴

　ALK (anaplastic lymphoma kinase：未分化リンパ腫キナーゼ) は，1994年に血液がんの分野において，未分化大細胞型リンパ腫での染色体転座により生じるNPM-ALKを構成する融合遺伝子として最初に同定された．その後，炎症性筋線維芽細胞腫瘍やびまん性大細胞型B細胞性リンパ腫でもALK融合遺伝子が発見された．

　肺がん領域では2007年に，Sodaらによって，非小細胞肺がんにおける新規融合型がん遺伝子としてEML4-ALKが同定された[1]．その後EML4-ALK融合遺伝子には，融合点の異なる複数の亜型が同定され，KIF5B-ALK融合遺伝子のような融合相手の異なる融合遺伝子も同定された．

ALK融合遺伝子を有する患者

　ALK融合遺伝子を有する患者は，非小細胞肺がんでは約2～5％の頻度で認められており，組織型では圧倒的に腺がんに多い．年齢では若年者に多く，平均年齢は50代半ばとされ，ALK融合遺伝子を有さない肺がんより10歳程度若年である．性差は明らかではないが，やや女性に多い傾向を認める．

ALK阻害薬の作用機序

　ALK融合遺伝子異常はEGFR遺伝子異常と同様に「ドライバー遺伝子変異」といわれ，がんの発生進展やがん細胞の生存に必須な遺伝子変異または異常である．ドライバー遺伝子が活性を失うことで，細胞は効率的に死に至る．ALK阻害薬による治療はここを標的とするものである．

　ALK阻害薬の作用機序について，その概要を図2-17に示す[2]．EML4-ALK融合遺伝子から産生されるタンパクのチロシンキナーゼ（酵素）が恒常的に活性化し，下流にある多数のシグナル伝達因子を活性化することにより，がん細胞の周期や増殖および生存を促進する．ALK阻害薬は，ALK融合タンパクのチロシンキナーゼ活性化を阻害する

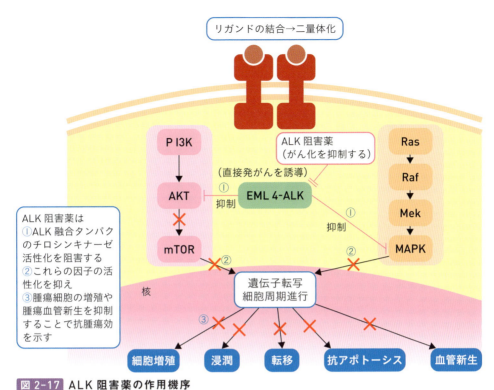

図 2-17 ALK 阻害薬の作用機序

Herbst RS, et al：Lung cancer, N Engl J Med 359(13)：1367-1380, 2008 より改変

ことで，これらの因子の活性化を抑える．そして，腫瘍細胞の増殖や腫瘍血管新生を抑制することで抗腫瘍効果を示すと考えられている．

ALK 融合遺伝子検出のための検査

ALK 融合遺伝子検出のための検査方法としては，免疫組織化学(IHC：immunohistochemistry)法，蛍光 in situ ハイブリダイゼーション(FISH：fluorescence in situ hybridization)法，RT-PCR 法(塩基配列決定を含む)がある．各検出法の特徴については**表 2-11** のとおりである[3]．

検出法ごとに長所と短所があり，結果が必ずしも一致するとは限らない．すなわち，FISH 法を基準とした際の IHC 法による結果の一致率は 99% とされているが，実臨床の現場ではこの値は低下することが示されており，大規模研究においても 0.3〜4% の頻度で FISH 法と IHC 法に不一致が出現していることが示されている．FISH 法と IHC 法の結果が異なる場合，臨床の現場ではその解釈が困難となるが，わが国では，FISH 陰性/IHC 陽性症例は少ないとされる．

これらの状況をふまえ，肺がん検体(気管支鏡で採取した組織検体や，手術検体など)は**図 2-18** のフローチャートに沿って ALK 検査が行われ，ALK 融合遺伝子が検出されれば，ALK 阻害薬による治療を開始する[3]．

表 2-11 ALK 融合遺伝子検出のための検査法

	主な長所	主な短所
IHC 法	・未知の融合遺伝子も検出可能 ・技術的に比較的容易 ・ホルマリン固定パラフィン包埋（FFPE）組織での検査が可能 **多くの施設で施行されている**	・融合遺伝子を直接確認できない ・抗体や検出系により結果の誤差が大きい ・偽陽性，偽陰性がある
FISH 法	・未知の融合遺伝子も検出可能 ・細胞レベルでの確認が可能 ・FFPE 組織での検査が可能 **リンパ腫の診断として確立された方法**	・高価 ・技術的熟練が必要 ・特定の転座については判定困難
RT-PCR 法	・感度，特異度が高い **実地臨床ではあまり施行されない**	・未知の融合遺伝子は検出不可能 ・腫瘍細胞の存在確認はできない ・FFPE 組織では時に困難

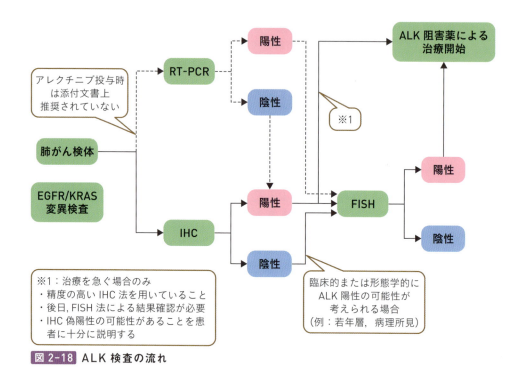

図 2-18 ALK 検査の流れ

2 ALK阻害薬の特徴

1 クリゾチニブ（ザーコリ®）

1 適応となるがん種と適応条件

- クリゾチニブの適応は，「*ALK*融合遺伝子陽性の切除不能な進行・再発の非小細胞肺がん」である．次項のアレクチニブとともに，ALK阻害薬の投与はECOG PS（performance status）3〜4の患者（日中の半分以上をベッドか椅子で過ごすような全身状態の患者）には推奨されない．

- クリゾチニブは*MET*遺伝子異常および*ALK*融合遺伝子を標的としたチロシンキナーゼ阻害剤として最初に臨床開発が開始された薬剤である．クリゾチニブは*ALK*融合遺伝子陽性の非小細胞肺がん患者を対象にした2つの単一群試験において，高い奏効率（がん細胞が縮小または消滅した患者の割合）を示した（PROFILE 1001試験：61％，PROFILE 1005試験：50％）[4, 5]．この結果に基づき，クリゾチニブは2011年8月に米国で，2012年3月には日本で新医薬品としての承認を受けた．

- PROFILE 1014試験では，*ALK*融合遺伝子陽性の肺がんを対象とし，初回の治療として，クリゾチニブを投与する群と標準的な化学療法であるプラチナ製剤＋ペメトレキセドを投与する群の有効性と安全性が比較され，奏効率はクリゾチニブ群が74％，標準的な化学療法群が45％と有意にクリゾチニブ群が良好だった[6]．また，効果が現れるまでの期間はクリゾチニブ群が6.1週，標準的な化学療法群が12.1週であり，クリゾチニブ群のほうが効果の発現までが早く，しかも腫瘍がより縮小することが示された．無増悪生存期間（治療後，再発や他の疾患がなく患者が生存している期間）についてもクリゾチニブ群が有意に上回った．

- PROFILE 1014試験の結果から，*ALK*融合遺伝子陽性非小細胞肺がんの初回治療での標準はクリゾチニブと考えられる．この場合の二次治療は，以前は*EGFR*遺伝子変異陰性・*ALK*融合遺伝子陰性の際に行われる一次治療と同様に化学療法を選択していたが，アレクチニブの登場で選択肢が増えている．また，一次治療にてクリゾチニブを使用していない場合には，二次治療でクリゾチニブあるいはアレクチニブいずれかを選択することとなる．

- クリゾチニブは高い有効性を示す一方で，ALKの遺伝子変化やALK以外のシグナル経路の活性化に伴い，クリゾチニブ治療に対して抵抗性を示す患者も報告されてきた．主な耐性機序について図2-19に示す[7]．その頻度としては，ALKの二次変異と*EGFR*遺伝子の活性化が最も多く（各30％），*ALK*遺伝子の増幅が次に多い（15％）．これらの耐性を克服できる新たな薬剤の開発が必要とされ，研究が進んでいる．

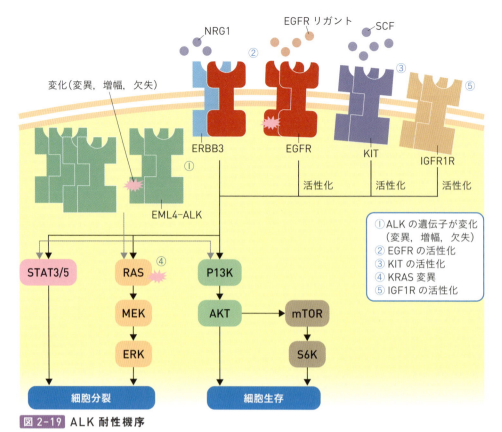

図 2-19 ALK 耐性機序

(Isozaki H, et al：Mechanisms of Acquired Resistance to ALK Inhibitors and the Rationale for Treating ALK-positive Lung Cancer. Cancers(Basel) 7(2)：763-783, 2015. より引用，一部改変)

2 禁忌

- 過敏症を除き，絶対禁忌となる病態はない．
- 間質性肺疾患の既往，肝機能障害，腎機能障害，QT 間隔延長のリスクを有する患者には慎重に投与する．
- なお，術後補助化学療法における有効性および安全性は確立していない．

3 標準投与量・投与方法

- 通常，成人にはクリゾチニブとして 1 回 250 mg を 1 日 2 回経口投与する

4 減量・中止基準

- 間質性肺疾患を認めた場合，肝酵素の上昇を認めた場合(基準値の 1.5 倍を超える血中ビリルビン増加を伴う ALT または AST の上昇を認めた場合)は，投与を中止する．
- 血液毒性：高度の場合は中等度以下に回復するまで休薬し，回復後は休薬前と同一投与量で投与再開する．生命を脅かす程度の場合は同様に中等度以下に回復するまで休薬し，回復後は 200 mg 1 日 2 回から投与を再開する．血液毒性が再発したら再度中等度以下に回復するまで休薬し，250 mg 1 日 1 回で投与再開する．それでも再発す

る場合は投与を中止する．
- QT間隔延長：生命を脅かす徴候や症状をきたす場合は投与を中止する．重度ではあるが症状をきたす，あるいは致死性不整脈をきたすことがない場合は，回復するまで休薬し，200 mg 1日2回から投与を再開する．再発したら再度回復するまで休薬し，250 mg 1日1回で投与再開する．それでも再発する場合は投与を中止する．

5 投与上の注意点

- 食事時間と関係なく服用可能である．内服を忘れたときは，気づいた時点で服用してもらうが，次の服用時間まで6時間以内の場合は服用を控え，次の服用時間に1回分を服用する．
- 副作用として視覚障害を多く認める．症状が出現したときは，自動車の運転など危険を伴う機械を操作する際には十分注意が必要である．

6 副作用

- クリゾチニブ投与により高頻度で認められる副作用として，視覚障害(62%)，悪心(53%)，下痢(43%)，嘔吐(40%)，浮腫(28%)および便秘(27%)が挙げられる．
- PROFILE 1001試験，PROFILE 1005試験，PROFILE 1007試験において，2011年12月時点までに間質性肺疾患が13例確認され，うち日本人における死亡例が2例含まれている．
- 欧米においては間質性肺疾患の頻度は1.6%とされるが，日本人の頻度はそれより高い可能性があり，EGFRチロシンキナーゼ阻害薬と同様，薬剤投与による間質性肺疾患の発症には注意する必要がある．

2 アレクチニブ（アレセンサ®）

1 適応となるがん種と適応条件

- アレクチニブの適応はクリゾチニブと同様，「ALK融合遺伝子陽性の切除不能な進行・再発の非小細胞肺がん」である．
- クリゾチニブに次ぐALK阻害薬として，わが国においては世界に先駆けてアレクチニブが2014年7月に承認された．アレクチニブは，ALK融合遺伝子陽性非小細胞肺がんを対象とした国内第Ⅱ相試験（AF-001JP試験）において，奏効率93.5%，そのうち完全奏効率（Complete Response；腫瘍が完全に消失した患者の割合）が約20%と高い抗腫瘍効果が得られている[8]．

  クリゾチニブが効かなくなった（耐性あるいは不応）のALK融合遺伝子陽性非小細胞肺がん患者に対するアレクチニブの安全性および有効性をみた試験（AF-002JG試験）では，アレクチニブはクリゾチニブ治療歴のあるALK陽性非小細胞肺がんにおいても高い抗腫瘍効果があることが報告された[9]．

  2014年には日本人における試験の結果が発表され（JP28927試験），日本人でも同様

の結果が得られた．したがって，クリゾチニブによる一次治療後の治療戦略として，プラチナ併用療法などの化学療法以外にアレクチニブが選択肢の1つとなった．

ALK陽性肺がんにおける一次治療としてクリゾチニブとアレクチニブを比較した無作為化試験が日本および全世界で行われ，日本の試験における中間解析では，アレセンサ群において計画時に期待された以上の無増悪生存期間の延長が示されたため，早期有効中止の勧告に至った．現在，その結果の詳細な報告が待たれる．

・基礎実験において，クリゾチニブおよびその代謝物は血液-脳関門（blood-brain barrier：BBB）をほとんど通過しないと考えられている．一方，アレクチニブはBBBを通過し脳内に移行することが示されており，中枢神経系における活性，すなわち脳転移に対する有効性が期待される．

2 禁忌

・動物実験において胎児の死亡や流産，内臓異常，骨格変異などが報告されており，妊婦または妊娠している可能性のある女性には絶対禁忌となっている．妊娠可能な女性には，適切な避妊を行うよう指導する．
・間質性肺疾患の患者またはその既往歴のある患者，肝機能障害のある患者には慎重投与となっている．

3 標準投与量・投与方法

・通常，成人にはアレクチニブとして1回300 mgを1日2回経口投与する．最近になり，150 mgカプセルが使用可能となった．
・1日2カプセルを1日2回経口投与する．

4 減量・中止基準

・AF-001JP試験において減量基準が設定されていたものの，300 mgを1日2回投与された患者において当該基準に該当して減量した患者はいなかった．このため，減量基準は設定されていない．

5 投与上の注意点

・アレクチニブは先述のとおり，国内第Ⅱ相試験（AF-001JP試験）において奏効率93.5%と極めて良好な成績を示した．ただし，国内承認用量での治験症例は極めて限られており，国内第Ⅰ/Ⅱ相試験の臨床用量（300 mg，1日2回）での投与症例数は58例に留まる．2016年2月現在におけるガイドラインでは，ALK陽性肺がんにおける一次治療として，クリゾチニブ単剤治療は「行うよう勧められる」（Grade A），アレクチニブ単剤治療は「行うよう考慮してもよい」（Grade C1）と記載されている．
・本薬剤は食事による影響は受けない．

6 副作用

・アレクチニブ投与により高頻度で認められる副作用として，味覚障害（30%），AST上

昇(28%),ALT 上昇(15〜22%),ビリルビン上昇(28%),クレアチニン上昇(26%),皮疹(26%),便秘(24%)が挙げられる.

AF-001JP 試験では,重度の有害事象に関してはビリルビン上昇(2%),皮疹(2%),ALT 上昇(2%),好中球減少症(4%),CPK 上昇(4%)のみであった.また,クリゾチニブで多くみられた視覚異常,下痢,悪心といった副作用も,アレクチニブにおいては市販直後調査では視覚異常(17%),下痢(10%),悪心(16%)と少なかった.

文献

1) Soda M, et al:Identification of the transforming EML4-ALK fusion gene in non-small-cell lung cancer. Nature 448(7153):561-566, 2007.
2) Chiarle R, et al. The anaplastic lymphoma kinase in the pathogenesis of cancer. Nat Rev Cancer 8(1):11-23, 2008.
3) 日本肺癌学会バイオマーカー委員会(編):肺癌患者における ALK 融合遺伝子検査の手引き 第 2 版.2015. https://www.haigan.gr.jp/uploads/photos/1039.pdf
4) Camidge DR, et al:Activity and safety of crizotinib in patients with ALK-positive non-small-cell lung cancer:updated results from a phase 1 study. Lancet Oncol 13(10):1011-1019, 2012.
5) L. Crinò, et al:Initial phase II results with crizotinib in advanced *ALK*-positive non-small cell lung cancer(NSCLC):PROFILE 1005. J Clin Oncol 29:(suppl;abstr 7514), 2011.
6) Solomon BJ, et al:First-Line Crizotinib versus Chemotherapy in ALK-Positive Lung Cancer. N Engl J Med 371(23):2167-2177, 2014.
7) Isozaki H, et al:Cancers(Basel)2015 Mechanisms of Acquired Resistance to ALK Inhibitors and the Rationale for Treating ALK-positive Lung Cancer. Cancers(Basel)7(2):763-783, 2015.
8) Seto T, et al:CH5424802(RO5424802)for patients with ALK-rearranged advanced non-small-cell lung cancer(AF-001JP study):a single-arm, open-label, phase 1-2 study. Lancet Oncol 14(7):590-598, 2013.
9) Gadgeel SM, et al:Safety and activity of alectinib against systemic disease and brain metastases in patients with crizotinib-resistant ALK-rearranged non-small-cell lung cancer(AF-002JG):results from the dose-finding portion of a phase 1/2 study. Lancet Oncol 15(10):1119-1128, 2014.

(川村 卓久,高橋 利明)

6 VEGF阻害作用をもつTKI
——腎がんを中心に

1 チロシンキナーゼ阻害薬の概要と作用機序

腎細胞がんで最も頻度の多い組織型は淡明細胞がんで，70％以上を占める．淡明細胞がんの細胞質には脂質とグリコーゲンが多量にあり，標本作成時に溶解する．そのため，細胞質が淡明に見える点が特徴的である（図2-20）．淡明細胞がん患者の遺伝子配列を調べてみると，3番染色体上の*VHL*遺伝子が異常をきたしていることが多く見られる（57～75％）．この*VHL*遺伝子が異常をきたしているとがん細胞の中で低酸素誘導因子（HIF-1）の制御が困難となる．

HIF-1は，血管新生因子や血小板増殖因子などの産生を強く刺激することにより，がん細胞周囲に毛細血管が多く新生される（図2-21，2-22）．毛細血管の新生が，がん細胞への直接の栄養供給元になっていることから，毛細血管の増殖を止め，かつがん細胞の増殖を抑える分子標的薬の開発が進められてきた．

チロシンキナーゼ阻害薬（TKI）とは

チロシンキナーゼ阻害薬（TKI）は，チロシンキナーゼの働きを抑え効果を得る分子標的薬である．チロシンキナーゼとは，細胞の増殖，分化，運動，細胞死（アポトーシス）に大きな影響を与える信号分子で，現在までに90個確認されている[1]．代表的なチロ

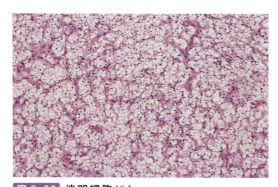

図2-20 淡明細胞がん
細胞質が淡明で白色，HE染色

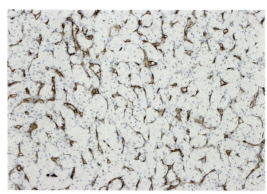

図2-21 淡明細胞がんの間質で茶色に染まる豊富な毛細血管
抗CD34抗体で染色

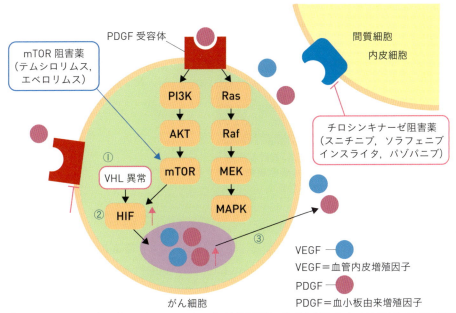

① VHL 遺伝子に異常　② HIF（低酸素誘導因子）が制御不能　③ がん細胞核内で VEGF や PDGF が異常に産生され放出　④ 毛細血管の新生，がん細胞の増殖が促される
チロシンキナーゼ阻害剤は，腎がん細胞や間質細胞の表面にある VEGF 受容体や PDGF 受容体などをブロックし毛細血管の成長を阻止，がん細胞の増殖を止める

図 2-22 チロシンキナーゼ阻害薬の作用機序

シンキナーゼが血管内皮増殖因子(VEGF)受容体や血小板由来増殖因子(PDGF)受容体，線維芽細胞増殖因子(FGF)受容体である．腎がん患者に対する TKI は主として VEGF 受容体と PDGF 受容体をブロックし効果を得る薬剤である(**図 2-22**)．

腎細胞がんと TKI

　わが国では，TKI は 4 剤(ソラフェニブ，スニチニブ，アキシチニブ，パゾパニブ)が処方可能である(2016 年 6 月現在)．スニチニブは，奏効割合が 31％と高く，現在も 1 次治療として最も多く使用されているが，骨髄抑制や倦怠感など副作用の頻度も高い．これらの副作用を減少するためにがん細胞中の標的部位への選択性を高めたアキシチニブやパゾパニブが続いて開発された．

　in vitro(試験管内での実験)ではがん細胞中の標的部位(チロシンキナーゼ受容体)へのブロック率は，アキシチニブやパゾパニブで高いが[2]，実際に多数の患者で行った第Ⅲ相比較試験では，スニチニブを凌駕する薬剤がいまだなく，現在もスニチニブが多く使用されている．2008 年に承認されたソラフェニブは最も早く承認された TKI であるが，奏効割合が 10％と低くその使用頻度は減少傾向にある．

転移性腎がんの治療

　転移を有する腎がんに対しての 1 次治療(初回導入治療)と 2 次治療(1 次治療で効果が

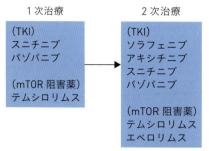

図 2-23 転移性腎がんにおける 1 次治療と 2 次治療の概略
TKI：チロシンキナーゼ阻害薬

得られない場合の治療）の薬剤選択の概略について，**図 2-23** に示す．1 次治療と 2 次治療で推奨される薬剤が異なっている理由は，過去に実施された第Ⅲ相試験[3-6]のデザインの差異による．

スニチニブとパゾパニブは，未治療の腎がん患者に対する 1 次治療として第Ⅲ相試験がデザインされ効果を示した．ソラフェニブやアキシチニブは，1 次治療に抵抗を示した腎がん患者への 2 次治療として第Ⅲ相試験が実施され効果を示した．アキシチニブは 1 次治療としても第Ⅲ相試験が実施されたが，優越性を示せなかった[7]．

これら臨床試験の結果を反映して，1 次治療と 2 次治療薬の枠組みが決定されている．

TKI と副作用

交差耐性（がん細胞がある 1 つの TKI に耐性を示すと，他の TKI を使用しても効果が得られない）については，完全な交差耐性は報告されておらず，1 つの TKI で効果が得られなかった場合でも，積極的に他の TKI を検討すべきである[8]．

がん細胞中の標的部位への親和性が，TKI のそれぞれにおいて異なっており，効果が得られるものと推測される[2]．またその標的部位への親和性の違いが，同じ TKI 薬内

Column

臨床試験（新規薬剤における）

第Ⅰ相試験：少数の患者を対象に薬の安全性を中心に調べる．通常，がん種は問わない．試験中に薬剤投与量を増加し，どの量まで許容できるか安全性をもとに評価し，次の第Ⅱ相試験で用いる薬剤の投与量を決定する．

第Ⅱ相試験：通常同じ臓器のがん種に対して，薬の効果を中心に調べる．また安全性について確認を行い，次の第Ⅲ相試験へ進むべき薬かどうかを吟味する．

第Ⅲ相試験：すでに承認され臨床で使用されている標準的な治療薬と，新規の薬剤とを比較し効果や安全性について確認する．新規薬剤が効果の点で標準治療薬より優れている，または効果が変わらなくても有害事象の点で軽微であれば，新規薬剤が標準治療となりうる．

での副作用の違いにも表れており各薬剤別の特徴的な副作用について熟知すべきである．

有害事象共通用語規準(CTCAE, ver3)を用いて評価すると，日本人におけるGrade 3以上の手足症候群の出現は，パゾパニブでは少なく，他の3剤で多くみられる．スニチニブにおいては，Grade 3以上の血小板減少，好中球減少が多くみられるが，他の3剤で発現することは稀である．インライタはGrade 3以上のタンパク尿と倦怠感が他の薬剤と比較して多くみられ，パゾパニブにおいては，Grade 3以上の肝機能障害が多くみられる．薬剤ごとに副作用の頻度が異なっており，各論でその特徴と治療効果について紹介する．

参考文献

1) Behbahani TE, et al：Tyrosine kinase expression profile in clear cell renal cell carcinoma. World J Urol 30(4)：559-565, 2012.
2) Sonpavde G, et al. Axitinib for renal cell carcinoma. Expert opin investig drugs 17(5)：741-748, 2008.
3) Motzer RJ, et al：Sunitinib versus interferon alfa in metastatic renal-cell carcinoma. N Engl Med 356(2)：115-124, 2007.
4) Motzer RJ, et al：Pazopanib versus sunitinib in metastatic renal-cell carcinoma. N Engl Med 369(8)：722-731, 2013.
5) Bernard Escudier, et al：Sorafenib in advanced clear-cell renal-cell carcinoma. N Engl Med 356(2)：125-134, 2007.
6) Rini BI, et al：Comparative effectiveness of axitinib versus sorafenib in advanced renal cell carcinoma(AXIS)：a randomized phase 3 trial. Lancet 378(9807)：1931-1939, 2011.
7) Hutson TE, et al：Axitinib versus sorafenib as first-line therapy in patients with metastatic renal-cell carcinoma：randomized open-label phase 3 trial. Lancet Oncol 14(13)：1287-1294, 2013.
8) Sablin MP, et al：Sequential sorafenib and sunitinib for renal cell carcinoma. J Urol 182(1)：29-34, 2009.

2 VEGF阻害作用をもつTKIの特徴

1 ソラフェニブ（ネクサバール®）

1 適応となるがん腫と適応条件

・根治切除不能または転移性の腎細胞がん
・切除不能な肝細胞がん，根治切除不能な分化型甲状腺がん

■ ソラフェニブに関する重要な第Ⅲ相無作為比較試験[1]

（対象）転移を有する腎細胞がん患者で前治療中に進行をきたした患者903人．前治療は，サイトカイン（インターフェロンやインターロイキン2）を用いた治療を実施した患者が742人(83%)と多数を占めていた．

（方法）患者903人を，ソラフェニブ(400 mg)を1日2回投与する患者群(451人)と，プラセボを内服する患者群(452人)に無作為に2群に振り分け，全生存期間，進行する

までの期間，奏効割合(全患者に対する完全奏効＋部分奏効の割合)を調べた．

(結果)進行までの期間は，ソラフェニブ投与群が5.5か月，プラセボ群が2.8か月でソラフェニブ投与により2.7か月の期間延長を認めた(ハザード比は0.44，$p<0.01$)．奏効割合(完全奏効＋部分奏効)はソラフェニブ群で451人中43人(10%)であった．

2 禁忌

- 本剤に対し重篤な過敏症の既往歴のある患者
- 妊婦または妊娠している可能性のある女性

3 標準投与量・投与方法

1回400 mgを1日2回経口投与

4 減量・中止基準

■皮膚毒性

Grade 2(手足の皮膚の痛みを伴う紅斑や腫脹，日常生活に支障をきたす不快な症状)

Grade 3(手足の皮膚潰瘍，水疱形成，激しい痛み，日常生活が不可能になる症状)

対応：Grade 2以上の皮膚症状が出現した場合，軽快するまで休薬する．投与を再開する場合は投与量を1段階*減量する．

■非血液毒性

Grade 3 　Grade 0～2に軽快するまで休薬，再開時は1段階*下げる．

Grade 4 　投与中止

* 1段階減量　1日1回を連日投与
  2段階減量　1回1回を隔日投与

5 投与上の注意点

高脂肪食の食後に本剤を投与した場合，血中濃度が低下するとの報告がある．食事の影響を避けるため食事の1時間前から食後2時間までの間を避けて内服する．

6 副作用の特徴

ソラフェニブ投与において比較的頻度の高い副作用は手足症候群である．Grade 3以上の出現率は，国内第Ⅱ相試験では131例中12例(9.2%)であった．投与開始から3週以内に多く出現していた(表2-12)．

■手足症候群に関する副作用管理のポイント

予防には刺激除去と保湿が重要で，緩めの靴を履き，手袋を着用する．また水仕事をできるだけ避け，長時間の入浴も控える．適宜保湿剤(尿素含有製剤，グリセリン含有製剤)を使用することも重要である．

中等度以上の手足症候群が出現した際には，皮膚科医と相談しステロイド外用療法を試みつつ，適宜休薬や1段階減量を検討する．手足症候群のびらんや亀裂が一旦発生した場合，尿素系の保湿剤は刺激性があるので推奨されない．

表 2-12 国内臨床試験（腎がん）[2]，Grade 3 以上の手足症候群，高血圧の発現率の比較表

	手足症候群	高血圧
ソラフェニブ(n=131)	9.2%	12.2%
スニチニブ(n=51)	15.7%	7.5%
アキシチニブ(n=107)	17.8%	57.9%
パゾパニブ(n=29)	0%	0%

2 スニチニブ（スーテント®）

1 適応となるがん種と適応条件

・根治切除不能または転移性の腎細胞がん
・イマチニブ抵抗性の消化管間質腫瘍
・膵神経内分泌腫瘍

2008 年 4 月，わが国でソラフェニブに続いて承認された．奏効率が 31％ と高く，進行までの期間も 6 か月延長する分子標的薬であり，2016 年現在も日常臨床で最も頻繁に使用されている．ただし血小板減少，白血球減少といった血液毒性や倦怠感，食欲不振が高頻度に発現するため，厳重な観察のうえ投薬が必要である．

■スニチニブに関する重要な第Ⅲ相無作為比較試験[3]

（対象）転移を有する腎細胞がん患者 750 人，前治療歴がないこと

（方法）患者 750 人を，スニチニブ(50 mg)を 1 日 1 回内服(4 週内服，2 週休薬)する患者群(375 人)と，インターフェロン α(500 万単位)を週に 3 回皮下注射する患者群(375 人)に無作為に 2 群に振り分け，進行するまでの期間，奏効割合(全患者に対する完全奏効＋部分奏効の割合)を調べた．

（結果）進行するまでの期間は，スニチニブ投与群が 11 か月，インターフェロン α 投与群が 5 か月でスニチニブ内服により 6 か月の期間延長を認めた(ハザード比は 0.42，$p<0.001$)．奏効割合(完全奏効＋部分奏効)はスニチニブ群で 375 人中 103 人(31％)，インターフェロン α 群では 20 人(6％)であった．

2 禁忌

・本剤に対し重篤な過敏症の既往歴のある患者
・妊婦または妊娠している可能性のある女性

3 標準投与量・投与方法

1 回 50 mg を 1 日 1 回 4 週間経口投与し，その後 2 週間休薬する．これを 1 コースとして投与を繰り返す．

4 減量・中止基準

■血液毒性
Grade 3　Grade 2 以下またはベースラインに回復するまで休薬する．
　　　　回復後は休薬前と同一投与量で投与を再開できる．
Grade 4　Grade 2 以下またはベースラインに回復するまで休薬する．
　　　　回復後は投与量を 1 段階減量*するか，投与を中止する．

■非血液毒性
Grade 3　Grade 1 以下またはベースラインに回復するまで休薬する．
　　　　回復後は休薬前と同一量か，1 段階減量*して再開する．
Grade 4　Grade 1 以下またはベースラインに回復するまで休薬する．
　　　　回復後は投与量を 1 段階減量*するか，投与を中止する．

* 1 段階減量　12.5 mg 減量

5 投与上の注意点

血中濃度が変化する恐れがあるため，グレープフルーツジュースの飲用を控える．
デキサメタゾン，抗てんかん薬，アゾール系抗真菌薬，マクロライド系抗菌薬との併用も注意が必要である．

6 副作用の特徴

腎がん患者に対するスニチニブ投与において，特徴的な副作用は骨髄抑制である．海外第Ⅲ相試験では，Grade 3*以上の血小板減少を 8％，好中球減少を 12％であったが，国内第Ⅱ相臨床試験では，51 人中 28 人(54.9％)が Grade 3*以上の血小板減少を，26 人(51.0％)が好中球減少をきたし，日本人における骨髄抑制の出現率は明らかに高い(**表2-13**)．特に注意すべき項目である．

* CTCAE ver 3.0　血小板減少　Grade 3：血小板数 50,000〜25,000/mm^3
　　　　　　　　　好中球減少　Grade 3：好中球数 1,000〜500/mm^3

■副作用管理のポイント

日本人において，血小板は比較的早期(投与 2 週間目)に減少することを認識する．
好中球は投与 21〜28 日目に減少し，必要時休薬，12.5 mg 減量，レノグラスチムの投与を検討する．また副作用が高度で 4 週内服困難な場合は，2 週内服 1 週休薬へ投与間隔を変更することも 1 つの選択肢である．通常，白血球も血小板も休薬後に回復する．

表 2-13 国内臨床試験(腎がん)[4]，Grade 3 以上の血小板減少と好中球減少の発現率の比較表

	血小板減少	好中球減少
ソラフェニブ(n=131)	1.6%	1.5%
スニチニブ(n=51)	54.9%	51.0%
アキシチニブ(n=107)	0.9%	1.9%
パゾパニブ(n=29)	3%	0%

3 アキシチニブ（インライタ®）

1 適応となるがん種と適応条件

・根治切除不能または転移性の腎細胞がん

2012 年 6 月にわが国でも腎がんに対して製造販売が承認された．従来の TKI（ソラフェニブ，スニチニブ）に比べターゲット部位への選択性を高めた薬剤として開発された．1 次治療中に進行を示した患者に対する 2 次治療として主に日常診療で使用されている．

■**アキシチニブに関する重要な第Ⅲ相無作為比較試験[5]（AXIS 試験）**

（対象）1 次治療中に進行を示した転移性腎細胞がん患者 723 人に 2 次治療として計画．1 次治療の内訳は，スニチニブ 389 人(54%)，サイトカイン 251 人(35%)が多く 89% を占めた．

（方法）1 次治療に抵抗性を示した患者 723 人を，アキシチニブ(5 mg)を 1 日 2 回内服する患者群(361 人)と，ソラフェニブ(400 mg)を 1 日 2 回内服する患者群(362 人)に無作為に 2 群に振り分け，進行するまでの期間，奏効割合(全患者に対する完全奏効＋部分奏効の割合)を調べた．

（結果）進行するまでの期間は，アキシチニブ投与群が 6.7 か月，ソラフェニブ投与群が 4.7 か月でアキシチニブ内服により 2 か月の期間延長を認めた(ハザード比は 0.665，$p<0.0001$)．奏効割合(完全奏効＋部分奏効)はアキシチニブ群で 361 人中 70 人(19%)，ソラフェニブ群では 34 人(9%)であった．

2 禁忌

・本剤に対し重篤な過敏症の既往歴のある患者
・妊婦または妊娠している可能性のある女性

3 標準投与量・投与方法

1 回 5 mg を 1 日 2 回経口投与

4 減量・中止基準

■血液毒性
Grade 1～3　同一投与量で投与継続
Grade 4　　休薬し Grade 2 以下に回復した場合，1 段階減量*投与再開

■非血液毒性（高血圧，タンパク尿を除く）
Grade 3　1 段階減量
Grade 4　休薬し Grade 2 以下に回復した場合，1 段階減量*投与再開
* 1 段階減量　1 回 3 mg を 1 日 2 回連日投与
　2 段階減量　1 回 2 mg を 1 日 2 回連日投与

5 投与上の注意点

血中濃度が変化する恐れがあるため，グレープフルーツジュースの飲用を控える．

デキサメタゾン，抗てんかん薬，アゾール系抗真菌薬，マクロライド系抗菌薬との併用も注意が必要である．

6 副作用の特徴

腎がん患者に対するインライタ投与において，特徴的な副作用はタンパク尿と疲労感である．国内臨床試験 107 例の検討では，Grade 3*以上のタンパク尿を 8 人(7.5%)に，疲労感を 11 人(10.3%)に認めた（表 2-14）．

* CTCAE ver 3.0　タンパク尿　Grade 3：尿タンパク 4＋または＞3.5 g/24 時間
　　　　　　　　　疲労感　　Grade 3：高度の疲労，日常生活に支障あり

■副作用管理のポイント

タンパク尿の発現までの中央値は 29 日で，定期的にタンパク尿を測定し早期発見に努める．尿タンパク 2＋以上の場合，24 時間蓄尿を行い尿タンパク値 2 g 以上であれば休薬する．尿タンパクが 2 g 未満になれば同一用量または 1 段階減量して投与再開する．休薬後，尿タンパクが 2 g 未満になるまでの期間の中央値は 7 日（範囲 3～47 日）であった．

疲労感については，発現までの中央値は 29 日で，休薬，減量を検討する．治療可能な疾患の有無（脱水，貧血，甲状腺機能障害など）がないかについても観察を行う．

表 2-14 国内臨床試験（腎がん）[6]，Grade 3 以上のタンパク尿と疲労感の発現率の比較表

	タンパク尿	疲労感
ソラフェニブ(n=131)	1.5%	0.8%
スニチニブ(n=51)	2.0%	19.6%
アキシチニブ(n=107)	7.5%	10.3%
パゾパニブ(n=29)	0%	3%

4 パゾパニブ(ヴォトリエント®)

1 適応となるがん種と適応条件

・根治切除不能または転移性の腎細胞がん患者

　2014年3月にわが国でも腎がんに対し製造販売が承認された．従来のTKI薬剤(ソラフェニブ，スニチニブ)に比し標的部位への選択性が高い薬剤として開発された．COMPARZ試験では，倦怠感，血小板減少症，手足の皮膚障害など副作用が，スニチニブよりパゾパニブ群で有意に少ないことが示された．医療者の認知度は2008年度から使用できるスニチニブが高いが，効果は劣っておらず副作用も少ないパゾパニブは，今後，使用頻度がますます増加していくものと推測する．

・悪性軟部腫瘍

パゾパニブに関する重要な第Ⅲ相無作為比較試験[7](COMPARZ試験)

(対象)前治療歴のない転移性腎細胞がん患者1110人に1次治療として計画

(方法)患者1,110人を，パゾパニブ(800 mg)を1日1回内服する患者群(557人)と，スニチニブ(50 mg)を1日1回で4週内服2週休薬する患者群(553人)に無作為に2群に振り分け，進行するまでの期間，奏効割合(全患者に対する完全奏効＋部分奏効の割合)などを調べた．

(結果)進行するまでの期間は，パゾパニブ投与群が10.5か月，スニチニブ投与群が10.2か月でパゾパニブはスニチニブに対して劣っていなかった(ハザード比1.0，95%信頼区間0.86～1.15)．奏効割合(完全奏効＋部分奏効)はパゾパニブ群で33%，スニチニブ群では29%($p=0.12$)でほぼ同割合であった．

2 禁忌

・本剤に対し重篤な過敏症の既往歴のある患者
・妊婦または妊娠している可能性のある女性

3 標準投与量・投与方法

1回800 mg(200 mg 4錠)を1日1回経口投与

4 減量・中止基準

　臨床上問題となるGrade 2，Grade 3の副作用出現時は，Grade 1に回復するまで休薬し，回復した場合1段階減量して投与を再開する．

　症状および重症度に応じて200 mgずつ減量する．

5 投与上の注意点

　高脂肪食の食後に本剤を投与した場合，血中濃度が低下するとの報告がある．食事の影響を避けるため食事の1時間前から食後2時間までの間を避けて内服する．

表 2-15 国内臨床試験（腎がん）[8]，Grade 3 以上の肝機能障害の発現率の比較表

	AST	ALT
ソラフェニブ(n=131)	3%	4.6%
スニチニブ(n=51)	7.8%*	
アキシチニブ(n=107)	0.9%	1.9%
パゾパニブ(n=29)	21%	24%

＊スニチニブにおいては AST，ALT，γGTP 異常を一括して評価していた．

6 副作用の特徴

　腎がん患者に対するパゾパニブ投与において，特徴的な副作用は肝機能障害である．国内臨床試験 29 人の検討では，Grade 3* 以上の AST 増加を 6 人(21%)に，ALT 増加を 7 人(24%)に認めた(表 2-15)．海外第Ⅲ相試験において Grade 3* 以上の AST 増加は 7%，ALT 増加は 12%にとどまっており症例数に違いはあるものの日本人で発現率が高い．

　　＊ CTCAE ver 3.0　AST Grade 3：正常上限値の 5〜20 倍まで
　　　　　　　　　　 ALT Grade 3：正常上限値の 5〜20 倍まで

■副作用管理のポイント

　肝機能障害の発現率が多く，劇症肝炎から肝不全，死亡に至った国内症例も存在する．ウイルス性肝炎，アルコール性肝炎の既往がなくとも発症するため注意が必要である．海外第Ⅲ相試験の報告によると，ALT が基準値上限の 3 倍を超えた症例の大半(82%)は，パゾパニブ開始後 45 日以内に発症していた．肝機能障害を早期に発見するため，内服中に倦怠感，食欲不振，発熱，悪心などあれば適宜診察を行い，採血検査を施行し休薬，減量を指示する．

文献

1) Escudier B, et al：Sorafenib in advanced clear-cell renal-cell carcinoma. N Engl J Med 356(2)：125-134, 2007.
2) バイエル薬品株式会社：ネクサバール®適正使用ガイド 2016年3月作成，第8版. http://www.nexavar.jp/unmember/pdf/nex_hcc_guide_201305.pdf
3) Motzer RJ, et al：Sunitinib versus interferon alfa in metastatic renal-cell carcinoma. N Engl Med 356(2)：115-124, 2007.
4) ファイザー株式会社：スーテント®適正使用ガイド 2016年1月改訂　第10版. http://www.sutent.jp/seihin/pdf/tekisei.pdf
5) Rini BI, et al：Comparative effectiveness of axitinib versus sorafenib in advanced renal cell carcinoma(AXIS)：a randomized phase 3 trial. Lancet 378(9807)：1931-1939, 2011.
6) ファイザー株式会社：インライタ®適正使用ガイド 2013年10月改訂　第3版. http://pfizerpro.jp/documents/info/inl01info.pdf
7) Motzer RJ, et al：Pazopanib versus sunitinib in metastatic renal-cell carcinoma. N Engl J med 369(8)：722-731, 2013.
8) ノバルティスファーマ株式会社：パゾパニブ(ヴォトリエント®錠200 mg)適正使用ガイド 2016年1月改訂版. http://database.japic.or.jp/pdf/newPINS/00060782.pdf

（山下　亮）

7 BCR-ABL 阻害作用をもつ TKI

1 BCR-ABL 阻害作用をもつ TKI の概要と作用機序

■ キナーゼ，チロシンキナーゼ（protein tyrosine kinase：PTK）

　細胞はその機能を維持し役目を果たすため，細胞内のタンパク質をリン酸化したり脱リン酸化したりしている．細胞機能のスイッチの ON/OFF は，リン酸化によって行われるのである．タンパク質をリン酸化する酵素のことをプロテインキナーゼまたは単にキナーゼという．キナーゼがリン酸化のターゲットとしているアミノ酸は，セリン，スレオニンなどがあるが，0.1％に満たない非常にまれな現象であるチロシンリン酸化（チロシンキナーゼ）は，がんの発症や維持あるいは転移に関連することが多く生物学的に重要である．

　チロシンキナーゼはチロシンタンパクを特異的にリン酸化する酵素である．細胞の分化，増殖あるいは免疫反応などのシグナル伝達に関与する．

■ BCR-ABL 関連白血病

　今から 170 年以上昔の 1840 年代に病理学者の Benett と Virchow によって，はじめて慢性骨髄性白血病（chronic myeloid leukemia：CML）症例が報告された．1960 年にはフィラデルフィアの細胞遺伝学者 Nowell と Hungerford が，CML 細胞において 22 番染色体の短小化を認めることを報告し「フィラデルフィア染色体：Ph 染色体」として知られるようになった．1973 年には Janet Rowley が，Ph 染色体は 9 番染色体長腕と 22 番染色体長腕とが相互転座した結果生じることを発見した（通常 t(9；22)(q34；q11) と表される）．

　この染色体異常があると，いったい何に困るのだろうか．*ABL1*（Abelson murine leukemia virus）遺伝子は通常 9 番染色体にあり，これにより作られる ABL タンパクは不活性型チロシンキナーゼである．これが相互転座により 22 番染色体長腕の *BCR*（breakpoint cluster region）遺伝子と連続した配列になると（図 2-24），*ABL1* は常に活性化した状態になってしまう．

　ABL1 のシグナルはアポトーシス（プログラム細胞死）の抑制と細胞増殖促進に働く．つまり *BCR-ABL* があると，細胞は非常に長生きでき，たくさん増殖するようになる．増殖能力が高く，しかも死なないため，骨髄は CML 細胞であふれかえってしまう．

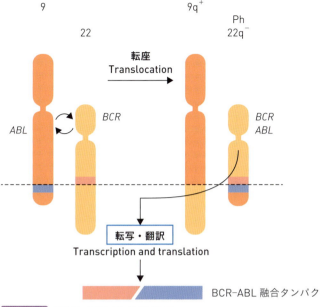

図 2-24 *BCR-ABL* 融合遺伝子

CML の診断

CML の確定診断には原因となっている *BCR-ABL* 融合遺伝子が陽性であることが必須である．

BCR-ABL 融合遺伝子には，*BCR* 遺伝子の切断点が major breakpoint cluster region である major *BCR-ABL* と minor breakpoint cluster region である minor *BCR-ABL* とがあり，それぞれ p210 と p190 タンパクを形成する．90％以上の CML 症例では，p210 タンパクのみならず p190 タンパクも検出される．

BCR-ABL 陽性 ALL の診断にも *BCR-ABL* 融合遺伝子の検出が必須である．p210 タンパクを産生する症例と p190 タンパクを産生する症例があるが，両者の臨床像に差はないとされている．

診断時染色体検査における t(9;22)(q34;q11) 以外の付加染色体異常については，その生物的意義は明らかではなく，imatinib（イマチニブ）の適応には関係しない．

BCR-ABL 関連白血病の治療：チロシンキナーゼ阻害薬

近年分子標的薬の進歩のスピードは凄まじく，毎年多くの新薬が発売されている．しかし数ある分子標的薬のうち，最も衝撃的で最高の結果をもたらしたものは CML に対する「イマチニブ」と急性前骨髄性白血病に対する「all trans retinoic acid」であろう．

CML は慢性期（chronic phase：CP），移行期（accelerated phase：AP），急性期（blastic phase：BP または blast crisic：BC）の 3 つのステージに分かれる．BP は急性白血病化した状態であり，強い化学療法を施行しても十分な効果は得られない．造血幹細胞移植を目

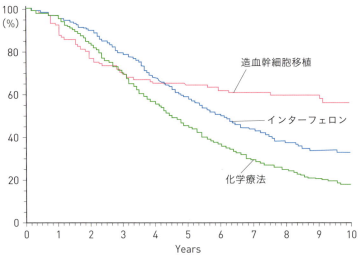

図 2-25　CMLに対する治療法別生存率

指しても間に合わないことも多く，移植ができてもその成績は非常に悪い．APはBPになりかけの状態で，白血病細胞の増加，好塩基球割合の増加，血小板数の急激な減少，あるいは脾腫の急激な進行などを認める．迅速に治療を開始しCPを目指す．90%以上の患者はCPの状態のときに診断される．CPの状態で維持できれば生命にかかわることは滅多にない．

イマチニブ以前のCMLの治療は化学療法が主体であった．当初はブスルファンやハイドロキシウレアといった抗がん薬が使用されていたが，これらの抗がん薬では病態の進行を止めることはできなかった．最初の2年で患者の20%が，その後も毎年患者の20%がAP，BPへ進展し，最終的には診断後5年間で80%以上の症例がAP，BPに進行した．生存期間中央値は54か月と報告されている(図 2-25)．続いてCML細胞に対して殺細胞効果を発揮するインターフェロンαが使用されるようになった．これは一部の患者には有効であったが，副作用が強く，効果不十分な症例も多かったため，生存期間中央値は72か月にとどまった(図 2-26)．当時良好な生存率が期待できたのは同種造血幹細胞移植のみであった．同種移植は現在においても治癒が期待できる唯一の治療法であるが，年齢や臓器障害，ドナーの有無などがハードルとなりすべての患者に対し施行可能なわけではない．さらに治療に伴う副作用も多く，1/3の症例は移植治療に関連した副作用や合併症で命を落としてしまう．

そんな行き詰まった状況のなかイマチニブが登場した．同種移植での5年生存率が高くても60〜70%であったのに対して，イマチニブの有効性を報告したIRIS試験(The International Randomized Study of Interferon and STI571)で示された5年生存率は89%，CMLに関連しない死亡症例を除くと(CML関連死亡のみを考慮するということ)5年生存率は95%にまでなる(図 2-26)．年代別にみてみると，イマチニブが導入された2000年以降，生存率が劇的に改善されている(図 2-27)．

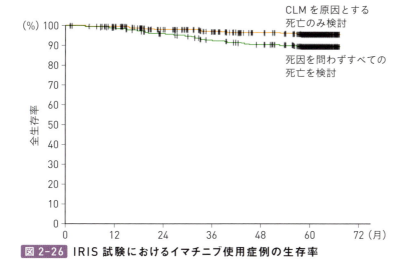

図 2-26 IRIS 試験におけるイマチニブ使用症例の生存率

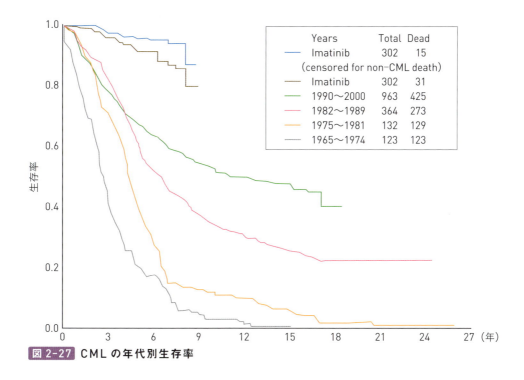

図 2-27 CML の年代別生存率

チロシンキナーゼ阻害薬の作用機序

　BCR-ABL 遺伝子より作られる BCR-ABL 融合タンパクは，ATP からリン酸を受け取り ABL タンパク中のチロシンに移動させ結合させる（チロシンリン酸化）．これが CML の発症機序となっていた．それならば，ATP が ABL に結合するのを防げば CML を制御できるのではないか，と考えたのが Brian J. Druker である．そして ABL への ATP 結合部位にピッタリはまり込み，ATP 結合を邪魔できる薬剤を開発した．これがイマ

チニブである．イマチニブはそれまでの抗がん薬と異なり，対象となる疾患の分子医学的なメカニズムから理論的にデザインされた薬剤なのである．

イマチニブに対する抵抗性

IRIS試験によると，イマチニブ治療開始5年後において，治療継続症例は69%だった．継続できなかった理由は主に3つあり，1つは原疾患の増悪(抵抗性)，1つは副作用(不耐容)，そして試験からの脱落である．

イマチニブの治療効果についてはBCR-ABL遺伝子異常をどの程度抑制できたかで評価する．初発症例に対する治療では，治療開始後3か月後までにBCR-$ABL1^{IS}\leq10\%$または部分細胞遺伝学的奏効(partial cytogenetic response：PCyR)を得る，6か月後までにBCR-$ABL1^{IS}<1\%$または完全細胞遺伝学的奏効(Complete CyR：CCyR)を得る，12か月後までにBCR-$ABL1^{IS}\leq0.1\%$すなわち分子遺伝学的大奏効(major molecular response：MMR)を得る，それ以後はBCR-$ABL1^{IS}\leq0.1\%$を維持する，これらの条件を満たしたときにOptimal(至適：治療が有効ということ)と定義している．特に治療開始12か月あるいは18か月後にCCyR到達症例は，その後病勢進行をほとんど認めていないことから，この時期のCCyR到達の有無は大きなポイントとなる．

治療早期の効果判定の意義

最近，(特に第二世代TKIにおいて)治療3か月後においてBCR-$ABL1^{IS}\leq10\%$を到達できたかどうかが重要と考えられるようになってきた．CMLの治療目標はBCR-ABL遺伝子を検出不可能なレベルまで減少させることだが(BCR-$ABL1^{IS}\leq0.0032\%$あるいはBCR-$ABL1^{IS}\leq0.001\%$)，3か月後においてBCR-$ABL1^{IS}\leq10\%$未到達症例は，最終的にほとんどBCR-$ABL1^{IS}\leq0.0032\%$に到達できないことが明らかになったからである．

イマチニブ抵抗性の原因と第二世代TKI

イマチニブ抵抗性となる原因はいくつかあるが，ABL遺伝子の点突然変異(point mutation)によるBCR-ABLタンパク構造変化が，頻度も多く重要である．遺伝子に変化が起きればABLの形が変わる，つまり鍵穴の形が変わってしまう．そのためイマチニブ(鍵)が鍵穴に入りにくくなってしまうのである．これに対して変形した鍵穴にもうまくはまるように設計された第二世代TKIが現在のところ3剤開発されている．nilotinib(ニロチニブ)，dasatinib(ダサチニブ)，bosutinib(ボスチニブ)である．同じ第二世代TKIではあるものの，これらの薬剤の設計思想は大きく異なる．いわゆるtype I阻害薬のイマチニブ，ニロチニブとtype II阻害薬のダサチニブ，ボスチニブの2つに大別される．

type I阻害薬はイマチニブの基本構造を共有し，薬剤のほぼすべてがABLのATP結合部位に結合する．不活化型ABLのみに結合可能でありABL特異性が高いことを特徴とする．ニロチニブはイマチニブと比較し，より鍵穴にしっかりと接着するように

作られた薬剤ということができるかもしれない．ニロチニブのABL阻害作用はイマチニブの20～50倍とされている．

ダサチニブとボスチニブはもともとSRCキナーゼ阻害薬として開発され，のちにABLへの阻害作用を強めるように改良された．typeⅡ阻害薬はtypeⅠと異なり，薬剤の一部のみがABLのATP結合部位に結合する．不活化型だけでなく活性型ABLにも結合可能なことから，特異性は低いものの（もともとABLではなくSrc阻害薬だったことから狙い撃ち度は低い）親和性は非常に高い（似たものも含めいろんなものにくっつく）．鍵が小さめに作られているので鍵穴が少々変形してもちゃんとはまり，阻害作用を示す．ダサチニブのABL阻害作用はイマチニブの300倍以上とされる．

実は第二世代TKIも無効な「T315I」というmutationがあり，これに対しては第三世代TKIのponatinib（ポナチニブ）が開発されている．

第二世代TKIの効果

ニロチニブの効果

ニロチニブのイマチニブ耐性（69％）または不耐容（31％）症例に対する第Ⅱ相試験では，48か月時点で無増悪生存率57％，全生存率78％という良好な成績である．ただし，70％の症例が原疾患の増悪または副作用により治療中止に至っていた．さらに初発CML-CP症例に対するイマチニブとニロチニブの比較試験（ENESTnd）では，12か月時点でのMMR達成率がニロチニブ300 mgでは55％，ニロチニブ400 mgでは51％，イマチニブ400 mgでは27％であり，4年時点でのMMR達成率はそれぞれ76％，73％，56％であった．APまたはBPへの非進展生存率も93.7％，97.8％，93.1％で，全生存率も94.3％，96.7％，93.3％といずれもニロチニブ群が優れていた．ニロチニブはイマチニブに比較してより早期により深い効果を示し，さらに長期的な予後も改善するといえそうである．

ダサチニブの効果

ダサチニブのイマチニブ耐性（74％）または不耐容（26％）症例に対する第Ⅱ相試験では，15か月時点でCCyR達成が49％，イマチニブ耐性群でもCCyR達成は40％であった．無増悪生存率90％，全生存率96％であり，減量症例も含め15か月時点でのダサチニブ継続率は69％であった．初発CML-CP症例に対するイマチニブとダサチニブとの比較試験（DASISION）では，12か月時点でのMMR達成率がダサチニブ群が46％であったのに対しイマチニブ群では28％，3年時点でのMMR達成率はそれぞれ69％，55％とダサチニブ群が有意に良好であった．3年でのAPまたはBPへの非進展生存率は94.1％，93.5％，3年全生存率は93.7％，93.2％であった．

ボスチニブの効果

初発CP期を対象としたイマチニブとの比較試験（BELA）では，12か月時点での

MMR達成率がボスチニブ群が41%であったのに対しイマチニブ群では27%でありボスチニブ群が有意に良好であった．また，CCyR，MMR到達までの期間も有意に短かったと報告されている．

2 BCR-ABL阻害薬の特徴

現在使用可能なTKIはイマチニブ(グリベック®)，ニロチニブ(タシグナ®)，ダサチニブ(スプリセル®)，ボスチニブ(ボシュリフ®)の4剤である．本項ではそれらについて並行して記載する．

1 適応

(1) 初発CML-CP，CML-AP：イマチニブ，ニロチニブ，ダサチニブ
(2) 初発CML-BC：イマチニブ，ダサチニブ
(3) 前治療に抵抗性または不耐容CML：イマチニブ，ニロチニブ，ダサチニブ，ボスチニブ
(4) *BCR-ABL*陽性急性リンパ性白血病(acute lymphoblastic leukemia：ALL)：イマチニブ
(5) 再発または難治性*BCR-ABL*陽性ALL：イマチニブ，ダサチニブ
(6) FIP1L1-PDGFRα陽性の好酸球増多症候群，慢性好酸球性白血病：イマチニブ

2 禁忌

4剤共通の禁忌として以下があげられる．
(1) 本剤の成分に対し過敏症の既往歴のある患者
(2) 妊婦または妊娠している可能性のある女性

3 標準投与量・投与方法

■ イマチニブ
○慢性骨髄性白血病
・慢性期：
1日1回400 mgを食後経口投与する．症状などにより適宜増減し，1日1回600 mgまで増量可能である．
・移行期または急性期：
1日1回600 mgを食後経口投与する．症状などにより適宜増減し，1日1回800 mg(1回400 mgを1日2回)まで増量できる．
○フィラデルフィア染色体陽性急性リンパ性白血病
1日1回600 mgを食後経口投与する．症状などにより適宜減量する．
■ ニロチニブ
○初発慢性期の慢性骨髄性白血病
1回300 mgを食事の1時間以上前または食後2時間以降に1日2回，12時間ごとを目安に経口投与．

○上記以外
　1回400 mgを食事の1時間以上前または食後2時間以降に1日2回，12時間ごとを目安に経口投与．

■ダサチニブ
○慢性骨髄性白血病
・慢性期
　1日1回100 mgを経口投与する．なお，患者の状態により適宜増減するが，1日1回140 mgまで増量できる．
・移行期または急性期
　1回70 mgを1日2回経口投与する．なお，患者の状態により適宜増減するが，1回90 mgを1日2回経口投与まで増量できる．
○再発または難治性フィラデルフィア染色体陽性急性リンパ性白血病
　1回70 mgを1日2回経口投与する．なお，患者の状態により適宜増減するが，1回90 mgを1日2回まで増量できる．

■ボスチニブ
○前治療に抵抗性または不耐容の慢性骨髄性白血病
　1日1回500 mgを食後経口投与する．なお，患者の状態により，1日1回600 mgまで増量できる．

4 投与上の注意点，副作用

■イマチニブ不耐容とTKI副作用
　イマチニブ不耐容は5〜10％程度認める．不耐容はイマチニブのみに認められるものではなく，いずれのTKIを用いても副作用で継続困難となる症例がある．どの薬剤もABLに完全に特異的なのではなく，いくつか別のチロシンキナーゼを阻害する作用をもつからである．これを「off target作用」という．ここでは各薬剤について代表的な（そして臨床上問題となる）副作用について概説する．注目して欲しいのは同じTKIであっても，頻度の多い副作用が各薬剤で異なることである．これは，off target作用が各薬剤で異なることによる．

■イマチニブ
○血球減少
　しばしば認められる．添付文書には**表2-16**のように減量指示が記されているが，実臨床上では必ずしも厳格に従っているわけではない．*BCR-ABL*転座は多能性造血幹細胞に近い時点で起きるとされているが，これはイマチニブ内服早期には異常のある多能性造血幹細胞がかなりの比率で抑制されることを示す．正常造血も慢性骨髄性白血病（CML）によって抑制されているので，一時的に骨髄抑制の状態となってしまう．しかし，徐々に正常造血が回復してくれば血球減少は改善するはずなので，それを信じて粘り強く使い続けるということも状況によっては考慮されてよい．また，治療早期の治療反応性が予後に大きな影響を与えることを考えると，治療早期の安易な薬剤減量には慎重である必要がある．

○ 浮腫・胸腹水貯留などの水貯留

特に状態の悪い(PS低下例や治療抵抗例など)症例に多く認める傾向がある．ダサチニブと比較すると軽度である印象があるが，コントロール困難な場合には一時的な休薬や他剤への変更も考慮する必要がある．

○ 催奇形性

イマチニブは催奇形性が認められている．妊婦または妊娠の可能性のある女性への投与は原則として避ける．また，治療期間中の避妊を指導する．妊娠中にCMLと診断された女性に対しては，(1)出産まで他剤(インターフェロンなど)で治療を行う，(2)人工中絶が可能な場合は中絶のうえイマチニブ投与を開始するなどの選択肢がある．男性の場合も精子形成や運動能の低下が報告されているが，パートナー女性の児に対し催奇形性を増加させたとする報告はない．母乳中にはイマチニブの代謝産物が移行するため，内服中の場合には授乳は行わないよう指導する．

■ ニロチニブ

○ 高血糖

ENESTnd試験では血糖上昇が40％以上の症例に認められている．重篤な症例は多くはないが，コントロールがあまり良好でない糖尿病患者に対しての投与は避け別のTKIを選択したほうが望ましい．ニロチニブ投与中に血糖コントロールが増悪した場合には，通常の糖尿病と同様の対応を行えば問題となることはほとんどない．

○ 肝障害

他のTKIより頻度が多いとされている．減量基準は**表2-17**を参照．

○ QT間隔延長

投与開始前にECG，電解質障害の有無の確認などが必須である．また，投与後も定期的にECGのチェックが必要である．高リスクは高齢者，女性，基礎に心疾患を有している症例である．また，重度の嘔吐，下痢の後などで電解質障害が疑われる場合にも慎重なスクリーニングが必要である．QTc≧480 msecの場合には一時休薬することも考慮する．

○ 食事との関係

食後にニロチニブを投与した場合，血中濃度が増加する可能性が指摘されており，食事の影響を避けるため食事の1時間前から食後2時間までの間は，服用は避けるよう指導する．

○ 血球減少・体液貯留

イマチニブの項を参照．ニロチニブによる血球減少は，ENESTnd試験ではイマチニブと同等あるいはやや軽度である印象である．

■ ダサチニブ

○ 血球減少

イマチニブ，ニロチニブより重度である印象がある．出血傾向の副作用を考慮すると，特にダサチニブにおいては血小板減少について注意が必要である．薬剤の減量，中止基準は**表2-18**を参照．

○出血傾向

血小板減少によるだけでなく，血小板数正常症例においても認められる．DASISION試験では出血性合併症を5％と報告されているが，MDアンダーソンのグループは40％近くの症例に認めたと報告している．出血傾向のメカニズムはダサチニブが血小板凝集抑制作用をもつからと考えられている．ダサチニブの血中濃度が低下する可能性からH_2受容体拮抗薬やプロトンポンプ阻害薬内服が制限されている症例が多く，消化管出血のリスクを常に考慮しておかなければならない．

○胸水などの水貯留

DASISION試験によると20％近くの症例で胸水の貯留を認めている．イマチニブが1％未満であることを考えると，ダサチニブの副作用としては非常に大きな問題である．同じマルチキナーゼのボスチニブには胸水貯留症例があまり多くないこととは対照的である．発症機序はいまだ不明である．発症時期は内服開始直後のこともあれば，数年経過してからの場合もある．利尿薬などで対応を試みるが，一時的に休薬が必要になったり，薬剤変更が必要になったりする症例もしばしば認める．

○肺高血圧症

頻度は多くはないがしばしば進行性であり，致死的になりうる．多くの場合ダサチニブ中止で臨床症状の改善を認めているが，ダサチニブの再開は避けるべきと考える．

■ボスチニブ

○消化管毒性

下痢の副作用の報告が多い（70％近い発現率が報告されている）．多くは薬剤の減量，中止により改善する．

5 減量・中止基準

■イマチニブ
- 非血液毒性（表2-16a）
- 血液毒性（表2-16b）

■ニロチニブ
- 非血液毒性：初発慢性期（表2-17a）
- 非血液毒性：上記以外（表2-17b）
- 血液毒性（表2-17c）

■ダサチニブ
- 非血液毒性（表2-18a）
- 血液毒性（表2-18b）

■ボスチニブ
- 非血液毒性（表2-19a）
- 血液毒性（表2-19b）

表 2-16 イマチニブの用量調節法

a. 非血液毒性

	ビリルビン値/AST(GOT), ALT(GPT)値	投与量調節
慢性骨髄性白血病(CML), 消化管間質腫瘍(GIST), フィラデルフィア染色体陽性急性リンパ性白血病(Ph＋ALL), 好酸球増多症候群(HES)または慢性好酸球性白血病(CEL)		
慢性期 CML, 移行期 CML または急性期 CML, GIST, Ph＋ALL, HES または CEL	ビリルビン値＞施設正常値上限の 3 倍またはAST, ALT 値＞施設正常値上限の 5 倍	①ビリルビン値が 1.5 倍未満に, AST, ALT 値が 2.5 倍未満に低下するまで本剤を休薬する ②本剤を減量して治療を再開する

b. 血液毒性

慢性期 CML, GIST（初回用量 400 mg/日）, HES または CEL（用量 400 mg/日）	好中球数＜1,000/mm³または血小板数＜50,000/mm³	①好中球数 1,500/mm³ 以上および血小板数 75,000/mm³ 以上に回復するまで休薬する ② 400 mg/日で治療を再開する ③再び好中球数が 1,000/mm³ を下回るか, または血小板数が 50,000/mm³ を下回った場合は, ①へ戻り, 300 mg/日で治療を再開する
移行期 CML, 急性期 CML または Ph＋ALL（初回用量 600 mg/日）	好中球数＜500/mm³または血小板数＜10,000/mm³	①血球減少が白血病に関連しているか否かを確認（骨髄穿刺）する ②白血病に関連しない場合は 400 mg/日に減量する ③血球減少が 2 週間続く場合はさらに 300 mg/日に減量する ④白血病に関連しない血球減少が 4 週間続く場合は好中球数が 1,000/mm³ 以上, および血小板数が 20,000/mm³ 以上に回復するまで休薬し, その後 300 mg/日で治療を再開する

表 2-17 ニロチニブの用量調節法

a. 初発の慢性期の慢性骨髄性白血病（非血液毒性：初発慢性期）

	休薬・減量基準	投与量調節
肝機能検査値（ビリルビン, AST（GOT）, ALT（GPT））	ビリルビン値＞施設正常値上限の 1.5 倍かつ≦3 倍 または AST 値，ALT 値＞施設正常値上限の 2.5 倍かつ≦5 倍	1. ビリルビン値が施設正常値上限の 1.5 倍未満に，AST，ALT 値が 2.5 倍未満に低下するまで本剤を休薬する 2. 300 mg 1 日 2 回の用量で再開する
	ビリルビン値＞施設正常値上限の 3 倍 または AST 値，ALT 値＞施設正常値上限の 5 倍	1. ビリルビン値が施設正常値上限の 1.5 倍未満に，AST，ALT 値が 2.5 倍未満に低下するまで本剤を休薬する 2. 400 mg 1 日 1 回に減量して再開する
膵機能検査値（リパーゼ）	リパーゼ値＞施設正常値上限の 2 倍	1. リパーゼ値が施設正常値上限の 1.5 倍未満に低下するまで本剤を休薬する 2. 400 mg 1 日 1 回に減量して再開する
QT 間隔延長	480 msec 以上の延長	1. 本剤を休薬する 2. 2 週間以内に，450 msec 未満かつベースライン値からの延長が 20 msec 以内に回復した場合は，300 mg 1 日 2 回の用量で再開する．2 週間の休薬以降も，450 msec 以上の場合は，本剤の投与を中止する 3. 投与を再開した後に，再度，450 msec 以上の延長が認められた場合は，本剤の投与を中止する

Grade 2 のその他の非血液系の副作用が発現した場合は，Grade 1 以下に回復するまで，本剤を休薬すること．投与を再開する場合には，300 mg 1 日 2 回の用量で再開する．
Grade 3 以上のその他の非血液系の副作用が発現した場合は，Grade 1 以下に回復するまで，本剤を休薬すること．投与を再開する場合には，400 mg 1 日 1 回に減量するなど注意すること（Grade は NCI-CTC に準じる）．

b. イマチニブ抵抗性の慢性期または移行期の慢性骨髄性白血病（非血液毒性：慢性期, 移行期）

	休薬・減量基準	投与量調節
肝機能検査値（ビリルビン, AST（GOT）, ALT（GPT））	ビリルビン値＞施設正常値上限の 3 倍 または AST 値，ALT 値＞施設正常値上限の 5 倍	1. ビリルビン値が施設正常値上限の 1.5 倍未満に，AST，ALT 値が 2.5 倍未満に低下するまで本剤を休薬する 2. 400 mg 1 日 1 回に減量して再開する
膵機能検査値（リパーゼ）	リパーゼ値＞施設正常値上限の 2 倍	1. リパーゼ値が施設正常値上限の 1.5 倍未満に低下するまで本剤を休薬する 2. 400 mg 1 日 1 回に減量して再開する
QT 間隔延長	480 msec 以上の延長	1. 本剤を休薬する 2. 2 週間以内に，450 msec 未満かつベースライン値からの延長が 20 msec 以内に回復した場合は，400 mg 1 日 2 回の用量で再開する．2 週間の休薬以降も，450 msec 以上 480 msec 未満の場合は，400 mg 1 日 1 回に減量して再開する 3. 400 mg 1 日 1 回に減量して再開した後に，再度，480 msec 以上の延長が認められた場合は，本剤の投与を中止する

Grade 3 以上のその他の非血液系の副作用が発現した場合は，Grade 1 以下に回復するまで，本剤を休薬すること．投与を再開する場合には，400 mg 1 日 1 回に減量するなど注意すること（Grade は NCI-CTC に準じる）．

（つづく）

表 2-17 ニロチニブの用量調節法（つづき）

c. 血液毒性

	休薬・減量基準	投与量調節
300 mg 1日2回投与中の初発の慢性期の慢性骨髄性白血病(CML)	好中球数＜1,000/mm³ または 血小板数＜50,000/mm³ または ヘモグロビン＜8.0 g/dL	1. 好中球数 1,500/mm³ 以上または血小板数 75,000/mm³ 以上またはヘモグロビン 10.0 g/dL 以上に回復するまで休薬する 2. 2週間以内に回復した場合は，300 mg 1日2回の用量で再開する 3. 2週間以内に回復しなかった場合は，患者の状態により，400 mg 1日1回に減量する
400 mg 1日2回投与中のイマチニブ抵抗性の慢性期CML	好中球数＜1,000/mm³ または 血小板数＜50,000/mm³	1. 好中球数 1,000/mm³ 以上または血小板数 50,000/mm³ 以上に回復するまで休薬する 2. 2週間以内に回復した場合は，400 mg 1日2回の用量で再開する 3. 2週間以内に回復しなかった場合は，患者の状態により，400 mg 1日1回に減量する
400 mg 1日2回投与中のイマチニブ抵抗性の移行期CML	好中球数＜500/mm³ または 血小板数＜10,000/mm³	1. 好中球数 1,000/mm³ 以上または血小板数 20,000/mm³ 以上に回復するまで休薬する 2. 2週間以内に回復した場合は，400 mg 1日2回の用量で再開する 3. 2週間以内に回復しなかった場合は，患者の状態により，400 mg 1日1回に減量する

表 2-18 ダサチニブの用量調節法

a. 非血液毒性

疾患及び病期	副作用の重症度	投与量調節
慢性期慢性骨髄性白血病(CML)（初回用量1日1回100 mg）	Grade 3 または 4	① Grade 1 以下またはベースラインに回復するまで休薬する ② 1日1回 80 mg で治療を再開する ③ 再び同じ副作用(Grade 3 または 4)が発現した場合には，初発の慢性期 CML 患者では①へ戻り，1日1回 50 mg で治療を再開し，イマチニブに効果不十分または忍容性のない慢性期 CML 患者では原則として投与を中止する
移行期 CML，急性期 CML またはフィラデルフィア染色体陽性急性リンパ性白血病(Ph+ALL)（初回用量1回 70 mg を1日2回）	Grade 3 または 4	① Grade 1 以下またはベースラインに回復するまで休薬する ② 1回 50 mg を1日2回で治療を再開する ③ 再び同じ副作用(Grade 3 または 4)が発現した場合には，原則として投与を中止する

Grade は NCI-CTC に準じる．

（つづく）

表 2-18 ダサチニブの用量調節法（つづき）

b. 血液毒性

疾患及び病期	好中球数／血小板数	投与量調節
慢性期慢性骨髄性白血病（CML） （初回用量1日1回100 mg）	好中球数 ＜1,000/mm^3 または 血小板数 ＜50,000/mm^3	①好中球数 1,000/mm^3 以上および血小板数 50,000/mm^3 以上に回復するまで休薬する ②1日1回 100 mg で治療を再開する ③血小板数が 25,000/mm^3 を下回るか，再び好中球数が7日間を超えて 1,000/mm^3 を下回った場合は，①へ戻り，2回目の発現時は1日1回 80 mg で治療を再開する．3回目の発現時は，初発の慢性期 CML 患者では1日1回 50 mg で治療を再開し，イマチニブに効果不十分または忍容性のない慢性期 CML 患者では投与を中止する
移行期 CML，急性期 CML またはフィラデルフィア染色体陽性急性リンパ性白血病(Ph＋ALL) （初回用量1回 70 mg を1日2回）	好中球数^{*1} ＜500/mm^3 または 血小板数 ＜10,000/mm^3	①血球減少が白血病に関連しているかを確認（骨髄穿刺または生検）する ②白血病に関連しない場合は，好中球数 1,000/mm^3 以上および血小板数 20,000/mm^3 以上に回復するまで休薬する ③1回 70 mg を1日2回で治療を再開する ④再度発現した場合には，①へ戻り，2回目の発現時は1回 50 mg を1日2回，3回目の発現時は1回 40 mg を1日2回で治療を再開する ⑤白血病に関連する場合は，1回 90 mg を1日2回までの増量を考慮する

＊1：原則として，患者の全身状態に十分注意し，少なくとも投与開始(第1日)から第14日までは治療を継続した後の検査値

表 2-19 ボスチニブの用量調節法

a. 非血液毒性

副作用	処置
肝トランスアミナーゼが施設正常値上限5倍超	施設正常値上限の2.5倍以下に回復するまで休薬する．回復後は 400 mg 1日1回で投与を再開する． 休薬後4週間以内に回復しない場合は投与を中止する．
肝トランスアミナーゼが施設正常値上限3倍以上，ビリルビン値が施設正常値上限2倍以上および ALP が施設正常値上限2倍未満	投与を中止する
Grade 3または4の下痢	Grade$^{注)}$1以下に回復するまで休薬する．回復後は，400 mg 1日1回で投与を再開する．
上記以外の非血液系中等度または重度の副作用	回復するまで休薬する．回復後は，400 mg 1日1回で投与を再開する．必要に応じて 500 mg 1日1回へ増量する．

Grade は CTCAE ver 3.0 による．

（つづく）

表 2-19 ボスチニブの用量調節法（つづき）

b. 血液毒性

副作用	処置
好中球数が 1,000/mm^3 未満 または 血小板数が 50,000/mm^3 未満	好中球数が 1,000/mm^3 以上および血小板数が 50,000/mm^3 以上に回復するまで休薬する． 休薬後 2 週間以内に回復した場合は，回復後は休薬前と同一投与量で投与を再開する．2 週間以降に回復した場合は，1 回量を 100 mg 減量したうえで再開する． これらの血球減少症が再発した場合，回復後 1 回量を 100 mg 減量した上で再開する*．

＊1 日 1 回 300 mg より低い用量を投与した場合の有効性および安全性は検討されていない．

（多々良 礼音）

8 抗CD20モノクローナル抗体薬

1 抗CD20モノクローナル抗体薬の概要と作用機序

CD20抗原の特徴

CD20抗原はB細胞の表面に存在し，細胞膜を4回貫通する33-37 kDaのリンタンパク質（図2-28）である．Pre B細胞から成熟B細胞までの分化段階で特異的に発現しており（図2-29），他の正常細胞や，骨髄幹細胞からPro B細胞，形質細胞には発現しない．またB細胞悪性リンパ腫の約90％に発現する．

細胞膜のCa^{2+}チャネルとして働くとされており，B細胞の活性化・増殖・細胞周期の進行，調整に関与していると考えられている[1]．

遊離タンパク質として血液中を循環することはないため，血中での消費による標的部位への致達障害を生じない．抗体と結合した後も細胞内へ内在化しない．また，幹細胞や形質細胞には発現しないため，正常なB細胞などの枯渇も起こらない．以上のことよりCD20が標的抗原となった．

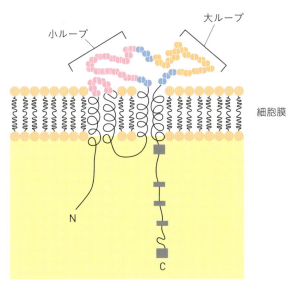

図2-28 CD20抗原（細胞膜4回貫通型タンパク）とリツキシマブ，オファツムマブの結合部位

（Cheson BD：Ofatumumab, a novel anti-CD20 monoclonal antibody for the treatment of B-cell malignancies. J Clin Oncol 28(21)：3525-3530, 2010. をもとに作成）

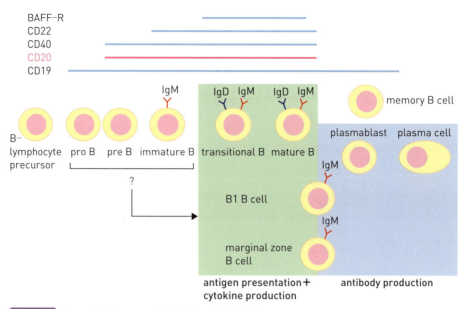

図 2-29 B-cell lineage と CD20 の発現時期

(Blüml S, et al：B-cell targeted therapeutics in clinical development. Arthritis Res Ther 15(Suppl 1)：2013. をもとに作成)
B-lymphocyte precursor：B リンパ球前駆細胞，Immature B：未成熟 B 細胞，transitional B：移行 B 細胞，matureB：成熟 B 細胞，plasmablast：形質芽細胞，plasma cell：形質細胞，memoryB cell：記憶 B 細胞，marginal zone B cell：辺縁帯 B 細胞，antigen presentation：抗原提示，cytokine production：サイトカイン生成，antibody production：抗体生成

抗 CD20 モノクローナル抗体の作用機序

抗 CD20 モノクローナル抗体の作用機序として以下が考えられている．

補体依存性細胞傷害(complement-dependent cytotoxicity：CDC)作用

CD20 抗体が CD20 抗原へ特異的に結合後，定常領域部分(Fc 部分)に補体(C1q)が付着し，他の補体成分を活性化させた結果，補体の最終複合体である膜侵襲複合体(membrane attack complex：MAC)が CD20 抗原発現細胞の膜上に挿入され，細胞溶解へ導く(図 2-30)．

抗体依存性細胞傷害(antibody-dependent cell mediated cytotoxicity：ADCC)作用

CD20 抗体が CD20 抗原へ特異的に結合後，定常領域部分(Fc 部分)が，単球や NK (ナチュラルキラー)細胞や顆粒球などといった細胞障害性免疫細胞の Fcγ受容体に結合し，細胞傷害性の顆粒を放出することで標的細胞を破壊する(図 2-31)．

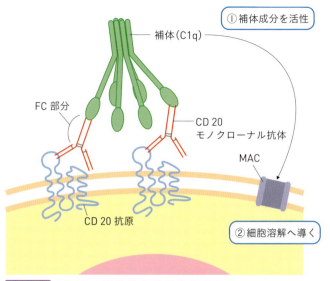

図 2-30 CD20 の補体依存性細胞傷害（CDC）

〔O'Brien S, et al：Ofatumumab：A New CD20 Monoclonal Antibody Therapy for B-cell Chroni Lymphocytic Leukemia. Clin Lymphoma Myeloma Leuk 10（5）：361-368, 2010. をもとに作成〕

＊MAC（膜侵襲複合体）

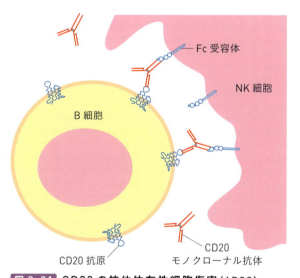

図 2-31 CD20 の抗体依存性細胞傷害（ADCC）

〔O'Brien S, et al：Ofatumumab：A New CD20 Monoclonal Antibody Therapy for B-cell Chroni Lymphocytic Leukemia. Clin Lymphoma Myeloma Leuk （5）：361-368, 2010. をもとに作成〕

直接的な抗腫瘍効果

　CD20 抗体が標的細胞に結合すると，細胞内のシグナル伝達路（p38 MAPK シグナル伝達路）のサイトカインカスケードを低下させ，結果的にアポトーシスを抑える bcl-2 を抑制する[2]．また，悪性 B 細胞リンパ腫の一部に発現するタンパク（RKIP：Raf-1 キナー

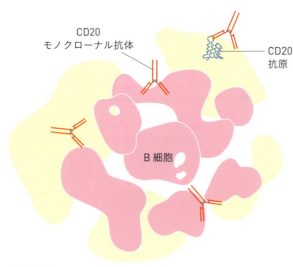

図 2-32 直接的な抗腫瘍効果

- CD20抗体が標的細胞に結合し，アポトーシスを抑える bcl-2 を抑制する
- Raf-1 キナーゼ阻害タンパクの発現を活性化させ，B細胞の主要な生存経路を抑制し，結果としてアポトーシスを誘導する
- カルシウムチャンネルを介してカルシウムが流入することで，カスパーゼを活性化させ直接的にアポトーシスを起こす

(O'Brien S, et al：Ofatumumab：A New CD20 Monoclonal Antibody Therapy for B-cell Chroni Lymphocytic Leukemia. Clin Lymphoma, Myeloma Leuk 10(5)：361-368, 2010. をもとに作成)

ゼ阻害タンパク)の発現を活性化させ，B細胞の主要な生存伝達路(ERK1/2 や NF-κB)を抑制し，結果としてアポトーシスを誘導する[3]．また，カルシウムチャンネルを介してカルシウムが流入することで，カスパーゼを活性化させ，直接的にアポトーシスを起こす(図 2-32)[4]．

そのほか，細胞周期の停止や，ワクチン的な効果などの作用機序も考えられている[5]．

また，抗 CD20 モノクローナル抗体は，Type 1，Type 2 に分かれる．リツキシマブ，オファツムマブは Type 1 抗体に分類される．Type 1 抗体は，脂肪ラフトで CD20 に固定されており，補体(C1q)に強く結合し，CDC 作用を引き起こしやすいが，直接細胞死の作用は弱いとされている．一方 Type 2 抗体(例：tositumomab)は，脂肪ラフトで CD20 に固定されておらず，CDC 作用については弱いとされるが直接細胞死の作用は強いとされる．また ADCC については，どちらも同程度とされている．

2 抗 CD20 モノクローナル抗体薬の特徴

1 リツキシマブ(リツキサン®)

マウスとヒトとのキメラ抗体(マウス抗体の可変領域(Fab 領域)をヒト抗体の定常領域(Fc 領域)に導入したもの：p.23 参照)である．CD20 のアミノ酸配列の大ループの部分のみに結合する(図 2-28 参照)．

1 適応となるがん種と適応条件

- 造血器疾患のなかで，CD20 陽性の B 細胞性非ホジキンリンパ腫，免疫抑制状態下の CD20 陽性 B 細胞性リンパ増殖性疾患患者

- インジウム(^{111}In)イブリツモマブ チウキセタンおよびイットリウム(^{90}Y)イブリツモマブ チウキセタン投与の前投与

2 禁忌

- リツキシマブや，マウスタンパク質由来製品に対して過敏症またはアナフィラキシー反応の既往歴がある場合

3 標準投与量・投与方法

- 375 mg/m^2 を投与し，その他の抗悪性腫瘍薬(CHOP療法，GDP療法など)と併用していく形となる．維持療法の場合は，投与法についてさまざまな検討があり，一定の見解はないが，PRIMA試験[6]では，8週間おきにリツキシマブ単剤を375 mg/m^2 で投与し，2年間継続するという方法をとっている．
- イブリツモマブ チウキセタンの前投薬として使用する場合は，国内の第Ⅱ相臨床試験のとおり[7]，250 mg/m^2 を1回点滴静注する．

4 減量・中止基準

臨床試験どおりに標準投与量を投与するのが一般的で，減量基準はない．

5 投与上の注意点

初回投与時はモニターを装着し，投与中から投与終了後1時間はバイタルサインのモニタリング，自他覚症状の観察をしっかり行う．後述のとおり，特に初回投与時はインフュージョンリアクションを起こしやすいため，特に注入速度を上げた後は注意深い観察が必要である．投与速度は50 mL/時で開始し，毒性がみられなければ30分間隔で50 mL/時ずつ増量していき，400 mL/時まで漸増可能である．

2回目以降は，初回に毒性を認めなければ100 mL/時で開始し，30分間隔で100 mL/時ずつ漸増していき，400 mL/時まで漸増してよい．

6 副作用

■インフュージョンリアクション

投与中から投与開始24時間以内に現れることがある．特に初回投与時の注入速度を最初に上げた後の30〜60分の間に多く起こる．

症状は発熱，悪寒，悪心，疼痛，そう痒，発疹，咳，虚脱感，血管浮腫などで，重篤な場合は低酸素血症，急性呼吸促迫症候群，心筋梗塞，心室細動，心原性ショック，低血圧，血管浮腫，気管支痙攣などのアナフィラキシー様症状が出現する．

機序については，はっきりわかっていないが，特に腫瘍細胞量が多い(血液中に25,000/μL以上)場合，脾腫がある場合，心肺機能障害がある場合は発現頻度が高くなり，さらに症状が重篤となることがあるため要注意である．

インフュージョンリアクションを軽減させるために，リツキシマブ投与の30分前に抗ヒスタミン薬や解熱鎮痛薬の投与を行い，必要に応じて副腎皮質ホルモン剤の投与の

考慮が必要であるが，前投薬を投与しても完全に予防できるわけではない．投与中に症状が出現した場合は，投与を中断し，医師に連絡する．投与後にも症状が出現することがあるため，注意して観察を行う．

症状が重篤な場合は緊急性が高いため，ただちに投与を中止し，医師に連絡し人を呼ぶ．アナフィラキシーに準じた対応が必要である．症状が消失した後に投与を再開することもあり，その場合は中止時の半分以下の速度から開始する．その後も患者の状態を注意深く観察する．

初回投与でインフュージョンリアクションがみられた症例の半数以上で，2回目以降の投与時に症状が出現しない点や症状が軽微になる点でアレルギーやアナフィラキシーとは異なる．そのため，症状次第で投与を再開したり，2回目以降も使用したりすることが一般的である．

■ 腫瘍崩壊症候群

腫瘍量の多い場合や脱水・腎機能障害のある場合，リツキシマブを投与後に急速かつ多量に腫瘍が崩壊することにより，大量の核酸・リン酸・カリウムが細胞内から血中に放出され，致命的な電解質異常，尿酸・リン酸カルシウムの析出がみられることがある．

予防のためには，十分な補液や尿酸を下げるような前投薬(アロプリノールなど)を検討することがある．血液検査(電解質やLDH，BUN，Cre，尿酸など)を行い，患者の状態を十分に観察し，必要に応じて補液，抗尿酸薬投与，透析などの処置を行う．

■ 消化管穿孔など

病巣の部位によっては，特異的に毒性が生じることがある．例えば消化管に病巣があった場合，腫瘍の縮小に伴い消化管穿孔をきたすことがある．腹痛，腹部膨満感などの臨床症状の出現に注意を要する．

■ B型肝炎ウイルスの再活性化による劇症肝炎など，その他ウイルスの再活性化

リツキシマブの投与後，リンパ球減少が持続する場合や免疫グロブリンの減少が起こる場合があり，それに伴って帯状疱疹ウイルス，サイトメガロウイルスなどの再活性化をきたすことがある．

特にB型肝炎ウイルスの再活性化をきたす場合，劇症肝炎や肝不全などをきたして致死的になることがある．

スクリーニング検査として全例リツキシマブ投与前に日本肝臓学会「B型肝炎治療ガイドライン」[8]に従い，HBs抗原，HBs抗体，Hbc抗体の測定が必須であり，陽性の場合は，ガイドラインに準じた対応を行う．

また治療期間中のみでなく，治療後1年以上経過後にも再活性化をきたすことがあるため，治療終了後も継続してフォローが必要である．

■ 進行性多巣性白質脳症

中枢神経系の感染によって起きる脱髄疾患であり，免疫抑制によりJCウイルスが活性化することが原因である．意識障害，言語障害，性格変化，行動異常，歩行異常，情動障害，顔面筋の麻痺，頭痛，めまいなどの症状が徐々に拡大していく．

2 オファツムマブ（アーゼラ®）

最初の完全ヒト化抗体であり，CD20の大・小両方のループに結合する（図2-28参照）．in vitroではリツキシマブと比較し，ADCC作用は同様であったが，CDC作用はより強く，CLLのようなCD20発現の低いものやリツキシマブ耐性のものにも効果を示した[9]．他の抗悪性腫瘍薬との併用についての安全性などは確立していない．

1 適応となるがん種と適応条件
・再発または難治性のCD20陽性の慢性リンパ性白血病

2 禁忌
・オファツムマブの成分に対して過敏症の既往がある場合

3 標準投与量・投与方法
・オファツムマブを初回300 mg，2回目以降は2,000 mgで週1回8回繰り返す．
・8回目の投与の4〜5週後から，4週間に1回2,000 mg点滴静注を行い，合計12回目まで繰り返す．

4 減量・中止基準
特に定められたものはない．

5 投与上の注意点
・インフュージョンリアクション（リツキシマブの副作用参照）の予防として，解熱鎮痛薬，抗ヒスタミン薬，副腎皮質ホルモンの投与を検討する．
・初回投与時は，12 mL/時で開始し，問題がみられなければ30分おきに25・50・100・200・300 mL/時と投与速度を上げていき，最大400 mL/時まで漸増が可能である．
・2回目以降の投与時は，前回特に問題がみられなかった場合は25 mL/時で投与を開始し，30分ごとに投与量を2倍の速度に漸増していき，最大400 mL/時まで漸増可能である．

6 副作用
・リツキシマブの項に準ずる

3 イブリツモマブ チウキセタン（ゼヴァリン®）

イブリツモマブ チウキセタンは，抗腫瘍効果のある治療用放射性同位元素（radioisotope：RI）をモノクローナル抗体に標識させて投与し，標的細胞に選択的に放射線を照射することを目的としたRI標識抗体療法（radioimmunotherapy：RIT）の治療薬である．

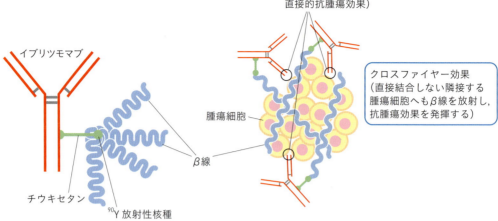

図 2-33 ^{90}Y イブリツモマブ チウキセタンと作用機序

(Fink-Bennett DM, et al：90Y-ibritumomab tiuxetan in the treatment of relapsed or refractory B-cell non-Hodgkin's lymphoma. J Nucl Med Technol 31(2)：61-68, 2003. をもとに作成)

また RI 標識抗体が結合した標的細胞のみでなく，その周囲の細胞にも放射線治療効果（クロスファイヤー効果）を期待できる（図 2-33）．また，ほかのモノクローナル抗体のように CDC，ADCC などの作用も期待できる．

放射性医薬品であるため，取り扱いが特殊であること，被曝防止が不可欠であることにより，施行可能な施設が限られている．

またマウス抗体であるため，その他のモノクローナル抗体と比較して異物として認識され抗体を作りやすく，原則反復治療は行わない．

■ **イットリウム 90(^{90}Y) イブリツモマブ チウキセタン**

^{90}Y イブリツモマブ チウキセタンは図 2-33 のとおり，CD20 抗原を標的とするマウス抗体に，純粋なβ線のみを放出する ^{90}Y を結合させている．^{90}Y は物理学的半減期が 64 時間と比較的短いため，標的細胞以外の正常組織などへの放射線照射を最低限に押さえる．

^{90}Y から放出されるエネルギーの組織内の飛程距離は平均 5.3 mm であり，最大飛程距離は約 11 mm である．尿排泄も少なく（6〜12%），外来でも治療可能である．

■ **インジウム 111(^{111}In) イブリツモマブ チウキセタン**

^{90}Y はγ線を放出しないため，γカメラによる撮影ができず，生体内分布が不明である．治療適格基準（適応となるがん腫と適応を参照）を満たすかどうかを確認するため，γ線を放出する（^{111}In）イブリツモマブ チウキセタンを投与し，体内動態を推測する．あくまで確認のためのものであり，抗腫瘍効果はない．

1 適応となるがん種と適応条件

- CD20 陽性の再発または難治性の低悪性度 B 細胞性非ホジキンリンパ腫・マントル細胞リンパ腫
- 図 2-34 のとおり，治療の的確性を確認するため，^{90}Y イブリツモマブ チウキセタン

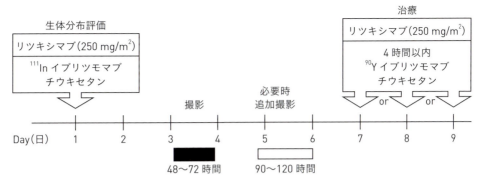

図 2-34 投与スケジュール
投与量は国内第 II 相試験[7]に準じる
〔Fink-Bennett DM, et al：90Y-ibritumomab tiuxetan in the treatment of relapsed or refractory B-cell non-Hodgkin's lymphoma. J Nucl Med Technol. 31(2)：61-68, 2003. をもとに作成〕

投与の 6〜8 日前に ^{111}In イブリツモマブ チウキセタンを投与し，^{90}Y イブリツモマブ チウキセタン投与の的確性を確認する．異常な生体内分布（骨髄へのびまん性の取り込み，肝・脾など網内系への取り込みの局在化，正常臓器への取り込みの増強など）がみられた場合は毒性が強く出る可能性があるため，^{90}Y イブリツモマブ チウキセタンの投与はできない．

2 禁忌

- マウスタンパク由来製品もしくはリツキシマブに対する重篤な過敏症の既往があるもの
- 妊婦または妊娠の可能性のあるもの（安全性が確立していないため）

3 慎重投与

- 好中球数 1,200/μL 未満または血小板数 100,000/μL 未満の患者における投与は臨床試験で行われておらず，骨髄抑制の程度など不明である．
- 骨髄中のリンパ腫浸潤率が 25％以上の場合，血液毒性（後述参照）が強く出現する可能性がある（状態によっては腫瘍細胞を減らしてからの投与なども検討されうる）．
- 造血幹細胞移植治療を受けた場合や骨髄の 25％以上に外部放射線照射を施行した既往のある場合，骨髄抑制が強く出現する可能性がある．

4 標準投与量，投与スケジュール

1 日目：標識率 95％以上を確認したうえでリツキシマブ 250 mg/m^2 を投薬してから，投与後 4 時間以内に，^{111}In イブリツモマブ チウキセタン 130 MBq（≒ 3.5 mCi）を 10 分かけて投与する（図 2-34）．

3〜4 日目：^{111}In イブリツモマブ チウキセタン投与 48〜72 時間後に γ カメラで撮影を行い，生体内分布の状態を評価する．評価が不確定な場合は，1 日以上間隔を開けて追加撮影を行い，以降の治療が継続できるかを検討する．

7～9日目：標識率95%以上を確認したうえでリツキシマブ250 mg/m²を前投薬し，投与後4時間以内に^{90}Yイブリツモマブ チウキセタン14.8 MBq/kg（＝0.4 mCi/kg），上限1,184 MBq（＝32 mCi）を10分間かけて静脈内投与する．

標的外である末梢血中や脾臓中のB細胞を枯渇させ，^{90}Yや^{111}Inが腫瘍細胞に集積しやすくし，腫瘍細胞以外の細胞への被曝を少なくするためリツキシマブを^{111}Inイブリツモマブ チウキセタンや^{90}Yイブリツモマブ チウキセタンの前に投与する．

5 減量・中止基準

- 投与前血小板数100,000/μL以上150,000/μL未満の患者は^{90}Yイブリツモマブ チウキセタンを11.1 MBq/kg（0.3 mCi/kg）に減量する．
- ^{111}Inイブリツモマブ チウキセタン投与後のγカメラによる撮影で，異常な生体内分布がみられた場合は，^{90}Yイブリツモマブ チウキセタンの投与は中止する．

6 投与上の注意点

マウス抗体であり，過敏反応が起きる可能性がある．またインフュージョンリアクションがその他の抗CD20抗体と同様に起きる可能性があるため，解熱鎮痛薬・抗ヒスタミン薬の前投与を行い，患者の状態を注意して観察する．

7 副作用

国内第Ⅱ相試験[7]の結果からは，非血液毒性で重篤なものはみられなかった（NCI-CTC〔National Cancer Institute-Common Toxicity Criteria〕Version 2.0[10]でGrade 4の非血液毒性はなし）が，重篤な血液毒性はみられており，注意が必要である．

■骨髄抑制

国内第Ⅱ相試験[7]では，NCI-CTC Version 2.0で好中球減少はGrade 3（好中球≧500～＜1000/mm³）が33%，Grade 4（好中球＜500/mm³）が43%でみられ，血小板減少はGrade 3（血小板≧10,000～＜50,000/mm³）が68%，Grade 4（血小板＜10,000/mm³）が5%であり，貧血はGrade 3（Hb 6.5～＜8.0 g/dL）が23%，Grade 4（Hb＜6.5 g/dL）が5%であった．

図2-35のとおり，血球減少は遅延性であり約2か月後に最低値となり，1～3週間で軽快する．

そのため治療後は頻回に血液検査を行い，状態を確認し，必要に応じて適宜輸血やG-CSF製剤などを使用する．

■過敏反応

マウス抗体であることより，異物と認識しヒト抗マウス抗体を形成することがあり，過敏反応が起きる可能性がある．

過敏反応軽減のため，投与前にアセトアミノフェンなどの解熱鎮痛薬や抗ヒスタミン薬の前投薬を行う．

8 放射線安全管理

^{90}Yのβ線飛程距離は短く，半減期も短いため外来治療が可能ではあるものの，放射

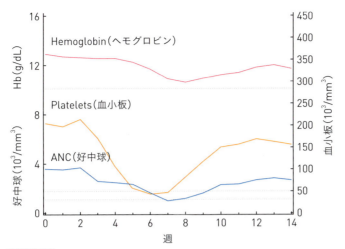

図 2-35 血液毒性の時期

〔Teeling JL, et al：Characterization of new human CD20 monoclonal antibodies with potent cytolytic activity against non-Hodgkin lymphomas. Blood 104(6)：1793-1800, 2004. をもとに作成〕

性医薬品であるため，^{90}Y 投与後 3 日間は患者または患者が接する人との，長時間の接触や近距離での接触を下記のように控えるように指導が必要である．また，^{90}Y を投与した患者の血液や尿からの放射線防護についても指導が必要である．

■ **患者や周囲の人への指導内容（投与後 3 日間）**

- 家族（配偶者・子ども）や，公共の場での人との長時間にわたる接触を避けるようにする．近距離での接触をできるだけ避けるようにする（特に子どもとの接触では握り拳 1 つの距離〔約 10 cm〕で 1 日 30 分程度の接触とする）．
- 患者の着衣の洗濯は，ほかの人のものと別にする．
- 患者の血液や尿などが付着した着衣やシーツなどは，ほかの衣類と別にして洗濯し，十分にすすぐ．
- 排尿，排便後や血液が付着したときは，しっかり手を洗う．
- 男性の場合飛散による周囲の汚染を防ぐため，座位で排尿する．
- 尿や血液がこぼれたときは，トイレットペーパーできれいに拭き取り，トイレに流す．
- トイレ使用後の洗浄は 2 回流す．
- 飲水は十分に行う．
- けがをした場合，出血部位をきれいに拭き取り，洗い流すようにする．
- できるだけ毎日シャワーを浴びる．入浴する場合は，最後に 1 人で入浴し，入浴後はただちに浴槽などを洗浄する．
- 性交渉は控える．

引用・参考文献

引用文献

1) Jazirehi AR, et al：Cellular and molecular signal transduction pathways modulated by rituximab(rituxan, anti-CD20 mAb)in non-Hodgkin's lymphoma：implications in chemo-sensitization and therapeutic intervention. Oncogene 24(13)：2121-2143, 2005.
2) Alas S, et al：Inhibition of interleukin 10 by rituximab results in down-regulation of bcl-2 and sensitization of B-cell non-Hodgkin's lymphoma to apoptosis. Clin Cancer Res 7(3)：709-723, 2001.
3) Jazirehi AR, et al：Cellular and molecular signal transduction pathways modulated by rituximab(rituxan, anti-CD20 mAb)in non-Hodgkin's lymphoma：implications in chemo-sensitization and therapeutic intervention. Oncogene 24(13)：2121-2143, 2005.
4) Janas E, Priest R, et al：Rituxan(anti-CD20 antibody)-induced translocation of CD20 into lipid rafts is crucial for calcium influx and apoptosis. Clin Exp Immunol 139(3)：439-446, 2005.
5) Bello C, et al：Monoclonal antibodies for B-cell lymphomas：rituximab and beyond. Hematology Am Soc Hematol Educ Program：233-242, 2007.
6) Gilles S, et al：Rituximab maintenance for 2 years in patients with high tumour burden follicular lymphoma responding to rituximab plus chemotherapy(PRIMA)：a phase 3, randomised controlled trial. Lancet 377(9759)：42-51, 2011.
7) Tobinai K, et al：Japanese phase II study of ^{90}Y-ibritumomab tiuxetan in patients with relapsed or refractory indolent B-cell lymphoma. Cancer Sci. 100(1)：158-164, 2009.
8) 日本肝臓学会肝炎診療ガイドライン作成委員会編：B型肝炎治療ガイドライン(第2.1版), 2015. https://www.jsh.or.jp/files/uploads/HBV_GL_ver2.1_May11.pdf
9) Teeling JL, et al：Characterization of new human CD20 monoclonal antibodies with potent cytolytic activity against non-Hodgkin lymphomas. Blood 104(6)：1793-1800, 2004.
10) National Cancer Institute-Common Toxicity Criteria(NCI-CTC Version 2.0, ～日本語訳 JCOG版-第2版～, 2001. http://www.jcog.jp/doctor/tool/C_150_0011.pdf

参考文献

1) Reff ME, et al：Depletion of B cells, in vivo by a chimeric mouse human monoclonal antibody to CD20. Blood 83(2)：435-445, 1994.
2) O'Brien S, et al：Ofatumumab：a new CD20 monoclonal antibody therapy for B-cell chroni lymphocytic leukemia. Clin Lymphoma, Myeloma Leuk 10(5)：361-368, 2010.
3) Cheson BD：Ofatumumab, a novel anti-CD20 monoclonal antibody for the treatment of B-cell malignancies. J Clin Oncol 28：3525-3530, 2010.
4) Blüml S, et al：B-cell targeted therapeutics in clinical development. Arthritis Res Ther 15(suppl 1), 2013.
5) Carter P：Improving the efficacy of antibody-based cancer therapies. Nat Rev Cancer 112：118-129, 2001.
6) Fink-Bennett DM, et al：90Y-ibritumomab tiuxetan in the treatment of relapsed or refractory B-cell non-Hodgkin's lymphoma. J Nucl Med Technol 31(2)：61-68, 2003.
7) Witzig TE, et al：Safety of yttrium-90 ibritumomab tiuxetan radioimmunotherapy for relapsed low-grade, follicular, or transformed non-hodgkin's lymphoma. J Clin Oncol 21(7)：1263-1270, 2003.

〔吉嗣 加奈子〕

9 抗CD30抗体薬

1 抗CD30抗体薬の概要と作用機序

抗CD30抗体の特徴

CD30とは

　ヒトの白血球をはじめとする体細胞は，細胞表面に糖タンパク質などでできたさまざまな分子を発現しており，この分子の違いを見分けることで細胞の違いを識別することができる．各々の細胞によって特異的な分子が存在し，それを細胞表面マーカー（抗原）とよぶ．細胞表面マーカーは国際的に統一されており，CD（cluster of differentiation）番号で表記されている[1]．腫瘍細胞が有する細胞表面マーカーをターゲットとして腫瘍細胞を狙い撃ちし，治療効果を最大限に引き出すとともに正常細胞へのダメージを最小限に留め有害事象を減らすことが，抗CD抗体薬の基本的なコンセプトである．

　CD30を含む細胞表面マーカーは，リン脂質の細胞膜を細胞内から細胞外にまたがって存在している膜貫通型受容体である．CD30は1992年に初めてクローニングに成功し，分子学的な相同性から腫瘍壊死因子（tumor necrosis factor：TNF）受容体スーパーファミリーという群に分類されている．正常組織では活性化したT細胞，NK細胞，単球などに発現していることから，T細胞受容体から刺激を受けた活性化T細胞の免疫機能発現，免疫細胞の生存・増殖・アポトーシスなどに関与していると考えられているが，その機能は十分に解明されていない[2]．

　しかし，CD30はホジキンリンパ腫におけるRS細胞およびALCL細胞で高度に発現し，それが病態と関与していることから，かねてより比較的特異性の高い標的分子として新薬の開発が期待されていた[3,4]．ホジキンリンパ腫や未分化大細胞性リンパ腫の他にもさまざまなタイプのリンパ腫，さらには甲状腺がん，骨肉腫・横紋筋肉腫などのリンパ腫以外の悪性腫瘍にもCD30は発現することが知られている．これは細胞分化や増殖のシグナルに関与する事に関連していると思われるが，今後その機序が明らかにされてゆくに従って，さらに別のがん種における治療への応用が期待される[5-7]．

抗CD30抗体薬の作用機序

　ブレンツキシマブ ベドチン（BV）は，CD30陽性腫瘍細胞を標的としたモノクローナ

ル抗体(ブレンツキシマブ)と,微小管(チューブリン)阻害作用を持つ低分子薬剤(モノメチルアウリスタチンE:MMAE)とを,プロテアーゼ(タンパク分解酵素)で切断されるリンカーを介して結合させた,抗体薬物複合体である(図2-36).

　CD30陽性腫瘍細胞のCD30に結合し,複合体(ブレンツキシマブ ベドチン-CD30複合体)として選択的に細胞内へ取り込まれた後,リソソームで加水分解を受けMMAEを放出する.放出された細胞毒性をもつ薬剤が,細胞分裂におけるG2/M期の微小管に結合し,細胞分裂を阻害することで細胞死(アポトーシス)へと誘導し,腫瘍増殖抑制作用を発揮する(図2-37).

　再発・難治性のCD30陽性ホジキンリンパ腫および再発・難治性のCD30陽性全身

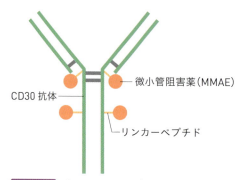

図 2-36 ブレンツキシマブ ベドチンの構造

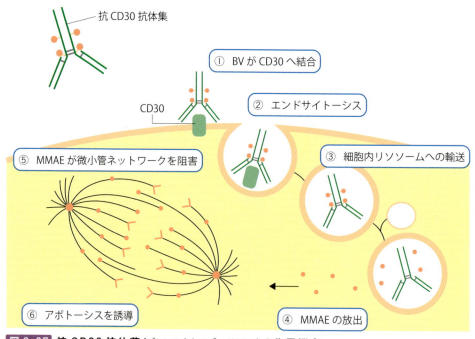

図 2-37 抗CD30抗体薬(ブレンツキシマブ ベドチン)の作用機序

〔Eyre TA:Anaplastic lymphoma kinase-positive anaplastic large cell lymphoma:current and future perspectives in adult and paediatric disease. Eur J Haematol 93(6):455-468, 2014. をもとに作成〕

性未分化大細胞リンパ腫を対象とした国内の第Ⅰ/Ⅱ相臨床試験や海外での第Ⅱ相試験にて，その有効性と安全性が確認され，2014年1月にわが国において薬事承認された．現時点においては，抗CD30抗体薬の適応はホジキンリンパ腫(HL)および未分化大細胞型リンパ腫(ALCL)に対してのみであるが，BVとその他の化学療法との併用療法の他，初回治療や自家移植におけるBVの有用性が検討されている[8,9]．

ホジキンリンパ腫とBVの位置づけ

ホジキンリンパ腫(HL)はB細胞由来のリンパ系組織から発生する腫瘍の一種であり，病理組織学的には単核のホジキン細胞と多核のReed-Sternberg(RS)細胞とよばれる悪性細胞の存在がその特徴とされ，RS細胞表面にCD30抗体が発現している．欧米ではリンパ腫全体の中の30%程度を占めるとされているが，わが国における発症頻度はそれに比べると低く，8〜10%程度である[10]．男性に多いところは共通している．組織像・腫瘍細胞の形態や免疫形質発現から古典的HL(cHL)と結節性リンパ球優位型HL(NLPHL)に大別される．NLPHLはlymphocyte predominant(LP)細胞/Popcorn細胞とよばれる細胞の増生が特徴であるが，こちらはCD30陰性でありRS細胞と区別される（以降，本項目でのHLは古典的HLのことを指すこととする）．

HLに対する初回治療は臨床病期によって決定されるが，初回治療後に増悪もしくは再発した場合は移植適応の有無によって治療方針が異なる．二次治療である救援化学療法が奏効し，移植適応があれば自家末梢血幹細胞移植併用大量化学療法(自家移植)が標準治療であるが，移植適応がない場合には救援化学療法のみで終了する．これらの標準治療によって約90%のHL患者は治癒を得られるようになったが，その一方で，自家移植後に増悪もしくは再発したHLや自家移植が適格とならないHLに対する治療選択肢は限られており，二次治療で自家移植を実施できなかった患者の長期生存割合は10〜30%とされている[11]．自家移植後に増悪もしくは再発したHL患者には，同種造血幹細胞移植(同種移植)も治療選択肢となるが，高い治療関連死亡と移植後再発，慢性GVHDといった問題があるため，現時点では同種移植は標準的な位置づけにはない(自家移植後の増悪，もしくは再発HLに対する同種移植後の成績は，2年生存割合が55%，5年生存割合が32%)[12]．

このように，自家移植後に増悪，もしくは再発したHL患者や自家移植非適応のHL患者に対する治療は限定的であるため，有用な治療法としてBVが期待されており，**表2-20**のとおり優れた奏効率を示している．

また同種移植を行う場合でも，再発・難治性HLに対しては移植前の腫瘍制御が困難なことも多く，移植までの"つなぎ"の治療としての役割も期待されている．

未分化大細胞型リンパ腫(ALCL)とBVの位置づけ

末梢性T細胞性リンパ腫はB細胞由来のリンパ腫と比べると比較的まれなタイプであり，その1つの亜型であるALCLはさらにまれな型である．地域差があることが知られており，米国ではT細胞リンパ腫のなかの16%を占めるのに対し，わが国を含めたアジアおよびヨーロッパ諸国における発症頻度は，各々3%，6%程度である[13]．病

表 2-20 ブレンツキシマブ ベドチンの主な臨床試験

臨床試験	対象	症例数	全奏効率（％）	完全奏効率（％）
SG035-0001 NCT00430846	再発・難治性 CD30 陽性リンパ腫	45	40	26
SG035-0003 NCT00848926	CD30 陽性再発・難治性 HL，自家移植後	102	75	34
SG035-0004 NCT00866047	CD30 陽性再発・難治性全身性 ALCL	58	86	53

理組織学的には馬蹄形・腎臓様などと表現される特異な核型を示す大型細胞が特徴的である．ALK 遺伝子の転座の有無で予後や治療に差があり，ALK 陽性 ALCL に対しては CHOP 療法が初回標準的治療と位置づけられている一方で，ALK 陰性 ALCL に対する初回標準治療は確立されていない．

さらに，再発・難治性 ALCL においては，ALK 変異の有無によらず標準的治療は確立していない．若年患者では自家移植が治療選択肢となるものの，一般的に ALCL を含む再発難治性成熟 T 細胞リンパ腫に対する自家移植の成績は悪く，再発も多い（長期生存割合は 30～40％程度）[14, 15]．

そもそも，自家移植実施のためには救援化学療法が奏効することが前提であるが，ALCL の再発・難治例では救援化学療法が奏効しないケースも多く，自家移植が実施できないことも多い．再発・難治性 ALCL を対象とした BV の臨床試験では，**表 2-20** のとおり高い奏効性が認められ（全奏効率 86％，CR 率 57％），単剤療法としては良好な成績であり忍容性も高かった．さらに BV で CR に到達した患者では，比較的長期間にわたって奏効が持続する可能性が示唆されており，BV 療法と自家移植治療との位置づけは定まっていない．今後の臨床試験での検討が待たれる．

2 抗 CD30 抗体薬の特徴

ブレンツキシマブ ベドチン（アドセトリス®）

1 適応

CD30 陽性の①再発・難治性ホジキンリンパ腫，および②再発・難治性の全身性未分化大細胞リンパ腫．国内臨床試験において安全性が確認され，承認を受けている適応は 2016 年 3 月時点でこの 2 疾患のみである．

2 禁忌

・アドセトリスに対し過敏症の患者（後述するインフュージョンリアクションのうち，Grade 3 以上を呈した場合も含む）を有する患者

- 妊婦または妊娠している可能性のある患者
- ブレオマイシンとの併用

3 標準投与量

- 1.8 mg/kg を 3 週間ごとに投与する．

4 減量・中止基準

- Grade 3（1,000 未満 500/mm³ 以上）または Grade 4（500/mm³ 未満）の好中球減少時，ベースラインまたは Grade 2 以下に回復するまで休薬
- Grade 2（機能障害はあるが，日常生活に支障はない）または Grade 3（日常生活に支障がある）の末梢神経障害はベースラインまたは Grade 1（機能障害はなく，知覚障害，反射消失のみ）以下に回復するまで休薬する．回復した場合は，1.2 mg/kg に減量して投与を再開する．
- 肝機能障害，腎機能障害を有する患者においては，MMAE の血中濃度が上昇し，副作用が強く現れる恐れがある．

5 投与上の注意点

　投与患者の約 11％にインフュージョンリアクションが現れる．薬剤投与に伴うアレルギー反応と理解すればよいが，初回投与時に起こり，2 回目以降の頻度は少なく，繰り返し発症することはまれである．症状としては，悪寒・戦慄を伴う発熱や喉頭部不快感，咳嗽，頻脈，血圧低下，皮膚の紅斑などである．これらの症状が現れた場合はすみやかに投与を中断し，バイタルサインを確認するとともに医師へ報告する．必要に応じて酸素投与，保温，クーリングを行う．抗ヒスタミン薬および副腎皮質ステロイド薬（ソル・コーテフ 100 mg など）を使用する．

6 副作用

　注意するべき副作用は，末梢神経障害と骨髄抑制である．特に末梢神経障害に関しては，Grade1 の末梢神経障害のみで薬剤・理学療法の治療により悪化を認めない場合は，総合的に判断し減量しないことも許容されるが，末梢神経障害が出てきた時点で注意が必要である．

　末梢神経障害の予防法は確立されたものがないのが現状であるが，症状が進行すれば難治性となりその後の QOL に重大な影響を及ぼすため，悪化する前に対策をとる必要がある．Grade 3 以上の末梢神経障害が出現した場合は必ずアドセトリス®の減量，または中止を検討することとなる．Grade 2 以下でも日常生活に影響を及ぼす場合であればその時点で減量・中止を考慮する．減量してアドセトリス®を継続する場合は，常に症状の変化，および日常生活への影響を確認する．

■ 副作用管理のポイント

　末梢神経障害については，まずは保湿をしっかりと指導し刺激を避けることが重要である．急に冷たいものや熱いものを握ったりしない，靴下を厚めに穿き素足でなるべく

歩かないなどの工夫を日常生活においても取り入れてもらうように指導する．

　神経障害の確立された根本的治療は現時点ではないため，アドセトリス®の投与量の再検討と，症状緩和のための対症療法で対応することになる．対症療法として用いられる薬剤としてはビタミンB群やサプリメント(アセチル-L-カルニチン，アルファリポ酸)，抗てんかん薬であるガバペンチン(ガバペン®)やSSRIのデュロキセチン(サインバルタ®)，神経障害性疼痛治療薬のプレガバリン(リリカ®)などがよく用いられる．

　骨髄抑制は，目に見えない副作用であるため，患者自身が副作用と認識しないことも多い．いかに注意が必要な副作用であるかを患者自身に認識してもらい，37.5℃以上の発熱時は必ず病院へ電話するように指導しておく．

参考文献

1) Zola H, et al：CD molecules 2006-human cell differentiation molecules. J Immunol Methods 319(1-5)：2007.
2) Durkop H, et al：Molecular cloning and expression of new member of the nerve growth factor receptor famiiy that is characteristic for Hodgkin's disease. Cell 68(3)：421-427, 1992.
3) Kuppers R：The biology of Hodgkin's lymphoma. Nat Rev Cancer 9(1)：15-27, 2009.
4) Amin HM, et al：Pathobiology of ALK＋ anaplastic large-cell lymphoma. Blood 110(7)：2259-2267, 2007.
5) Newland AM, et al：Brentuximab vedotin：a CD30-directed antibody-cytotoxic drug conjugate. Pharmacotherapy 33(1)：93-104, 2013.
6) Younes A：CD30-targeted antibody therapy. Curr Opin Oncol 23(6)：587-593, 2011.
7) Katz J, et al：Brentuximab Vedotin(SGN-35). Clin Cancer Res 17(20)：6428-6436, 2011.
8) Moskowitz CH, et al：The AETHERA Trial：results of randomized, double-blind, placebo-controlled phase 3 study of brentuximab vedotin in the treatment of patients at risk of progression following autologous stem cell transplant for Hodgkin lymphoma. Blood 124(21)：673, 2014.
9) Younes A, et al：Brentuximab vedotin combined with ABVD or AVD for patients with newly diagnosed Hodgkin's lymphoma：a phase 1, open-label, dose-escalation study. Lancet Oncol 14(13)：1348-1356, 2013.
10) 日本血液学会(編)：造血器腫瘍診療ガイドライン2013年版．金原出版，2013.
11) Schmitz N, et al：Aggressive conventional chemotherapy compared with high-dose chemotherapy with autologous haemopoietic stem-cell transplantation for relapsed chemisesitive Hodgkin's disease：a randomized trial. Lancet 359(9323)：2065-2071, 2002.
12) Martinez C, et al：Relapse of Hodgkin's lymphoma(HL)after autologous stem cell transplantation(ASCT)：Prognostic factors in 462 patients registered in the database of the EBMT. ASCO Meeting Abstracts 28(15)：8060, 2010.
13) Vose J, et al：International T-Cell Lymphoma Project：International peripheral T-cell and natural killer/T-cell lymphoma study：pathology findings and clinical outcomes. J Clin Oncol 26(25)：4124-4130, 2008.
14) Kewalramani T, et al：Autologous transplantation for relapsed or primary refractory peripheral T-cell lymphoma. Br J Haematol 134(2)：202-207, 2006.
15) Rodriguez J, et al：Impact of high-dose chemotherapy on peripheral T-cell lymphomas. J Clin Oncol 19(17)：3766-3770, 2001.

〔深谷　真史〕

10 抗CD33抗体薬

1 抗CD33抗体薬の概要と作用機序

CD33の特徴

　CD33は骨髄系細胞に発現する膜貫通型の糖タンパク質で，炎症や免疫反応の調節に働いていると考えられている．骨髄系細胞分化の初期段階から発現し，その分化・成熟に伴って発現は減少し，好中球やマクロファージでの発現は低い．一方，単球や樹状細胞では発現が維持されており，B細胞や活性化T細胞，ナチュラルキラー(NK)細胞の一部でも発現がみられる．CD33は血液細胞以外の細胞や多能性造血幹細胞には発現していない[1]．

　CD33は急性白血病の診断および治療に大きな臨床的意義をもつ．診断的意義は，CD33モノクローナル抗体によって急性白血病を骨髄系，リンパ系に分類できることである．急性骨髄性白血病(AML)は通常CD33陽性であり，急性リンパ性白血病(ALL)はCD33陰性である[2]．形態診断に加えて白血病細胞の表面抗原を解析することで，細胞のlineage(骨髄系かリンパ系か)を同定し有効な治療を選択できる．

　治療に応用するうえで重要なCD33の特徴は，抗体が結合すると，抗原抗体複合体が細胞内にそのまま取り込まれること(インターナリゼーション＝内在化)である．抗がん薬を結合させた抗CD33抗体を治療に用いることで，白血病細胞特異的に殺細胞効果を得られる．

CD33を発現するがん

　急性骨髄性白血病(AML)細胞で高頻度(>90％)に発現している．そのほかに骨髄異形成症候群(MDS)や慢性骨髄性白血病(CML)，急性リンパ芽球性白血病/リンパ腫(ALL/LBL)の腫瘍細胞で発現を認めることがある．

抗CD33抗体薬

　がん細胞に特異的に発現する分子を標的にした抗体療法は，治療効果を最大限に引き出しながら，正常細胞へのダメージを最小限にとどめ，有害事象を減らすことができる．殺細胞薬をリンカーで抗体に結合させた製剤が，抗がん薬結合性抗体

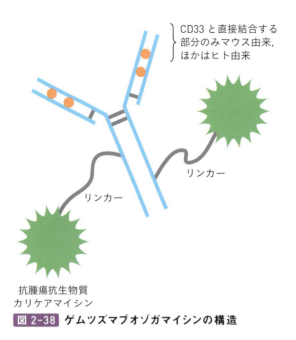

図 2-38 ゲムツズマブオゾガマイシンの構造

(antibody-drug conjugate)である．抗体をドラッグデリバリーシステムとして使うことで，正常細胞への影響を回避しつつ殺細胞薬を効率よくがん細胞へ運ぶことができる[3]．

AML 細胞は高頻度に CD33 を発現するが，正常の多能性造血幹細胞には発現していないため，抗がん薬を結合させた抗 CD33 抗体を治療に用いることで，白血病細胞特異的に殺細胞効果を得られる．例えるならば，白血病細胞だけを選んで"毒まんじゅう"を食べさせるようなイメージである．

現在，わが国の臨床で使用される抗 CD33 抗体薬はゲムツズマブオゾガマイシン（マイロターグ®）の 1 種類である．抗 CD33 ヒト化抗体(IgG4)にリンカーを介して抗腫瘍性抗生物質カリケアマイシンを結合させた薬剤である（図 2-38）．大規模臨床試験の結果において有益性が示されなかったため，2010 年 10 月 15 日付で米国内での販売は中止されている．わが国では，再発または難治性の CD33 陽性の AML に対して，単剤での使用が認められている．

抗 CD33 抗体薬の作用機序（図 2-39）

抗 CD33 抗体薬であるゲムツズマブオゾガマイシンは CD33 抗原に結合することで AML 細胞の増殖抑制に働くとともに，アポトーシスを誘導する．ゲムツズマブオゾガマイシン(GO)が AML 細胞上の CD33 抗原に結合すると（①），内在化（インターナリゼーション）が生じて細胞内にそのまま取り込まれる（②）．その後，AML 細胞内のリソゾームの消化酵素により抗がん活性をもったカリケアマイシン部分が遊離する（③）．このフリーになったカリケアマイシンが核内に移行し DNA に結合して DNA を切断し（④），殺細胞作用を発揮する（⑤）[4]．

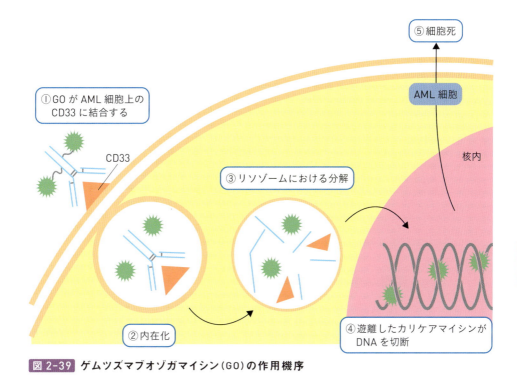

図 2-39 ゲムツズマブオゾガマイシン(GO)の作用機序

2 抗CD33抗体薬の特徴

ゲムツズマブオゾガマイシン（マイロターグ®）

ここではマイロターグ®の添付文書[5]に準拠しつつ，筆者の施設における実際の運用を述べる．

1 適応となるがん種と適応条件

- 再発または難治性のCD33陽性の急性骨髄性白血病
- 本剤の使用は他の再寛解導入療法の適応がない以下のいずれかの患者を対象とする
(1) 再寛解導入療法（シタラビン大量療法など）に不応あるいは抵抗性があると予測される難治性の患者
(2) 高齢者（60歳以上の初回再発患者）
(3) 再発を2回以上繰り返す患者
(4) 同種造血幹細胞移植後の再発患者
(5) 急性前骨髄球性白血病患者で，再寛解導入療法（トレチノイン療法など）に不応あるいは抵抗性があると予測される患者

2 禁忌

- 本剤の成分に対し重篤な過敏症の既往歴がある患者には投与しない

- 禁忌ではないが，下記の患者群に対して，本剤の有効性および安全性は確立していない

(1) 骨髄異形成症候群から進行した急性骨髄性白血病患者(使用経験が少ない)
(2) 抗悪性腫瘍剤に関連して発症した二次性の急性骨髄性白血病患者(使用経験がない)
(3) 60歳以上の高齢者において，第2再発以降の患者での再寛解導入療法
(4) 本剤を投与した後の再発患者

3 標準投与量・投与方法

- 通常成人にはゲムツズマブオゾガマイシン1回量 $9\ mg/m^2$ を2時間かけて点滴静注する．投与回数は，少なくとも14日間の投与間隔をおいて，2回とする．
- 本剤を3回以上投与した場合の有効性・安全性は確立していない．

4 減量・中止基準

- 腎障害や肝障害による減量基準についてはデータがない．
- 呼吸困難や低血圧を認めた場合にはただちに投与を中止し，適切な処置を行い，症状が回復するまで状態を十分に観察する．
- 重篤な過敏症(アナフィラキシーなど)や肺水腫，急性呼吸窮迫症候群(ARDS)を発症した場合は投与を中止する．

5 投与上の注意点

(1) 本剤投与時に現れることがあるインフュージョンリアクション(発熱，悪寒，呼吸困難など)を軽減させるために，投与の1時間前に抗ヒスタミン薬(ジフェンヒドラミンなど)および解熱鎮痛薬(アセトアミノフェンなど)の前投与を行い，その後も必要に応じ解熱鎮痛薬(アセトアミノフェンなど)の追加投与を考慮する．さらに，本剤投与前に副腎皮質ホルモン剤(メチルプレドニゾロンなど)を投与するとインフュージョンリアクションが軽減されることがある．本剤投与中および投与終了後4時間はバイタルサインをモニターする．その後も必要に応じ，患者の状態を十分に観察し，適切な処置を行う．なお，本剤は前投与を実施しない場合の安全性は確立していない．
(2) 末梢静脈または中心静脈より2時間かけて点滴投与し，静脈内への急速投与は行わない．
(3) 光による影響を受けやすいため，遮光した点滴バッグを用いて投与する．
(4) 投与にあたっては，孔径 $1.2\ \mu m$ 以下のタンパク結合性の低いメンブランフィルター(ポリエーテルスルフォン製など)を用いたインラインフィルターを通し末梢静脈または中心静脈ラインを使用する．同一の点滴ラインで他の薬剤を使用しない．
(5) 腫瘍崩壊症候群があらわれることがあるので，尿量を含めたバイタルサインや血中電解質濃度をモニタリングする．

6 副作用の特徴

市販後調査で認めた主な副作用は，発熱性好中球減少症(33.5%)，血小板減少

(30.8%)，発熱(27.0%)，好中球減少(22.6%)，白血球減少(19.5%)，敗血症(15.7%)などであった．そのほかに，悪心，嘔吐，食欲不振，肝機能障害がある．

7 副作用管理のポイント

■インフュージョンリアクション
投与時に注意が必要．詳細は投与上の注意点を参照．

■好中球減少症・発熱性好中球減少症
骨髄抑制はほぼ全例に認められ，好中球減少に伴い感染症を合併しやすい．基本的に治療は入院で行い，無菌に近い状況下(無菌室，簡易無菌室など)が望ましい．敗血症を合併すると数時間のうちに感染症死する危険性があるため，発熱時は必ずバイタルサインを確認し，抗菌薬投与など必要な治療を迅速に開始する必要がある．また感染予防行動(手洗い，うがい，口腔衛生など)の徹底も重要である．

■肝障害
本剤の投与により重篤な静脈閉塞性肝疾患(VOD)を含む肝障害が報告されている．造血幹細胞移植の施行前または施行後に本剤を投与する患者および肝障害のある患者は，VODを発症するリスクが高く，肝不全およびVODによる死亡例が報告されている．黄疸，有痛性肝腫大，腹水，体液貯留などの症状がないか注意深く観察する．

文献
1) Laszlo GS, et al：The past and future of CD33 as therapeutic target in acute myeloid leukemia. Blood Rev 28(4)：143-153, 2014.
2) 藤井伸治，ほか：CD33．西尾和人，ほか(編)：がんの分子標的と治療薬辞典．pp.100-101, 羊土社，2010．
3) 小島研介：ゲムツズマブオゾガマイシン．畠清彦，ほか(編)：最新醫學別冊　診断と治療のABC102 血液領域の分子標的治療薬．p.21-25, 最新医学社，2015．
4) 前田嘉信，ほか：Gemtuzumab ozogamicin，西尾和人，ほか(編)：がんの分子標的と治療薬辞典．pp.287-288, 羊土社，2010．
5) ファイザー株式会社：マイロターグ®点滴静注用5 mg添付文書．http://www.info.pmda.go.jp/go/pack/4239400D1030_2_04(2016年4月18日アクセス)

(式 郁恵)

11 抗CD52抗体薬
── 慢性リンパ性白血病を中心に

1 抗CD52抗体の概要と作用機序

慢性リンパ性白血病(CLL)は慢性リンパ増殖性疾患の1つで，WHO分類では小リンパ球性リンパ腫と同一疾患と定義されている．欧米では全白血病の約30%を占めるのに対し，わが国では約3%，年間発症率は10万人に0.3人程度の比較的まれな疾患である．病気が進展して活動性となった場合に治療が開始されるが，化学療法のみで治癒を得ることは困難である．同種造血幹細胞移植により根治を狙うこともできるが，好発年齢は60歳以上で高齢者に多いため，特に再発または難治性の場合には治療選択肢が限られる．

CD52はグリコシルホスファチジルイノシトール結合で細胞膜に結合している糖タンパク質である．CD52は，正常および腫瘍化したTおよびBリンパ球の表面に高レベルに発現しており，ナチュラルキラー細胞，単球およびマクロファージには発現が少ない．好中球，形質細胞および骨髄幹細胞上にはほとんど検出されない．

アレムツズマブは，その細胞表面抗原のCD52を標的とする遺伝子組換えヒト化IgG1モノクローナル抗体である．アレムツズマブはほかにも「Campath」や，Module 4の非臨床試験報告における開発名である「Campath-1H」と称されることも多い．マブキャンパス®は慢性リンパ性白血病細胞やリンパ球およびその他の免疫細胞上のCD52抗原に結合し，抗体依存性細胞傷害作用(ADCC)および補体依存性細胞傷害作用(CDC)を介して細胞溶解を引き起こし，抗腫瘍効果を発揮する[1,2]．そのイメージを図2-40に図示する．

まだ臨床研究段階であるが，本剤は強い免疫抑制をきたすことから，これを利用して同種造血幹細胞移植の前処置に組み入れて使用することもある．逆にいえば，それだけ強い免疫抑制を生じるため，合併症の管理には注意を要する．

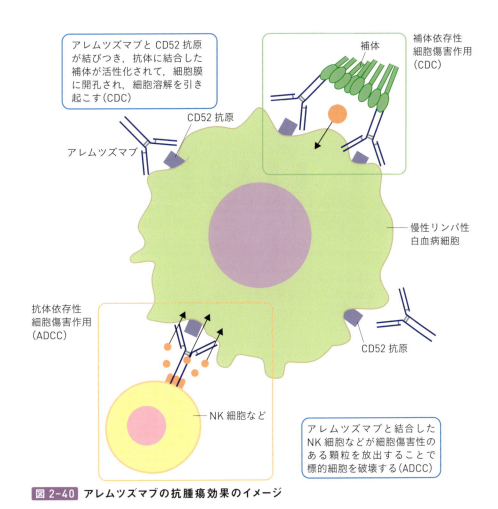

図 2-40 アレムツズマブの抗腫瘍効果のイメージ

2 抗 CD52 抗体薬の特徴

■ アレムツズマブ（マブキャンパス®）

1 適応となるがん種と適応条件

再発または難治性の慢性リンパ性白血病

2 禁忌

- 本剤の成分またはマウスタンパク質由来製品に対する過敏症，またはアナフィラキシー反応の既往歴のある患者
- 重篤な感染症を合併している患者
- 妊婦および妊娠している可能性のある女性

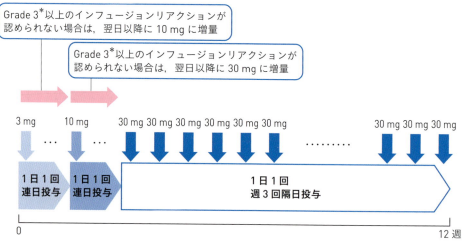

図 2-41 アレムツズマブの投与スケジュール

3 標準投与量・投与方法

1日1回3 mgの連日点滴静注から開始し，1日1回10 mgを連日点滴静注したあと，1日1回30 mgを週3回隔日に点滴静注する．ただし投与開始から12週間までの投与とする．投与スケジュールを例示する（図2-41）．

4 減量・中止基準

本剤の減量・中止基準を表2-21に示す．

5 投与上の注意点

・初回投与時，用量漸増時の初回投与時および必要な場合は，インフュージョンリアクションを軽減するために，本剤の投与前に抗ヒスタミン薬および解熱鎮痛薬を投与する．

　処方例：ジフェンヒドラミン 50 mg ＋ アセトアミノフェン 500〜1,000 mg
　　　　　本剤投与 30 分前に内服する

・上記の処方で十分に症状がコントロールできない場合などは，副腎皮質ステロイド薬の投与が有効であることがある．

　処方例：ヒドロコルチゾン 200 mg 本剤投与 1 時間前に静注

　本剤自体は生理食塩水または 5％ブドウ糖液 100 mL に希釈し，2 時間以上かけて点滴投与を行う．前投与スケジュールを以下に示す（表 2-22）．

表 2-21 アレムツズマブの減量・中止基準

	ベースラインの好中球絶対数が 500/μL 超で治療を開始した患者において，好中球絶対数が 250/μL 未満となった場合，またはベースラインの血小板数が 25,000/μL 超で治療を開始した患者において，血小板数が 25,000/μL 以下となった場合
初回発現時	休薬すること．好中球絶対数 500/μL 以上および血小板数が 50,000/μL 以上に回復した場合，休薬時の用量で投与を再開できる．ただし 7 日以上休薬した場合，再開時の開始用量は 1 日 1 回 3 mg とする．
2 回目発現時	休薬すること．好中球絶対数 500/μL 以上および血小板数が 50,000/μL 以上に回復した場合，本剤 1 日 1 回 10 mg または休薬時の用量のいずれか低いほうの用量で投与を再開できる．ただし 7 日以上休薬した場合，再開時の開始用量は 1 日 1 回 3 mg とする．
3 回目発現時	本剤の投与を中止する．
	ベースラインの血小板数が 25,000/μL 超で治療を開始した患者において，ベースラインの数値から 50％以上減少した場合
初回発現時	休薬すること．好中球絶対数および血小板数がベースライン値に回復した場合，休薬時の用量で投与を再開できる．ただし 7 日以上休薬した場合，再開時の開始用量は 1 日 1 回 3 mg とする．
2 回目発現時	休薬すること．好中球絶対数および血小板数がベースライン値に回復した場合，本剤 1 日 1 回 10 mg または休薬時の用量のいずれか低いほうの用量で投与を再開できる．ただし 7 日以上休薬した場合，再開時の開始用量は 1 日 1 回 3 mg とする．
3 回目発現時	本剤の投与を中止する．

表 2-22 アレムツズマブの前投与スケジュール

抗ヒスタミン薬および解熱鎮痛剤 必要に応じて副腎皮質ステロイド薬 （用法および用量に関連する使用上の注意）	【参考】国内臨床試験（CAMCLL07709 試験）での予防法 **マブキャンパス®の投与 30 分前** 　ジフェンヒドラミン（経口）50 mg* 　および 　アセトアミノフェン（経口）500～1,000 mg* Grade 3 または 4 のインフュージョンリアクションが十分に予防または軽減されない場合 **マブキャンパス®の投与 1 時間前** 　ヒドロコルチゾン 200 mg*（静注） *または相当量

抗 CD52 抗体薬

6 副作用

■インフュージョンリアクション（95%以上）

本剤の投与時（特に初回投与時）に免疫反応を生じる場合がある．症状としては，悪寒・発熱，血圧低下，動悸，皮疹，呼吸困難などが多い．この反応を抑制する目的で，前項 5 のような前投薬を投与した後に本剤を投与する．本症発現の際には直ちにアレムツズマブの投与を中止する．症状の程度に応じて抗ヒスタミン薬，副腎皮質ステロイド薬，カテコールアミンなどによるすみやかな対処が必要であるため，すぐに医師に連絡する．

■骨髄抑制（約15%）

投与から1週間程度で血球減少が出現する．感染・出血・貧血の危険性が高まるため，血球減少に伴うリスクや症状を治療前に説明するとともに，患者に十分な感染予防指導を行うことが重要である．

■感染症（約45%）

本剤によりリンパ球などの免疫担当細胞が広く抑制されるため，通常の化学療法後の骨髄抑制期のような細菌・真菌感染だけでなく，ウイルス・原虫などによる重篤な感染症を引き起こすことがある．特にサイトメガロウイルスを代表とするヘルペス族ウイルスやB型肝炎ウイルスの再活性化が問題となる．これらのウイルス感染の症状（皮疹・発熱・血尿など）と感染予防薬の重要性を患者に説明する．まれな例としては進行性多巣性白質脳症の報告もあり，本剤の免疫抑制が非常に強いことを示している．

■免疫障害

本剤投与により自己免疫性溶血性貧血や自己免疫性血小板減少症，再生不良性貧血，ギラン・バレー症候群，慢性炎症性脱髄性多発神経炎などの免疫疾患を生じた例が報告されている．出現する症状としては血球減少に伴う症状と神経症状であり，これらの異常を感じた場合には注意が必要である．

■腫瘍崩壊症候群

治療開始時点の慢性リンパ性白血病（CLL）症例においては，一般的に腫瘍量がきわめて多い．そのため本剤の投与により，急速な腫瘍崩壊をきたし，電解質障害や急性腎不全をきたす場合がある．十分に水分を摂取するとともに，それに見合う尿量が確保できているかに留意する．患者に対して尿量を意識させたり，毎日体重を測るなどの行動をとるように指導する．

参考文献

1) Hale C et. al. Recognition of CD52 allelic gene products by CAMPATH-1H antibodies. Immunology 88(2)：183-190, 1996.
2) Bindon CI et. al. Importance of antigen specificity for complement-mediated lysis by monoclonal antibodies. Eur Immunol 18(10)：1507-1514, 1998.

（池田 宇次）

12 抗CCR4抗体薬

1 抗CCR4抗体薬の概要と作用機序

CCR4について

白血球の遊走に関与するケモカイン受容体の1つである，CCケモカイン受容体4（CC chemokine receptor 4：CCR4）は，細胞膜を7回貫通する形で存在するタンパク質である．正常細胞においては，アレルギー疾患や自己免疫疾患で重要な役割を果たしている2型ヘルパーT細胞や，免疫応答に抑制的に働く制御性T（regulatory T：Treg）細胞などで発現しているが[1,2]，一部のT細胞性リンパ腫に高頻度に発現していることが知られている．そこで，T細胞性リンパ腫を特異的に攻撃する薬剤として，過剰に発現しているCCR4を標的とした抗CCR4抗体が開発された．

CCR4を発現しているT細胞性リンパ腫

CCR4の発現頻度は病型により異なっており，成人T細胞性白血病リンパ腫（ATL）では約90％，末梢性T細胞リンパ腫（PTCL），皮膚T細胞リンパ腫では30～50％程度にCCR4の発現がみられる（表2-23）．

CCR4の陽性率が高いATLは，HTLV-1ウイルスにより引き起こされる血液悪性腫

表2-23 T細胞性リンパ腫におけるCCR4発現の頻度[3]

疾患	CCR4陽性頻度
成人T細胞白血病リンパ腫	88.3％（91/103）
末梢性T細胞リンパ腫，非特異型	38.0％（19/50）
血管免疫芽球性T細胞リンパ腫	34.8％（8/23）
未分化大細胞型リンパ腫（ALK陽性）	4.2％（1/24）
未分化大細胞型リンパ腫（ALK陰性）	66.7％（8/12）
節外性NK/T細胞リンパ腫	3.7％（1/27）
菌状息肉腫	41.2％（7/17）
その他の成熟T細胞およびNK細胞腫瘍	41.7％（5/12）

瘍である．HTLV-1 はさまざまな細胞に感染することが可能であるが，ATL 患者検体を調べてみると，CD4 および CD25 を発現している T 細胞（CD4$^+$CD25$^+$T 細胞）が腫瘍性に増殖している．

正常な CD4$^+$CD25$^+$T 細胞は Treg 細胞に分類されるため，ATL は Treg 細胞を起源とした腫瘍と推測される．実際に，ATL 細胞が Treg 細胞としての機能を有し，免疫を抑制的に制御していることも実験的に示されている[4]．HTLV-1 感染 Treg 細胞が宿主の免疫から逃れることにより増殖し，その後さまざまなゲノム異常が蓄積した結果，ATL を発症すると考えられている．

また，PTCL 非特異型（PTCL-NOS）の中にも CCR4 の発現が 40％程度認められるが，CCR4 陽性の PTCL-NOS は，ゲノム異常のパターンや病理組織像が ATL 症例と類似していると報告されている[5]．

つまり，ATL と CCR4 陽性 PTLC-NOS は，HTLV-1 感染の有無を除いては，共通のメカニズムにより発症していると考えられる．CCR4 が腫瘍化にどのようにかかわっているのかはまだ不明な点が多いが，ATL でも，PTCL-NOS でも，CCR4 陽性症例は陰性症例と比較して生存期間が有意に短く（図 2-42）[3,6]，CCR4 は治療標的として期待できるタンパク質であるといえる．

ポテリジェント抗体

がんに対する抗体薬の作用機序の1つに，抗体依存性細胞傷害（antibody dependent cellular cytotoxiciy：ADCC）活性がある．これは，抗体が標的細胞に結合すると，抗体の定常領域（Fc 部分）にナチュラルキラー細胞（NK 細胞）などの免疫細胞も結合する．その結果，標的細胞の近くに NK 細胞が引き寄せられ，標的細胞が殺される，という仕組みである．標的が絞られるため，副作用が少ないという利点があるが，一般的に抗体医薬の薬効は必ずしも十分ではなく，近年その薬効を高めるための研究開発が盛んに行われ

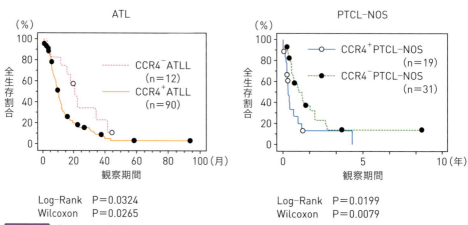

図 2-42 成人 T 細胞性白血病リンパ腫（ATL），末梢性 T 細胞リンパ腫非特異型（PTCL-NOS）における生存曲線[3,6]

てきた．

　ポテリジェント技術はその1つであり，抗体のFc部分に付加している糖鎖のなかからフコースのみを除去(図2-43)することにより，抗体とNK細胞の結合が顕著に増強される．その結果としてNK細胞が効率よく標的細胞に結合することで，ADCC活性が増強されるというものである(図2-44)．モガムリズマブは，このポテリジェント技術により作製された世界で初めての抗体医薬であり，ADCC活性が通常の抗体の100倍以上に増強されている．

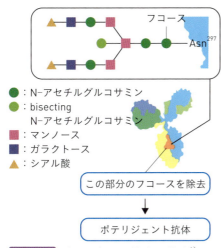

図2-43 ポテリジェント抗体の構造[4]

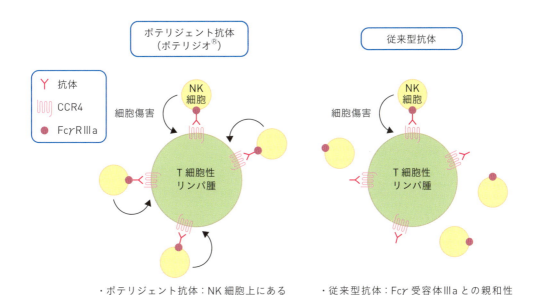

図2-44 ポテリジェント抗体によるADCC活性の増強

2 抗CCR4抗体薬の特徴

■ モガムリズマブ（ポテリジオ®）

1 適応となるがん種と適応条件

モガムリズマブの適応は，以下のとおりである．
① CCR4陽性の成人T細胞白血病リンパ腫
② 再発または難治性のCCR4陽性の末梢性T細胞リンパ腫（PTCL）
③ 再発または難治性のCCR4陽性の皮膚T細胞性リンパ腫（CTCL）

いずれの疾患においても，腫瘍細胞におけるCCR4タンパク質が陽性であることが必須条件である．免疫組織化学染色（IHC）法または細胞表面抗原分析（FCM）法のいずれかでCCR4陽性の確認を行う．

- IHCによる判定基準：腫瘍細胞のうちCCR4陽性細胞が10%以上存在する
- FCMによる判定基準：健康成人の細胞と比較し，CCR4の発現が強い，または，CCR4陽性細胞が増加している

■ CCR4陽性の成人T細胞白血病リンパ腫（ATL）

再発・再燃のCCR4陽性のATL患者を対象とした国内第Ⅱ相試験[7]の結果，ポテリジオ®を単独投与した際の奏効率は50.0%と良好であった．注意すべき副作用としては皮膚障害が挙げられるが，有効性と安全性が確認されたため，単剤での投与が承認されている．

また，化学療法未治療のCCR4陽性のATL患者を対象とした国内第Ⅱ相試験[8]の結果，mLSG15療法にポテリジオ®を併用投与した群の完全寛解率は51.7%であり，mLSG15療法群の33.3%よりも高い値であった．併用群での毒性が強くなる恐れがあるため（皮膚障害，日和見感染症），より厳密な管理が必要であるが，この試験の結果，未治療ATLに対しての適応が追加された（化学療法との併用療法のみ）．

■ 再発または難治性のCCR4陽性の末梢性T細胞リンパ腫（PTCL）・皮膚T細胞リンパ腫（CTCL）

再発・再燃のCCR4陽性のPTCL・CTCLを対象とした国内第Ⅱ相試験[9]の結果，ポテリジオ®を単独投与した際の奏効率は35.1%と良好であったことより，単剤での投与が認められている．

2 禁忌

① モガムリズマブに対し過敏症の既往歴のある患者（慎重投与の患者）
② 感染症を合併している患者
③ 心機能障害のある患者またはその既往歴のある患者
④ 重篤な骨髄機能低下のある患者
⑤ 肝炎ウイルス，結核などの感染または既往を有する患者

3 標準的投与量

■併用投与の場合
　他の抗悪性腫瘍薬と併用する場合は，通常，成人には，モガムリズマブ(遺伝子組換え)として，1回量1 mg/kgを200〜250 mLの生理食塩液に添加し，2時間かけて投与する．2週間間隔で合計8回点滴静注する．

■単剤投与の場合
　通常，成人には，モガムリズマブ(遺伝子組換え)として，1回量1 mg/kgを200〜250 mLの生理食塩液に添加し，2時間かけて投与する．1週間間隔で合計8回点滴静注する．

4 減量・中止基準
　国内の臨床試験をもとに，投与中止や延長基準を設定している．

■単剤投与の場合
- モガムリズマブ投与期間中に，Grade 4の血液毒性またはGrade 3以上の非血液毒性が認められた場合は，回復するまで投与延期または中止を検討する．

■併用投与の場合
　以下の場合には，回復するまで投与延期または中止を検討する．
- 重篤な感染症を複数回繰り返す場合
- mLSG15療法(VCAP)投与前の好中球数が1,000/mm^{3}未満の場合
  またはmLSG15療法(AMP, VECP)投与前の好中球数が500/mm^{3}未満の場合
- mLSG15療法(第2〜4コースのVCAP投与前)の本剤投与前の好中球数が1,000/mm^{3}未満の場合
  またはmLSG15療法(第1コースのVCAP投与後および第1〜4コースのVECP投与前)の本剤投与前の好中球数が500/mm^{3}未満の場合
- 総ビリルビン>2.0 mg/dL(原疾患による肝浸潤に起因すると判断される場合においては>3.0 mg/dL)または血清クレアチニン>2.0 mg/dLの場合
- 敗血症，肺炎，5日以上持続する発熱性好中球減少症などの重篤な感染症が発現した場合

5 投与上の注意点

■初回投与時の注意事項
　モガムリズマブ投与により，約50%の症例でインフュージョンリアクションがみられる．その発現は，本剤初回投与時の投与開始後8時間以内にみられることが多く，特に30分〜2時間以内に集中して認められる．

　インフュージョンリアクションの予防・軽減のために，モガムリズマブ投与の30分〜1時間前に予防投与を行う．副腎皮質ステロイド剤(水溶性ヒドロコルチゾンなど)の静注とともに，抗ヒスタミン薬または解熱鎮痛薬を併用する．

　インフュージョンリアクションを認めた場合は，すみやかに投与を中断し，バイタル

サインを確認するとともに医師へ報告する．症状に応じて酸素吸入や保温，クーリングを行う．重度のインフュージョンリアクションの場合，昇圧剤(エピネフリンなど)の投与が必要となる場合があるため，緊急時の対応ができる準備をしておく．

インフュージョンリアクションの症状が消失した後，モガムリズマブ投与を再開する場合は，流量を規定速度の50％に減速して投与を再開し，症状の再燃が認められなければ，15～30分観察後に投与速度を戻してもよい．

6 副作用の特徴

前述したインフュージョンリアクション(58.8％：単剤投与時，44.8％：併用投与時)以外に，本剤に特徴的な副作用としては，重度の皮膚障害，日和見感染(13.8％：単，58.6％：併)，自己免疫疾患がある．これらは，モガムリズマブ投与中だけでなく，投与終了数か月後に現れる可能性があるため，継続して患者の状態を観察することが大切である．その他，腫瘍崩壊症候群(1.3％：単，20.7％：併)，血液毒性，肝機能障害，間質性肺疾患，高血糖(2.5％：単，37.9％：併)の報告があり，重症度に応じて対応する．

7 副作用管理の特徴

■皮膚障害

短期間で急速に重症化する恐れもあるため，皮膚障害について患者への教育，注意喚起が必要である．また，皮膚障害が発現した場合には，早い段階で皮膚科に診察を依頼し，適切な処置を行う．

■日和見感染症

モガムリズマブ投与中，および治療終了後に日和見感染症を合併することがある．特に抗がん薬との併用療法の場合には，骨髄抑制の増強により感染症の発現，増悪が高頻度に認められるため，診察や血液検査などで患者の状態を十分に観察することが大切である．

日和見感染として，ニューモシスチス肺炎や帯状疱疹，真菌感染症，結核などが認められることがあり，必要に応じて予防内服が行われる(ST合剤，抗ウイルス薬，抗真菌薬，抗結核薬)．

また，モガムリズマブ投与に伴う免疫抑制により，B型肝炎ウイルスの再活性化が生じる場合がある．本剤投与前にHBV感染の有無(HBs抗原，HBs抗体，HBc抗体)を確認し，「免疫抑制・化学療法により発症するB型肝炎対策ガイドライン」に基づき適切な処置を行う．

参考文献

1) Yoshie O, et al：Chemokines in immunity. Adv Immunol 78：57-110, 2001.
2) Iellem A, et al：Unique chemotactic response profile and specific expression of chemokine receptors CCR4 and CCR8 by CD4(＋)CD25(＋)regulatory T cells. J Exp Med 194(6)：847-853, 2001.
3) Ishida T, et al：CXC chemokine receptor 3 and CC chemokine receptor 4 expression in T-cell and NK-cell lymphomas with special reference to clinicopathological significance for

peripheral T-cell lymphoma, unspecified. Clin Cancer Res 10(16)：5494-500, 2004.
4) Ishida T, et al：CCR4 as a novel molecular target for immunotherapy of cancer. Cancer Sci 97(11)：1139-1146, 2006.
5) Nakagawa M, et al：Array comparative genomic hybridization analysis of PTCL-U reveals a distinct subgroup with genetic alterations similar to lymphoma-type adult T-cell leukemia/lymphoma. Clin Cancer Res 15(1)：30-38, 2009.
6) Ishida T, et al：Clinical significance of CCR4 expression in adult T-cell leukemia/lymphoma：its close association with skin involvement and unfavorable outcome. Clin Cancer Res 9(10 Pt 1)：3625-3634, 2003.
7) Ishida T, et al：Defucosylated anti-CCR4 monoclonal antibody(KW-0761)for relapsed adult T-cell leukemia-lymphoma：a multicenter phase II study. J Clin Oncol 30(8)：837-842, 2012.
8) Ishida T, et al：Dose-intensified chemotherapy alone or in combination with mogamulizumab in newly diagnosed aggressive adult T-cell leukaemia-lymphoma：a randomized phase II study. Br J Haematol 169(5)：672-682, 2015.
9) Ogura M, et al：Multicenter phase II study of mogamulizumab(KW-0761), a defucosylated anti-cc chemokine receptor 4 antibody, in patients with relapsed peripheral T-cell lymphoma and cutaneous T-cell lymphoma. J Clin Oncol 32(11)：1157-1163, 2014.

（榎並 輝和）

13　プロテアソーム阻害薬

1　プロテアソーム阻害薬の概要と作用機序

プロテアソームとは

　体を構成する細胞は成長する過程で分裂・増殖し，古くなって働きを終えた細胞は新しく増殖した細胞に置き換わる．このような細胞の増殖する過程を細胞周期とよぶが，細胞周期を調節する過程において円滑に細胞分裂を行うためには，タンパク質の存在が不可欠である．プロテアソームは生体のすべての細胞に存在する酵素複合体で，細胞内で不要になったタンパク質を分解する器官である．がん細胞では細胞増殖の亢進に働くタンパク質が過剰に産生されている一方で，不要となったタンパク質をプロテアソームが分解することで細胞死が抑制されている．そこでプロテアソームの作用を阻害すると，細胞周期の停止，増殖の抑制，アポトーシスが惹起され細胞死が起こることが基礎研究において明らかとなり(図 2-45)，この機序を利用した新薬の開発が進められた[1,2]．

　現在，プロテアソーム阻害薬ベルケイド®が多発性骨髄腫に対して臨床応用されている．

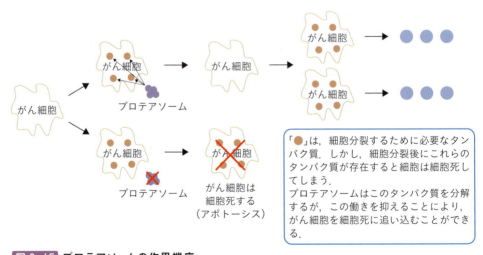

図 2-45　プロテアソームの作用機序
(オンコロがんと・ひとを・つなぐ：プロテアソーム阻害薬．http://oncolo.com/ct/20150628k02. をもとに作成)

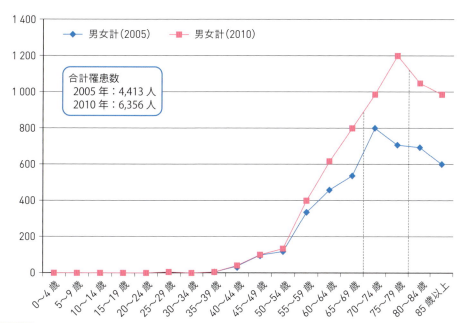

図 2-46 多発性骨髄腫罹患患者数の推移
〔国立がん研究センター：がん情報サービス『がん登録・統計』をもとに作成〕

多発性骨髄腫

　多発性骨髄腫(multiple myeloma)とは単クローン性に増殖した形質細胞の腫瘍である(形質細胞のがん化)．形質細胞は，抗体(細菌などの抗原に結合する)を産生することで細菌やウイルスなどの異物を攻撃する役割を担っているが，形質細胞が腫瘍化するとMタンパクとよばれる異常免疫グロブリンを産生するようになり，その結果，骨髄腫細胞自身の産生する種々のサイトカインやMタンパクの蓄積により溶骨性病変や腎障害，貧血などを生ずる．発症の平均年齢は70歳代と高齢者に多い疾患であり，社会の高齢化とともにその数は増加傾向である(図 2-46)．

プロテアソーム阻害薬の作用機序

　骨髄腫細胞の増殖には，「NF-κB」とよばれる転写因子(遺伝子の発現を調整する機能をもつタンパク質)が深く関与している．通常 NF-κB は阻害タンパク質 INF-κB と結合し抑制された状態となるが，骨髄腫細胞の中では間質細胞(周囲の細胞)によって産生されるサイトカインの刺激によって I-κB がユビキチン化(不要なタンパク質というタグ付けをされる)し，ユビキチン修飾を受けたタンパク質を特異的に分解する性質をもつプロテアソームはすみやかに INF-κB を分解する．その結果，結合する相手がいなくなった NF-κB は骨髄腫細胞内の核に移動し，次の(1)〜(4)のような骨髄腫細胞に深くかかわるサイトカインや接着分子を産生する遺伝子のスイッチを入れ，骨髄腫細胞の増殖に寄与する[3-5]．

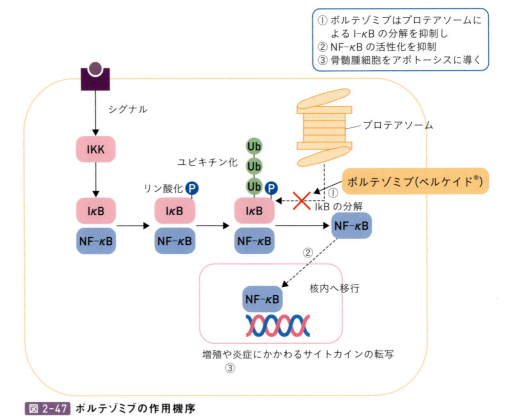

図 2-47 ボルテゾミブの作用機序

(薬学チャンネル：ベルケイド®(ボルテゾミブ). http://yakkoyakuri.html.xdomain.jp/bortezomib.html. をもとに作成)

(1) インターロイキン 6(IL-6)：骨髄腫細胞の増殖因子であるサイトカイン
(2) 腫瘍壊死因子(TNF-α)：直接・間接的に骨髄腫細胞の増殖に関与するサイトカイン
(3) 骨髄中の骨髄細胞に栄養を送る毛細血管や新たな血管の形成を促す血管内皮成長因子(VEGF)
(4) 骨髄腫細胞を骨髄ストローマ細胞と内皮細胞に固着させる VCAM-1 などの細胞接着因子

　プロテアソームを阻害する作用のあるボルテゾミブ(ベルケイド®)は，I-κB の分解を抑制することにより，NF-κB の活性化を抑制し，その結果，骨髄腫細胞をアポトーシスに導く(図 2-47)．その際には上の(1)〜(4)に挙げたような骨髄腫の病態にも関与し，多面的に骨髄腫の発症を抑制する[6,7](図 2-48)．

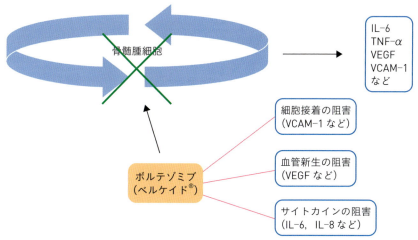

図 2-48 骨髄腫細胞の抑制および増殖に関する因子の抑制

2 プロテアソーム阻害薬の特徴

ボルテゾミブ(ベルケイド®)

1 適応となるがん種と適応条件
- 未治療の多発性骨髄腫,および再発・難治性の多発性骨髄腫
- マントル細胞リンパ腫

2 禁忌
- ボルテゾミブ,マンニトールおよびホウ素に対し過敏症の患者
- 妊婦または妊娠している可能性のある患者

3 標準投与量・投与方法
- $1.3\ mg/m^2$ を週 2 回(day 1, 4, 8, 11)に経静脈投与もしくは皮下投与し,3 週間サイクルで行う.ただし,毒性を考慮し,day 1, 8, 15 のみとする報告もある.
- デキサメタゾン(レナデックス®)20 mg/day を併用する(day 1, 2, 4, 5, 8, 9, 11, 12).ただし,毒性を考慮し減量投与する報告もある(day 1, 8, 15 など).

4 減量・中止基準
- 末梢神経障害が発症した場合は,**表 2-24** に示す用量・用量変更の目安に従ってボルテゾミブの減量,休薬,または中止を行う.
- すでに肺障害がある場合,全身状態が悪い場合,腫瘍量が多い場合などに間質性肺炎や腫瘍崩壊症候群などの重篤な副作用が発現するリスクが上がるので,注意が必要.

表 2-24 ボルテゾミブの用法・用量変更の目安

NCI-CTC Grade(症状)	用法・用量変更の目安
疼痛または機能消失を伴わない Grade 1 (知覚異常または反射消失)	投与量の変更なし
疼痛を伴う Grade 1,または Grade 2 (日常生活に支障をきたさない程度の機能障害)	$1.3\ mg/m^2$ の場合は $1.0\ mg/m^2$ へ, $1.0\ mg/m^2$ の場合は $0.7\ mg/m^2$ へ減量する
疼痛を伴う Grade 2,または Grade 3 (日常生活に支障をきたす機能障害)	回復するまで休業. 症状が回復した場合は $0.7\ mg/m^2$ に減量したうえで週 1 回投与に変更する
Grade 4(活動不能/動作不能)	投与を中止する

Richardson PG, et al : Bortezomib(PS-341) : A novel, first-in-class proteasome inhibitor for treatment of multiple myeloma and other cancers. Cancer Control 10(5) : 361-369, 2003. より改変

5 投与上の注意点

- ボルテゾミブの週 2 回投与(2 週投薬,1 週休薬)群と週 1 回投与(4 週休薬,1 週休薬)群の治療成績は変わらない一方で,Grade 3/4 の末梢神経障害の発症率は週 1 回投与群のほうが有意に低いという報告がある[6]. 再発・難治骨髄腫を対象にしたボルテゾミブの静脈投与と皮下投与を比較した臨床試験では,両群の治療成績は同等であったが,末梢神経障害の発症頻度は皮下注射群のほうが有意に低かったという報告がある[9].

  以上の報告からは,ベルケイドは皮下投与で週 1 回とすることが,奏効率を落とさずに末梢神経障害の発症頻度を軽減できることが期待される.

- サリドマイドやビンクリスチンなど,末梢神経障害を起こす治療歴がある患者においても,末梢神経障害の発症頻度が高いわけではなく,併用療法においてもその発症率は同程度であるという報告がある. また,ボルテゾミブの再投与においても末梢神経障害の発症頻度が高くなるわけではない[9-11].

- 末梢神経障害発症の頻度は治療開始後早期に起こり,用量依存性に増加するとされている. ただし,過去の臨床試験の結果からは,4～5 サイクル(累積投与量 40～50 mg/m^2)を過ぎると発症率は頭打ちになり,それ以降に発症する危険は低いと思われる[11,12].

6 副作用

ボルテゾミブの最も問題となる副作用は末梢神経障害で,灼熱感,知覚過敏,知覚鈍麻,神経因性疼痛などの症状が,上肢より下肢に強く現れる. 感覚性ニューロパチーが主体ではあるが,進行すると運動障害を生じる. わが国における「ベルケイド®治療患者の末梢神経障害に関するアンケート調査」の結果によると,最初に感じた神経障害の症状は「足のムズムズ感」「字が書きにくい」「ブツブツした物の上を踏んでいるような感じ」が高頻度であった. また,患者が感じている神経障害を表現した言葉は「ジーンとして感覚が鈍い」「正座時のように足が痺れる」「冷たい」が高頻度であった[13].

■**副作用管理のポイント**

　理学的療法として，四肢の保湿を丹念に指導し，刺激を避けることが重要である．具体的には，急に冷たい物や熱いものを握ったりしない，靴下を厚めにはき，素足でなるべく歩かないなどの工夫を日常生活においても取り入れてもらうように指導する．

　神経障害の確立された根本的治療は現時点ではないため，ベルケイド®の投与量やスケジュールの再検討と，症状緩和のための対症療法で対応することになる．対症療法として用いられる薬剤としてはビタミンB_6，B_{12} やサプリメント（アセチルLカルニチン，アルファリポ酸），抗てんかん薬であるガバペンチン（ガバペン®）やSSRIのデュロキセチン（サインバルタ®），神経障害性疼痛治療薬のプレガバリン（リリカ®），牛車腎気丸，ケタミン＋アミトリプチリンクリームの塗布，電気針療法などが用いられるが，いずれもその有用性は証明されていない．

文献

1) Adams J：Proteasome inhibitors as new anticancer drugs. Curr Opin Oncol 14(6)：628-634, 2002.
2) Adams J, et al：Proteasome inhibitors：a nobel class of potent and effective antitumor agents. Cancer Res 59(11)：2615-2622, 1999.
3) Hideshima T, et al：The proteasome inhibitor PS-341 inhibits growth, induces apoptosis, and overcomes drug resistance in human multiple myeloma cells. Cancer Res 61(7)：3071-3076, 2001.
4) Morgan GJ, et al：The genetic architecture of multiple myeloma. Nat Rev Cancer 12(5)：335-348, 2012.
5) Richardson PG, et al：Bortezomib(PS-341)：a novel, first-in-class proteasome inhibitor for treatment of multiple myeloma and other cancers. Cancer control 10(5)：361-369, 2003.
6) Richardson PG, et al：Frequency, characteristics, and reversibility of peripheral neuropathy during treatment of advanced multiple myeloma with bortezomib. J Clin Oncol 24(19)：3113-3120, 2006.
7) Adams J：The proteasome structure, function, and role in the cell. Cancer Treat Rev 29(Suppl 1)：3-9, 2003.
8) Moreau P, et al：Subcutaneous versus intravenous administration of bortezomib in patients with relapsed multiple myeloma：a randomized, phase 3, non-infriority study. Lancet Oncol 12(5)：431-440, 2011.
9) Richardson PG, et al：A phase 2 study of bortezomib in relapsed, refractory myeloma. N Engl J Med 348(26)：2609-2617, 2003.
10) Richardson PG, et al：Bortezomib or high-dose dexamethasone for relapsed multiple myeloma. N Engl J Med 352(24)：2487-2498, 2005.
11) Richardson PG, et al：Reversibility of symptom peripheral neuropathy with bortezomib in the phase Ⅲ APEX trial in relapsed multiple myeloma：ompact of dose-modification guideline. Br J Haematol 144(6)：895-903, 2009.
12) Dimopoulos MA, et al：Risk factors for, and reversibility of, peripheral neuropathy associated with bortezomib-melphalan-prednisone in newly diagnosed patients with multiple myeloma：subanalysis of the phase 3 VISTA study. Eur J Haematol 86(1)：23-31, 2011.
13) 張高明：コメディカルセッション3 ボルテゾミブ：末梢神経障害マネジメント．日骨髄腫会誌 1(1)：45-62, 2011.

（深谷　真史）

14 mTOR阻害薬
――腎がんを中心に

1 mTOR阻害薬の概要と作用機序

　腎がん治療薬であるテムシロリムス（トーリセル®経静脈投与），エベロリムス（アフィニトール®経口投与）は，いずれも mTORI（mammalian-target of rapamycin inhibitor）であり，ラパマイシン（rapamycin）の標的分子である mTOR（mammalian target of rapamycin）を選択的に阻害することにより，抗腫瘍効果を発揮する分子標的治療薬である．mTORI を理解するためには，ラパマイシン，mTOR について理解する必要がある．

ラパマイシンとは

　ラパマイシンは，土壌に存在するストレプトマイシス属である放線菌から産生される抗生物質である．当初は抗真菌薬として研究されていたが，免疫抑制作用があることがわかり，免疫抑制薬（シロリムスと命名）として承認された．その後，シロリムス（つまりラパマイシン）の誘導体としてテムシロリムス，エベロリムスが開発された．それぞれの薬剤はシロリムスと同様の作用をもつが，抗腫瘍薬として開発，承認された．エベロリムスは免疫抑制薬としても承認を受けている．

mTORとは

　TOR（target of rapamycin）は，酵母から同定されたタンパクリン酸化酵素であるが，酵母のみならず哺乳類にも存在することが判明し，哺乳類の TOR は，mammalian TOR（mTOR）と称されるようになった．TOR は，正常細胞のみならず腫瘍細胞にも存在する．

　mTOR は，PIK3/Akt/mTOR シグナル伝達経路の下流分子である（図2-49）．このシグナル経路は，細胞内のタンパク質合成・分解を調整し，生命の維持にきわめて重要な役割を果たしている．PIK3/Akt/mTOR シグナル伝達経路は，VEGF（血管内皮増殖因子）や EGF（上皮増殖因子）などの増殖因子により活性化される一方，PTEN により抑制される．がん抑制遺伝子として知られる PTEN は，生化学的には PIK3 の逆反応を促進する脂質脱リン酸化酵素である．また，アミノ酸やブドウ糖などの栄養素が，別のシグナル経路により mTOR を活性化させる一方，栄養素が不足した状態（飢餓状態）では，mTOR 活性が抑制される．

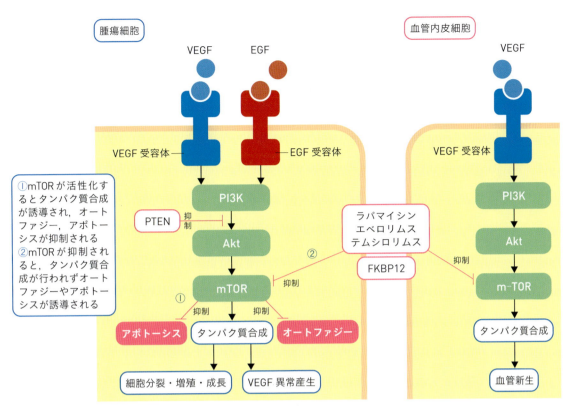

図 2-49 mTOR の腫瘍細胞成長と血管新生阻害のメカニズム
〔ノバルティスファーマ：アフィニトール 医薬インタビューフォーム 2015. をもとに作成.〕

　mTOR が活性化すると，タンパク質合成が誘導される．それにより細胞分裂，細胞増殖，細胞の成長が促される一方，オートファジー（飢餓状態などで，栄養不足を補うため，自己のタンパク質を分解する作用〔自食作用という〕）やアポトーシス（細胞死）が抑制される．逆に mTOR が抑制されると，タンパク質合成が行われず，細胞成長は抑制され，オートファジーやアポトーシスが誘導される．

　腫瘍細胞内では，PIK3/Akt/mTOR シグナル伝達経路の異常が認められる．多くのがんで，遺伝子変異により PIK3 が過剰に活性化され，さらには PTEN が不活性化されている．つまり腫瘍細胞内では，mTOR が過剰に活性化されており，腫瘍細胞が成長する．

mTOR 阻害薬の作用機序

　シロリムス（ラパマイシン）とその誘導体であるテムシロリムス，エベロリムスは，まず細胞内タンパク質である FKBP12 と結合し，複合体を形成する．その複合体が，mTOR と結合することで，mTOR 活性を抑制する．そのことにより，腫瘍細胞成長が抑制され，オートファジー，アポトーシスも誘導されることで，抗腫瘍効果を発揮する．さらには，タンパク質合成が抑制されることで，増殖因子である VEGF の産生も

低下し，腫瘍周囲の血管新生も抑制されることで，間接的な抗腫瘍効果も得られる．

2 mTOR阻害薬の特徴

1 エベロリムス（アフィニトール®）

1 適応となるがん種と適応条件
■ **根治切除不能または転移性の腎細胞がん**
　チロシンキナーゼ阻害剤（TKI）による治療歴のない患者に対する有効性および安全性は確立されていない

- 転移性腎細胞がんに対するエベロリムスの有効性を示した第Ⅲ相国際共同臨床試験（RecordⅠ試験[1]）では，TKIであるスニチニブまたはソラフェニブいずれかの薬剤を先行投与し，抵抗を示した症例を対象としている．そのため，エベロリムスがTKI抵抗の2次治療薬として位置づけられている．
- 腎細胞がんに対する術後補助療法として，エベロリムスが効果を示した報告はない．
- 腎細胞がん以外に膵神経内分泌腫瘍，手術不能または再発性乳がん，結節性硬化症に伴う腎血管筋脂肪腫，結節性硬化症に伴う上衣下巨細胞性星細胞腫にも適応がある．

2 禁忌
- エベロリムスに対し過敏症の既往歴のある患者
- 妊婦あるいは妊娠している可能性のある女性

3 標準投与量・投与方法
　通常，成人にはエベロリムスとして1日1回10 mgを経口投与．患者の状態によって適宜減量する．

4 減量中止基準
■ **間質性肺疾患（ILD）**
- ILDが投与中に発症した場合は，すみやかに症状や重症度などを把握し，減量，休薬あるいは中止の判断をする．

■ **肝機能障害**
- 肝機能障害患者は，血中濃度が上昇することから，副作用発現がないか，患者の状態を慎重に観察する必要があり，場合によっては減量も考慮する．

5 投与上の注意点
■ **空腹時に服用する**
- 食後にエベロリムスを投与すると，最高血中濃度（Cmax）と血中総薬物量（AUC）が低下することから，空腹時に服用するよう指導する．

6 注意すべき副作用

■口内炎
- 高頻度に発現する副作用であり，重症化することもある．疼痛を伴うため，QOLの低下だけでなく休薬の原因となりうる．発症や症状増悪の予防は口腔内の清潔が最も重要であり，ブラッシングや含嗽をすすめる．アルコール・過酸化水素・ヨードを含有した含嗽剤は，口内炎を増悪させる可能性があるため注意する．また，禁煙も重要であるため治療前に指導する．

■間質性肺疾患(ILD)
- ILDは生命にかかわる副作用である．エベロリムス開始後に咳嗽や呼吸困難などの呼吸器症状が現れた場合は，すみやかに医療者に連絡するように指導する．

○投与開始前の注意点
投与前に胸部画像検査(できれば胸部CT検査)を実施しておく．咳嗽，呼吸困難，発熱などの臨床症状の有無を把握し，投与開始の可否を慎重に判断する．

○投与開始後の注意点
定期的に画像検査を実施し，肺の異常所見の有無を慎重に観察する．咳嗽，呼吸困難，発熱等の臨床症状がみられ，感染，腫瘍，肺塞栓およびその他の肺疾患が除外された場合は，ILDの可能性を考慮し，画像検査，酸素飽和度測定，血液検査(KL-6など)を実施する．ILDと診断した場合は，すみやかに重症度を評価し，薬剤の減量・休薬・中止の判断を行う．呼吸器科との連携も重要である．

■感染症
- エベロリムスには免疫抑制作用もあることから，細菌，真菌，ウイルス，原虫による感染症や日和見感染が発現または悪化することがある．特に，B型肝炎ウイルスキャリアまたはHBs抗原陰性の患者において，B型肝炎ウイルスの再活性化による肝炎を発症する可能性がある．よって，本剤投与前に肝炎ウイルスなどの感染の有無を確認する．

■腎障害
- 重篤な腎障害が現れることがある．本剤の投与開始前より，定期的に血清クレアチニン，血中尿素窒素(BUN)などの腎機能検査および尿タンパクなどの尿検査を行う．

■高血糖・脂質異常
- エベロリムスには，肝の糖新生・中性脂肪分泌亢進作用があり，血糖・脂質異常が現れることがある．本剤の投与開始前より，定期的に空腹時血糖値・脂質値の測定を行う．また，治療前すでに糖尿病や脂質異常を認める場合は，コントロールを強化することも重要である．

■ヘモグロビン減少，リンパ球減少，好中球減少および血小板減少
- 特に血小板減少が現れることがある．緩徐な低下を示すことが多い．本剤の投与開始前より，定期的に血液検査(血球数算定など)を行う．

2 テムシロリムス（トーリセル®）

1 適応となるがん種と適応条件

■ 根治切除不能または転移性の腎細胞がん

- 転移性腎細胞がんに対するテムシロリムスの有効性を示した第Ⅲ相国際共同臨床試験（ARCC試験[2]）では，未治療であるMSKCCリスク分類（腎細胞がんのリスク分類）のpoor risk症例あるいは非淡明細胞がん症例を対象としている．その結果より，テムシロリムスがpoor risk症例あるいは非淡明細胞がん症例に対する1次治療として位置付けられている．同じmTORIであるエベロリムスと，治療対象症例に相違があることを注意する必要がある．
- 腎細胞がんに対する術後補助療法として，テムシロリムスが効果を示した報告はない．

2 禁忌

- テムシロリムスに対し過敏症の既往歴のある患者
- 妊婦あるいは妊娠している可能性のある女性

3 標準投与量・投与方法

通常，成人にはテムシロリムスとして25 mgを1週間に1回，30～60分かけて点滴静脈内投与する．

4 減量中止基準

■ 間質性肺疾患（ILD）

- ILDが投与中に発症した場合は，すみやかに症状や重症度などを把握し，減量，休薬あるいは中止の判断をする．

■ 肝機能障害

- 肝機能障害患者は，血中濃度が上昇することから，副作用の発現がないか，患者の状態を慎重に観察する必要があり，場合によっては減量も考慮する．

5 投与上の注意点

■ 抗ヒスタミン剤投与

インフュージョンリアクションを予防するために，テムシロリムス投与前に，抗ヒスタミン薬（d-クロルフェニラミンマレイン酸塩，ジフェンヒドラミン塩酸塩など）を投与する．

■ 投与当日の自動車運転などを控える

本剤には無水エタノールを含有し，さらには前投与する抗ヒスタミン剤も中枢神経抑制作用があることから，投与後は自動車運転など危険を伴う可能性のある機械操作に従事させないよう十分説明しておく．

6 注意すべき副作用

■インフュージョンリアクション

　紅潮，胸痛，呼吸困難，低血圧，無呼吸，意識消失，アナフィラキシーなどの症状が現れることがあり，生命にかかわる転帰をたどることがある．本剤の投与は重度の副作用発現に備え，緊急時に十分な対応のできる準備を行ったうえで開始する．

　また，2回目以降の本剤投与時に初めて重度のインフュージョンリアクションを発現することもあるので，本剤投与中は毎回患者の状態に十分注意する．本剤投与開始後はバイタルサインのモニタリングを行うなど患者の状態を十分に観察すること．

　インフュージョンリアクションを発現した場合には，全ての徴候および症状が完全に回復するまで患者を十分に観察すること．また，重度なインフュージョンリアクションが認められた場合，投与を中止し適切な処置を行う．

　その他は，エベロリムスと同じ副作用発現の可能性があり，対策もまた同様である（エベロリムスの項を参照）．

文献

1) Motzer RJ, et al：Phase 3 trial of everolimus for metastatic renal cell carcinoma：final results and analysis of prognostic factors. Cancer 116(18)：4256-4265, 2010
2) Hudes G, et al：Temsirolimus, interferon alfa, or both for advanced renal-cell carcinoma. N Engl J Med 356(22)：2271-2281, 2007

〈新坂　秀男〉

15 免疫チェックポイント阻害薬
——悪性黒色腫を中心に

1 免疫チェックポイント阻害薬の概要と作用機序

　近代のがんの免疫療法は1970年代の樹状細胞の発見に始まり，1980年代には養子T細胞免疫療法，1990年代にはインターフェロン（IFN）やインターロイキン（IL）による治療が臨床治療として登場した．

　2011年3月，人類初の免疫チェックポイント阻害薬としてのCTLA-4（cytotoxic T-lymphocyte antigen-4）製剤イピリムマブ（ヤーボイ®）[1, 2]が，そして2014年7月には世界初・日本発のPD-1（programmed cell death 1）製剤ニボルマブ（オプジーボ®）[3]が，さらに同年9月にはペムブロリズマブ（キイトルーダ®）（わが国では2016年9月承認）が臨床導入され，目を見張る治療成果を収めている（図2-50）．本項では免疫チェックポイント阻害薬としてのイピリムマブとニボルマブについて解説する．

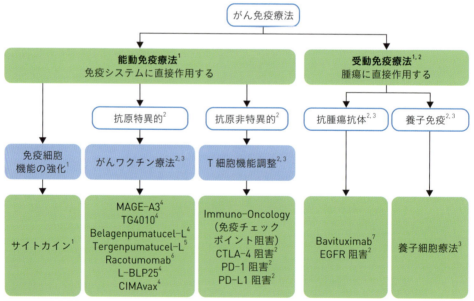

図2-50　多様ながん免疫療法

EGFR＝epidermal growth factor receptor（表皮増殖因子受容体）；MAGE-A3＝melanoma antigen encoding gene A3（メラノーマ抗原符号化遺伝子A3）

1. SITC：Cancer Immunotherapy FAQs. www.sitcancer.org/UserFiles/file/CancerImmunotherapyFAQs_v1.pdf. Accessed January 2015；2. Mellman, et al. Nature. 2011；480(7378)：480-489；3. Brody J, et al. J Clin Oncol. 2011；29：1864-1875；4. Hall RD, et al. Cancer Control；2013；20：22-31；5. NewLink Genetics：Tergenpumatucel-L. www. linkp. com/tergenpumatucel-l-for-nsclc. Accessed January 2015；6. Segatori VI, et al. Front Oncol. 2012；2：160；7. Peregrine Pharmaceuticals：Bavituximab. www.peregrineinc.com/pipeline/bavituximab-oncology.html. Accessed January 2015.

免疫チェックポイント阻害薬の特徴

イピリムマブは初期免疫段階（プライミング・フェーズ）で作用する抗CTLA-4抗体（ヒト細胞傷害性Tリンパ球抗原-4に対する遺伝子組換えヒトIgG1モノクローナル抗体），ニボルマブは末梢での腫瘍対面段階（エフェクター・フェーズ）で作用する抗PD-1抗体（ヒト型抗PD-1モノクローナルIgG4抗体）であるが，いずれも腫瘍抗原特異的なT細胞リンパ球を増殖および活性化させ，腫瘍増殖を抑制する．簡潔にいうと，薬剤による殺細胞的な直接攻撃ではなく，T細胞リンパ球を介した免疫力による抗がん治療である．

作用機序

T細胞の表面に発現している抑制性受容体のCTLA-4またはPD-1に，樹状細胞の細胞表面に発現したB7またはがん細胞上に発現したPD-L1（programmed cell death ligand 1）が結合すると，T細胞の活性化が抑制されて抗腫瘍効果が減弱してしまう．そこで，抑制性受容体であるCTLA-4またはPD-1に抗CTLA-4抗体または抗PD-1抗体を競合的に結合させることでB7またはPD-L1との結合を阻害し，T細胞活性を回復させ抗腫瘍効果を増強させる（図2-51）．

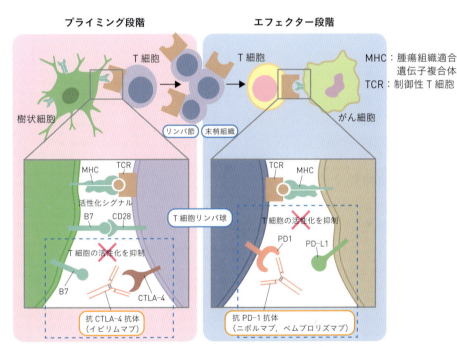

- 免疫チェックポイント阻害剤の作用点には，初期免疫（プライミング）段階と，末梢でのエフェクター段階，の2つがある．
- 抗CTLA-4抗体はプライミング段階で作用するのに対し，抗PD-1抗体はエフェクター段階で作用する．
- T細胞の表面に発現している抑制性受容体のPD-1に，がん細胞表面に発現したPD-L1が結合すると，T細胞の活性化が抑制されて抗腫瘍効果が減弱する．
- 抗PD-1抗体はT細胞表面のPD-1に結合し，PD-L1との結合を阻害することで，T細胞活性を回復させ抗腫瘍効果を発揮する．

図2-51 免疫チェックポイント分子阻害剤の作用点

(Ribas A, et al：N Engl J Med；366：2517-2519, 2012. をもとに作成)

● 制御性T細胞(Treg)の阻害

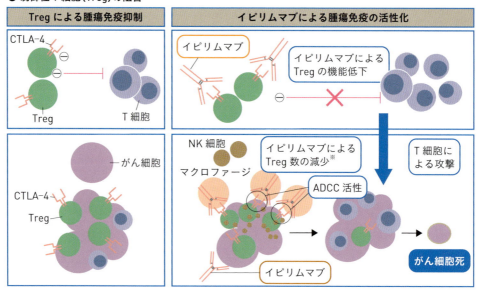

※イピリムマブはTregの機能低下および腫瘍組織におけるTreg数を減少させ，腫瘍免疫反応を亢進させて，抗腫瘍効果を示すと考えられる

図 2-52　イピリムマブの作用機序

Treg：制御性T細胞
〔ヤーボイ製品情報概要　監修：慶應義塾大学医学部　細胞情報研究部門　教授　河上　裕〕

この作用機序は，T細胞リンパ球の活性化を抑制する信号を各抗体がブロックすることでT細胞リンパ球の活性化が促されるのである．また，それ以外にも，一部では制御性T細胞(Treg)に対する作用(抗体依存性細胞傷害：ADCC)による抗腫瘍効果がみられ，抗腫瘍効果が長く持続することも明らかになってきた(図2-52)．

治療効果の特徴

1) 抗腫瘍効果発現までに数か月を要する
2) 一時増大した(PD)後に抗腫瘍効果が現れることがある
3) 奏効率は3割弱程度で決して高いものではないが，効果が出始めたら(投与を中止しても)長く効く(OS延長)
4) 一律な効果発現でない状態(パラドキシカル反応：paradoxical reactionまたは複合反応：mixed response)がみられることがある

などである．

副作用の特徴

一方，副作用面での特徴は自己免疫関連障害であり，全身のあらゆる部位で生じる可能性がある．また，治療効果と同様に副作用が長期化する可能性がある．最も頻繁に認められる副作用としては，皮膚障害(33％，発疹，白斑，そう痒症など)であるが，重篤な例はほとんどない．次いで胃腸障害(14％，下痢・大腸炎など)，内分泌障害(8％，甲状腺

表 2-25 がん免疫療法と化学療法の違い

	化学療法	免疫療法
作用機序	がん細胞に対する直接的な増殖抑制または細胞毒性[1]	生体内の免疫反応を増強することにより，がん細胞を破壊[1,2]
奏効までの期間	抗がん剤投与後すぐに抗腫瘍活性が期待できる[1]	抗腫瘍反応が現れるまでに時間を要する，または一時増悪後に現れることがある[1,3,4]
副作用	化学療法は，急速に分裂する細胞に作用するため，がん細胞とともに血液，髪，消化管などの正常細胞にも影響を与える．主な副作用：好中球減少，脱毛，悪心・嘔吐[5]	免疫療法の副作用には皮疹，大腸炎，下垂体炎などがあり，免疫反応が増強することで発現する[1,6]

1) Margolin K：Moving forward with immunotherapy：The rationale for anti-CTLA-4 therapy in melanoma. Commun Oncol 5 (7)：367-374, 2008.
2) Finn OJ：Cancer immunology. N Engl J Med 358(25)：2704-2715, 2008.
3) Hoos A, et al：A clinical development paradigm for cancer vaccines and related biologics. J Immunother 30(1)：1-15, 2007.
4) Gattinoni L, et al：Renal cancer treatment：a review of the literature. Tumori 89(5)：476-484, 2003.
5) http://www.cancer.org/cancer/skincancer-melanoma/detailedguide/melanoma-skin-cancer-treating-chemotherapy (accessed Sept 2014)
6) Fong L, et al：Anti-cytotoxic T-lymphocyte antigen-4 antibody：the first in an emerging class of immunomodulatory antibodies for cancer treatment. J Clin Oncol 26(32)：5275-5283, 2008.

機能低下症など），肝・胆道系障害(4％)が報告されている．また，頻度は低いが，ときに重篤な障害となるものには呼吸器障害(2％，間質性肺炎など)，さらにまれであるが重症筋無力症，劇症1型糖尿病などがある(**表2-25**)．

　副作用マネジメントのコツは副作用の早期発見と，治療の即時中断，アルゴリズムに沿った早期治療(ステロイド，免疫抑制薬など)を徹底することである．そのためには，多科・多職種によるチーム医療での対応が必須である．下垂体炎，甲状腺炎，糖尿病，間質性肺炎などは症状の出現時期が予測しにくい(治療開始直後から，あるいは数か月以上経た後に現れることもある)ので，定期検査を継続し，問診などで本人と家族から情報収集するように心がける必要がある(**表2-26**)．

　また，治療効果を最大限に引き出すためのコツは，症例ごとの個別化治療の組み立てと，手術や放射線療法，分子標的治療薬などほかの治療との逐次・併用療法の総合戦略的治療の組み立てである．

2 免疫チェックポイント阻害薬の特徴

1 イピリムマブ(ヤーボイ®)

　イピリムマブは長期経過観察(10年以上の臨床試験のプール解析)において，長期かつ多数例(1,861例)の長期生存のエビデンスがあり[4]，治療期間も4回投与(9週間)までと短期間で終えることができるメリットがある[5,6]．

表 2-26 ニボルマブ・イピリムマブの免疫関連副作用

副作用	症　状
脳炎	嘔吐，体の痛み，発熱，失神，精神状態の変化があるなど
下垂体炎，下垂体機能低下症，甲状腺機能障害，副腎障害	頭痛，倦怠感，いつもより疲れやすい，行動の変化，視野欠損，電解質異常，低血圧，体重の増減，便秘，寒気，悪心・嘔吐など
肝機能障害，肝炎	皮膚や白目が黄色くなる(黄疸)，いつもより疲れやすいなど
1型糖尿病	口渇，多飲，多尿，倦怠感，悪心など
腎障害	尿量が減る，尿が出ない，血尿が出る，むくみが強いなど
大腸炎，重度の下痢，消化管穿孔	発熱の有無を問わない下痢，排便回数の増加，腹痛，血便など
静脈血栓塞栓症	息苦しい，腫れ，むくみがある，意識の低下，胸の痛みなど
間質性肺疾患	息切れ，息苦しい，発熱，痰のない乾いた咳(空咳)，疲労など
心臓障害	めまい，動悸，脈拍の異常，意識の低下など
重症筋無力症，筋炎	息苦しい，繰り返し運動で疲れやすい，足・腕に力が入らない，筋肉痛など
末梢神経障害	感覚異常，知覚異常，手足のしびれ，手足の痛みなど
重度の皮膚障害	全身に赤い斑点や水ぶくれが出る，ひどい口内炎，粘膜のただれなど
インフュージョンリアクション	発熱，発疹，低血圧，呼吸困難，ショックなど
過度の免疫反応	眼障害(ぶどう膜炎，虹彩毛様体炎など)など

ニボルマブ・イピリムマブ添付文書をもとに作成

1 適応となるがん種と適応条件

・根治切除不能な悪性黒色腫

○使用上の注意

　術後補助化学(アジュバント)療法には適応はない．根治切除不能，または再発転移のみが適応となる．前治療の必要性はなく，一次治療として用いることができる．ただし，PSが良好(0〜1)で，効果発現までの期間を考慮して「12週以上の臨床的な安定」が予測される場合がよい適応といえる．

2 禁忌
・本剤の成分に対し重度の過敏症の既往歴のある患者

3 標準投与量・投与方法
　通常，成人にはイピリムマブ（遺伝子組換え）として1日1回3 mg/kg（体重）を3週間間隔で4回点滴静注する．

4 減量・中止基準
■投与延期および中止の基準
・Grade 2の副作用の場合は，Grade 1以下またはベースラインに回復するまで投与を延期する．内分泌障害については，症状が回復するまで投与を延期する．上記基準まで回復しない場合は，投与を中止する．
・Grade 3以上の副作用，局所的な免疫抑制療法が有効でないGrade 2以上の眼障害の場合は，投与を中止する．

※ GradeはCTCAE ver. 3.0に準じる

5 投与上の注意点
1. 他の抗悪性腫瘍薬と併用しない．
2. 慎重投与（次の患者には慎重に投与する）
   (1) 重度の肝機能障害のある患者（安全性は確立していない）
   (2) 自己免疫疾患の合併または慢性的もしくは再発性の自己免疫疾患の既往歴のある患者（自己免疫疾患が増悪するおそれがある）
3. 小児，高齢者，妊産婦，授乳婦などへの投与は慎重に検討する．

6 副作用
　消化管障害，肝障害，皮膚障害，内分泌障害などの免疫関連の副作用が特徴である[7]．
■副作用管理のポイント
　抗PD-1抗体薬（ニボルマブやペンブロリズマブ）と比べて，副作用（例えば肝機能障害など）が強く出現する可能性があるが，多くは適切なステロイドの全身投与でコントロール可能である．
■重大な副作用
○大腸炎，消化管穿孔
　大腸炎（7％），消化管穿孔（1％）が現れることがあり，死亡に至った例も報告されている．また，消化管穿孔が現れた後に敗血症になった例も報告されているため，観察を十分に行い，異常が認められた場合には，投与延期や中止，副腎皮質ホルモン薬の投与などの適切な処置を行う．
○重度の下痢
　重度の下痢が4％にみられた．経過観察を十分に行い，異常が認められた場合には，

投与を中止し，副腎皮質ホルモン薬の投与などの処置を行う．

○**肝不全，肝機能障害**

肝不全(1%未満)，ALT(GPT)上昇(3%)，AST(GOT)上昇(3%)などを伴う肝機能障害があり，死亡に至った例も報告されている．肝機能検査と経過観察を十分に行い，異常を認めた場合には，本剤の投与延期・中止や，副腎皮質ホルモン薬の投与などの処置を行う．

○**下垂体炎，下垂体機能低下症，甲状腺機能低下症，副腎機能不全**

下垂体炎(1%)，下垂体機能低下症(2%)，甲状腺機能低下症(1%)および副腎機能不全(1%)がある．甲状腺機能検査と経過観察を十分に行い，異常を認めた場合には，投与延期・中止や副腎皮質ホルモン薬の投与，ホルモン補充療法などの処置を行う．

○**間質性肺疾患**

急性呼吸窮迫症候群(1%未満)，肺臓炎(1%未満)などの間質性肺疾患が現れることがあり，死亡に至った例も報告されている．経過観察を十分に行い，異常を認めた場合には，本剤の投与延期・中止や，副腎皮質ホルモン薬の投与などの処置を行う．

○**インフュージョンリアクション**

インフュージョンリアクション(1%)が現れることがある．経過観察を十分に行い，異常を認めた場合には，投与を中止し，副腎皮質ホルモン薬の投与など処置を行う．

2 ニボルマブ(オプジーボ®)

ニボルマブは進行期悪性黒色腫の有力な治療法の1つであり，高い disease control 率(CR＋PR＋SD；65.8%)，長期生存(median OS：473.0日〔90% CI, 276.0-NR〕，median PFS：169.0日〔90% CI, 72.0-277.0〕；国内第Ⅱ相試験〔ONO-4538-02試験〕より)が特徴である．わが国発の，世界初の抗PD-1製剤として，悪性黒色腫のみならず，肺がんや腎がん，頭頸部がんなどほかの多くのがん種における有効性にも注目度は相当高い[8]．

治療における注意点

ニボルマブのような免疫チェックポイント(immune checkpoint)阻害薬においては効果発現まで数か月かかり，PDか一時的な増大かの評価が容易ではない．ほかの治療への変更のタイミングを含め，十分な検討を要する．またニボルマブは抗原特異的なT細胞の活性化を増強することにより抗腫瘍効果を発揮すると考えられるため，自己免疫応答が誘発された場合，免疫介在性の副作用を引き起こす可能性がある．

具体的な治療法の選択においては各症例ごとに綿密な戦略を立て，慎重な選択が求められる．即効性のある分子標的治療薬(BRAF阻害薬，MEK阻害薬)と長期効果が期待される免疫療法薬をうまく使いこなすことが肝要である．

1 適応となるがん種と適応条件

1. 根治切除不能な悪性黒色腫
2. 切除不能な進行・再発の非小細胞肺がん(本項では1.を中心に解説する)

○使用上の注意

術後補助化学(アジュバント)療法には適応はない．根治切除不能，または再発転移のみが適応となる．前治療の必要性はなく，一次治療として用いることができる．ただし，PSが良好(0～1)で，効果発現までの期間を考慮して「12週以上の臨床的な安定」が予測される場合がよい適応といえる．

2 禁忌

・本剤の成分に対し過敏症の既往歴のある患者

3 標準投与量・投与方法

■根治切除不能な悪性黒色腫

○化学療法未治療の根治切除不能な悪性黒色腫患者の場合：(1次治療として)

①通常，成人にはニボルマブ(遺伝子組換え)：1日1回3 mg/kg(体重)を2週間隔で点滴静注する(世界共通)．

・海外での多数例のエビデンスがあり，薬物動態(半減期，トラフ濃度)から，治療効果(PFS)の発現が早期に現れる可能性がある．

○化学療法既治療の根治切除不能な悪性黒色腫患者の場合：(2次治療として)

①通常，成人にはニボルマブ(遺伝子組換え)：1日1回3 mg/kg(体重)を2週間隔で点滴静注する(1次治療と同じ)．

②通常，成人にはニボルマブ(遺伝子組換え)：1日1回2 mg/kg(体重)を3週間隔で点滴静注する．

・②は日本独特の用法・用量で，①と同等の効果があると思われる．①に比べて，(6週間で)半分以下の投与量で，投与間隔も長い．副作用がマイルドな感がある．

4 減量・中止基準

イピリムマブの場合と同様．

5 投与上の注意点

1. 他の抗悪性腫瘍薬と併用しない．
2. 慎重投与(次の患者には慎重に投与する)
   (1)自己免疫疾患の合併または慢性的もしくは再発性の自己免疫疾患の既往歴のある患者(自己免疫疾患が増悪するおそれがある)
   (2)間質性肺疾患のある患者またはその既往歴のある患者(間質性肺疾患が増悪するおそれがある〔添付文書の「警告」，「重要な基本的注意」，「重大な副作用」の項を参照〕)
3. 小児，高齢者，妊産婦，授乳婦などへの投与は慎重に検討する．

6 副作用

■副作用の特徴

ニボルマブでは常に免疫介在性の副作用の可能性を念頭におく[9-11]．自己免疫疾患の

合併または慢性的もしくは再発性の自己免疫疾患の既往がある場合では自己免疫疾患が増悪・顕症化することがあり，注意する．消化管障害，肝障害，皮膚障害，内分泌障害などの免疫関連の副作用が特徴的であり，日本人では肝障害や大腸炎（下痢）に特に注意する．疑われた場合には，抗がん治療薬の即時中止とステロイド（ときには免疫抑制薬）の全身投与による強力な治療を要する．そのための院内準備や患者説明と同意もあらかじめ整えておくことが望ましい．

　国内第Ⅱ相（ONO-4538-02）試験（n＝35例）において，比較的多く認められた（頻度10％以上の）副作用は甲状腺機能低下症（5例；14.3％）と下痢（4例；11.4％．うち1例；2.9％がGrade 3以上），白斑（6例；17.1％）と皮膚色素減少（4例；11.4％），そう痒症（11例；31.4％）である．そのほかCPK増加（5例；14.3％．うち3例；8.6％がGrade 3以上）が認められた例があり，筋炎と重症筋無力症の副作用報告がある．

　一方，懸念される重篤な自己免疫疾患関連症状は全体として（5例；14.3％）みられている．発現件数としては肝障害（2件；Grade 3），甲状腺機能低下症（1件；Grade 2），間質性肺炎（1件；Grade 2），関節症性乾癬（1件；Grade 3），細菌性肺炎（1件；Grade 3），を認めた．

■副作用管理のポイント

　抗CTLA-4抗体薬（イピリムマブ）に比べて，副作用（例えば肝機能障害など）が多少軽めの感があるも，多くはアルゴリズムに沿って適切なステロイドの全身投与でコントロールする．副作用コントロール後は厳重注意のもと，再投与できる．

■重大な副作用

○間質性肺疾患

　肺臓炎，肺浸潤，肺障害などの間質性肺疾患（5.3％）が現れることがあるので，咳嗽，呼吸困難，発熱，肺音の異常（捻髪音）などの臨床症状を十分に観察し，異常を認めた場合には，すみやかに胸部X線，胸部CT，血清マーカーなどの検査を実施する．間質性肺疾患が疑われた場合には投与を中止し，副腎皮質ホルモン薬の投与などの処置を行う．

○重症筋無力症，筋炎

　重症筋無力症，筋炎（いずれも頻度不明）が現れることがあり，これらを合併したと考えられる症例も報告されている．筋力低下，眼瞼下垂，呼吸困難，嚥下障害，CK（CPK）上昇などの経過観察を十分に行い，異常を認めた場合には投与を中止し，副腎皮質ホルモン薬の投与などの処置を行う．また，重症筋無力症によるクリーゼのため急速に呼吸不全が進行することがあるので，呼吸状態の悪化に十分注意する．

○大腸炎，重度の下痢

　大腸炎（1.2％），重度の下痢（0.6％）が現れることがあるので，経過観察を十分に行い，持続する下痢，腹痛，血便などの症状が現れた場合には，投与を中止し，副腎皮質ホルモン薬の投与などの処置を行う．

○1型糖尿病

　1型糖尿病（劇症1型糖尿病を含む）（頻度不明）が現れ，糖尿病性ケトアシドーシスに至ることがあるので，口渇，悪心，嘔吐などの症状の発現や血糖値の上昇に十分注意す

る．1型糖尿病が疑われた場合には投与を中止し，インスリン製剤の投与などの適切な処置を行う．ステロイド投与は不適切である．

○ 肝機能障害，肝炎

AST(GOT)増加，ALT(GPT)増加，γ-GTP 増加，ALP 増加などを伴う肝機能障害(2.9%)，肝炎(頻度不明)が現れることがあるので，経過観察を十分に行い，異常を認めた場合には投与を中止し，副腎皮質ホルモン薬の投与などの処置を行う．

○ 甲状腺機能障害

甲状腺機能低下症(10.6%)，甲状腺機能亢進症(1.8%)，甲状腺炎(2.4%)などの甲状腺機能障害が現れることがあるので，観察を十分に行い，異常が認められた場合には投与を中止するなど，適切な処置を行う．

○ インフュージョンリアクション

発熱，悪寒，そう痒症，発疹，高血圧，低血圧，呼吸困難，過敏症などを含むインフュージョンリアクション(1.8%)が現れることがあるので，患者の状態を十分に観察し，異常を認めた場合には，投与を中止し，副腎皮質ホルモン薬の投与などの処置を行う．また，重度のインフュージョンリアクションが現れた場合にはただちに投与を中止して適切な処置を行うとともに，症状が回復するまで患者の状態を十分に観察する．

文献

1) Hodi FS, et al：Improved survival with ipilimumab in patients with metastatic melanoma. N Engl J Med 363(13)：711-723, 2010.
2) Robert C, et al：Ipilimumab plus dacarbazine for previously untreated metastatic melanoma. N Engl J Med 364(26)：2517-2526, 2011.
3) Robert C, et al：Pembrolizimab versus ipilimumab in advanced melanoma. N Eng J Med 372(26)：2521-2532, 2015.
4) Patt DA, et al：A real-world observational study of patients with advanced melanoma receiving first-line ipilimumab in a community practice setting. J Cancer Ther 5(12)：1049-1058, 2014.
5) 清原祥夫：Ipilimumab とメラノーマ―基礎的知見と臨床的意義．癌と化学療法 42(4)：439-442, 2015.
6) 清原祥夫：メラノーマの薬物療法：イピリムマブ．皮膚臨床 58(1)：53-62, 2016.
7) Weber JS, et al：Management of immune-related adverse events and kinetics of response with ipilimumab. J Clin Oncol 30(21)：2691-2697, 2012.
8) 清原祥夫：新たに開発された抗体治療：悪性黒色腫．がん分子標的治療 13(2), 212-216, 2015
9) Weber JS, et al：Nivolumab versus chemotherapy in patients with advanced melanoma who progressed after anti-CTLA-4 treatment(CheckMate 037)：a randomised, controlled, open-label, phase 3 trial. Lancet Oncol 16(4)：375-384, 2015.
10) Robert C, et al：Nivolumab in Previously Untreated Melanoma without *BRAF* Mutation. N Engl J Med 372(4)：320-330, 2015.
11) Larkin J, et al：Combined Nivolumab and Ipilimumab or Monotherapy in Untreated Melanoma. N Eng J Med 373(1)：23-34, 2015.

（清原 祥夫）

第 3 章

分子標的治療薬の副作用とケア

1 インフュージョンリアクション

1 定義

インフュージョンリアクション(infusion reaction：IR)とは，薬剤投与中あるいは投与開始後 24 時間以内に現れる症状の総称である．炎症性サイトカインの放出とその反応によって起こるとされており，過敏反応(hypersensitivity reaction：HSR)とは区別されている．分子標的治療薬では主としてモノクローナル抗体薬の投与後に発生する．

2 発生機序

モノクローナル抗体薬の投与に伴う IR の発生機序の詳細は不明な点が多いが，薬剤の輸液によって刺激を受けた単球やリンパ球から TNF-α，IL-6 などの炎症性サイトカインが放出され，これらが反応を起こして発症に至ると推定されている[1]．炎症性サイトカインの過剰反応により，発熱を主体とし，悪寒，戦慄，頭痛，倦怠感などの症状が発生する．重症化すると，アナフィラキシー症状が出現しさらに循環不全となりアナフィラキシーショック状態となる場合もある．

HSR は免疫系のマスト細胞や好塩基球から放出された化学伝達物質が反応して起こるとされている．IR と HSR では発生機序は異なるが，発熱やアナフィラキシー症状などの症状は類似することが多い．IR と HSR の病態と症候の概要を図 3-1 に示す[2]．

3 発現頻度が高い薬剤

分子標的治療薬において IR の発生頻度が高い薬剤はモノクローナル抗体薬である．モノクローナル抗体はマウスの構造を組み込んだ薬剤があり，マウス由来成分が多い薬剤の方が IR の発症率が高い．マウス由来成分の比率によって薬剤名(一般名)も区別されており，それぞれの語尾がマウス型の薬剤は omab，ヒト/マウスキメラ型の薬剤は ximab，ヒト化型の薬剤は zumab，ヒト型の薬剤は umab となる(→ p.11)．IR の発現頻度が高い薬剤とその特徴について表 3-1 に示す[3]．

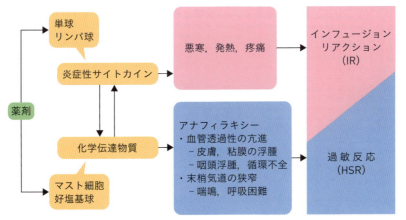

図 3-1 IR と HSR の病態と症候の概要
〔中根実:がんエマージェンシー――化学療法の有害反応と緊急症への対応.p.45,医学書院,2015.をもとに作成〕

4 アセスメント(治療前・治療中・治療後)

1 治療前

■薬剤の特徴をアセスメントする

　投与する薬剤の IR の発生頻度を理解しておく必要がある(**表 3-1** 参照).また,モノクローナル抗体の場合の IR は初回投与時に起きることが多いが,薬剤によっては 2 回目以降も起こることがあるため,毎回注意深く観察する.

■患者側のリスクをアセスメントする

　患者側のリスクについてもアセスメントしておく必要がある.IR に限らず薬剤アレルギー全般にいえることであるが,「気管支喘息患者ではアナフィラキシー反応が起こると呼吸困難をきたして重症化しやすい」「β-ブロッカーを投与されている患者ではアナフィラキシーが重症化しやすく,治療に対して抵抗性になりやすい」「ACE 阻害薬を投与されている患者では,キニン系への作用の結果として,アナフィラキシーの増悪がみられる」などが生体側の因子としていわれており[4],患者の既往や常用薬についても把握が必要になる.

　セツキシマブの添付文書[5]によると,牛肉に対するアレルギー歴のある患者で,本剤によるアナフィラキシーが認められたとの報告があるとされており,患者のアレルギー歴もリスク因子となることがある.

　また,リツキシマブは(1)血液中に大量の腫瘍細胞がある(25,000/μL 以上)など腫瘍量の多い患者,(2)脾腫を伴う患者,(3)心機能,肺機能障害を有する患者に投与した場合に IR の発現頻度が高く,かつ重篤化しやすいとされている[6].R-CHOP 療法などの場合,初回は CHOP 療法のみを先行して腫瘍量を減少させてからリツキシマブを導入することもあるが,患者の腫瘍量などの病態により IR のリスクが高まる場合もあることを理解しておく必要がある.

表 3-1 インフュージョンリアクションの発現頻度が高い薬剤とその特徴

種類	抗体の種類	薬剤名（商品名）	主な対象疾患	インフュージョンリアクションの発現頻度
抗HER2抗体	ヒト化型	トラスツズマブ（ハーセプチン®）	乳がん・胃がん	約40％（HER2過剰発現が確認された転移性乳がんの承認時）
	ヒト化型	ペルツズマブ（パージェタ®）	乳がん	8.8％（国際共同第Ⅲ相試験において注入中に発現した有害事象として報告された発現頻度）
	ヒト化型（チューブリン重合阻害剤複合体）	トラスツズマブ エムタンシン（カドサイラ®）	乳がん	1.20％
抗EGFR抗体	キメラ型	セツキシマブ（アービタックス®）	大腸がん	重度0.5〜10％未満（全例調査：全体5.68％，重篤1.45％）
	ヒト型	パニツムマブ（ベクティビックス®）	大腸がん	重度1％未満（国内＋海外臨床試験：全体3.3％，重度0.5％）
抗VEGF抗体	ヒト化型	ベバシズマブ（アバスチン®）	大腸がん・乳がん・肺がん・卵巣がん・悪性神経膠腫	1.9％（ショック，アナフィラキシーの発現頻度）
	ヒト型	ラムシルマブ（サイラムザ®）	胃がん	0.4％（単独投与による海外臨床試験における発現頻度）
抗CD20抗体	キメラ型	リツキシマブ（リツキサン®）	悪性リンパ腫	約90％

発現時期	前投薬	再投与について
・初回投与時に発現することが多い ・投与中または投与開始後24時間以内に多く現れる	インフュージョンリアクションの発現回避などを目的とした前投薬(抗ヒスタミン薬，副腎皮質ホルモン薬など)に関する有用性は確認されていない	アナフィラキシー様症状，肺障害などの重篤な副作用(気管支痙攣，重度の血圧低下，急性呼吸促迫症候群など)の症状が現れた患者において再投与の可否を判断する基準は確立していない
・投与中または投与開始後24時間以内に多く報告されている	前投薬に関する規定はなし	重篤なインフュージョンリアクションが現れた場合には本剤の投与をただちに中止し，適切な処置を行うとともに，以降，本剤を再投与しないこと
・初期の投与時に現れやすい ・投与中または投与開始後24時間以内に多く報告されている	前投薬に関する規定はなし	再投与に関する記載なし
初回投与中または投与終了後1時間以内に起こることが多い．投与数時間後または2回目以降でも発現することがある	投与前に抗ヒスタミン薬の前投薬を行うこと．さらに，本剤投与前に副腎皮質ホルモン薬を投与すると，インフュージョンリアクションが軽減されることがある	重度(Grade3以上)のインフュージョンリアクションが発現した場合には，本剤の投与を直ちに中止し，再投与しないこと．軽度〜中等度(Grade1〜2)のインフュージョンリアクションが発現した場合には，投与速度を減速し，その後のすべての投与においても減速した投与速度で投与すること．投与速度を減速した後に再度インフュージョンリアクションが発現した場合には，ただちに投与を中止し，再投与しないこと．
初回投与時を含め，2回目以降にも発現することがある	前投薬に関する規定はなし	重度(Grade3以上)のインフュージョンリアクションが現れた場合，本剤の投与を中止し，以降，本剤を再投与しないこと．また，Grade2以下のインフュージョンリアクションが現れた場合は，投与速度を減じて慎重に投与すること
不明	前投薬に関する規定はなし	再投与に関する記載なし
初回投与時だけでなく，2回目以降の投与時にも現れることがある	・本剤の投与前に抗ヒスタミン薬(ジフェンヒドラミンなど)の前投与を考慮 ＊Grade1または2のインフュージョンリアクションが現れた場合には，次回投与から必ず抗ヒスタミン薬を前投与し，その後もGrade1または2のインフュージョンリアクションが現れる場合には，抗ヒスタミン薬に加え，解熱鎮痛剤(アセトアミノフェンなど)および副腎皮質ホルモン薬(デキサメタゾンなど)を前投与すること	Grade3または4のインフュージョンリアクションが現れた場合には，本剤の投与をただちに中止し，再投与しないこと．Grade1または2のインフュージョンリアクションが現れた場合には，投与速度を50％減速し，その後のすべての投与においても減速した投与速度で投与すること．
・初回投与中または投与開始後24時間以内が多く現れる ・再投与の初回投与後にも現れることがある	投与の30分前に抗ヒスタミン薬，解熱鎮痛剤などの前投与を行うこと．また，副腎皮質ホルモン薬と併用しない場合は，本剤の投与に際して，副腎皮質ホルモン薬の前投与を考慮する	症状が発現した場合は注入速度を緩めるもしくは中止する．重篤な症状の場合はただちに投与を中止し，適切な処置を行う．また，投与を再開する場合は症状が完全に消失した後，中止時点の半分以下の注入速度で投与を開始する．

(つづく)

表 3-1 インフュージョンリアクションの発現頻度が高い薬剤とその特徴(つづき)

種類	抗体の種類	薬剤名(商品名)	主な対象疾患	インフュージョンリアクションの発現頻度
抗CD20抗体	ヒト型	オファツムマブ(アーゼラ®)	悪性リンパ腫	49.8%
抗CD30抗体	キメラ型(微小管阻害薬結合)	ブレンツキシマブ ベドチン(アドセトリス®)	ホジキンリンパ腫	11%
抗CD33抗体	ヒト化型(抗腫瘍性抗生物質結合)	ゲムツズマブ オゾガマイシン(マイロターグ®)	急性骨髄性白血病	47.9%
抗CD52抗体	ヒト化型	アレムツズマブ(マブキャンパス®)	慢性リンパ性白血病	96.9%
抗CCR4抗体	ヒト化型	モガムリズマブ(ポテリジオ®)	悪性リンパ腫	58.8%(単独投与時の発現頻度)
mTOR阻害剤		テムシロリムス(トーリセル®)	腎がん	重症のインフュージョンリアクションの頻度は不明
免疫チェックポイント阻害薬	ヒト型	ニボルマブ(オプジーボ®)	悪性黒色腫 非小細胞肺がん	1.8%
	ヒト型	イピリムマブ(ヤーボイ®)	悪性黒色腫	1%

＊各薬剤の添付文書およびインタビューフォームをもとに作成

発現時期	前投薬	再投与について
・投与回数にかかわらず投与開始後3時間以内に多く認められるが、それ以降でも発現が報告されている ・約半数の患者で複数回のインフュージョンリアクションが報告されている。また、2回目以降の投与時に初めてインフュージョンリアクションが発現したとの報告がある	投与の30分から2時間前に、抗ヒスタミン薬、解熱鎮痛剤および副腎皮質ホルモン薬の前投与を行うこと。なお、3回目以降の投与において、副腎皮質ホルモン薬の前投与は、患者の状態により適宜実施する	・軽度または中等度のインフュージョンリアクションが発現した場合、中断時の半分の投与速度で投与を再開し、患者の状態を十分に観察しながら、投与速度の規定に従い投与速度を上げることができる。なお、中断時の投与速度が12mL/時の場合には、12mL/時の速度で投与を再開する. ・重度のインフュージョンリアクションが発現した場合12mL/時の速度で投与を再開し、患者の状態を十分に観察しながら、投与速度の規定に従い投与速度を上げることができる
初回投与時だけでなく、2回目以降の本剤投与時に初めて重度のインフュージョンリアクションを発現することもある	前投薬に関する規定はなし	投与再開する場合は、必要に応じて投与速度を減じて慎重に投与すること
ほとんどが投与開始後24時間以内に発現する	投与の1時間前に抗ヒスタミン薬(ジフェンヒドラミンなど)および解熱鎮痛剤(アセトアミノフェンなど)の前投与を行い、その後も必要に応じ解熱鎮痛剤(アセトアミノフェンなど)の追加投与を考慮	再投与に関する記載なし
投与開始1週間以内に最も頻度が高い	投与前に抗ヒスタミン薬および解熱鎮痛剤を投与すること。さらに、本剤投与前に副腎皮質ステロイド薬を投与するとインフュージョンリアクションが軽減されることがある	1日1回3mgおよび1日1回10mgの連日点滴静注において、Grade 3以上のインフュージョンリアクションが認められない場合、1日1回3mgでは1日1回10mgの連日点滴静注に、1日1回10mgでは1日1回30mgの週3回隔日点滴静注に、それぞれ増量することができる
初回投与時の投与後8時間以内に多く認められるが、それ以降や2回目投与以降の本剤投与時にもインフュージョンリアクションが現れることがある	投与の30分前に抗ヒスタミン剤、解熱鎮痛剤、副腎皮質ホルモン薬などの前投与を行うこと	投与再開する場合は、必要に応じて投与速度を減じて慎重に投与すること。また、投与再開後にインフュージョンリアクションが再度発現し投与を中止した場合には、本剤を再投与しないこと
初回投与時だけでなく、2回目以降の本剤投与時に初めて重度のインフュージョンリアクションを発現することもある	投与前に、抗ヒスタミン薬(d-クロルフェニラミンマレイン酸塩、ジフェンヒドラミン塩酸塩など)を投与する	再投与に関する記載なし
初回投与時だけでなく、2回目以降の本剤投与時に初めて重度のインフュージョンリアクションを発現することもある	前投薬に関する規定はなし	再投与に関する記載なし
不明	前投薬に関する規定はなし	再投与に関する記載なし

2 治療中

　IR の主な症状は悪寒，戦慄，発熱，頭痛，倦怠感などであり，投与後 30 分～2 時間に発症することが多い．そして重症化するとアナフィラキシー症状が出現し，アナフィラキシーショックをきたすこともある．そのため症状の種類や特徴を十分に理解し，注意深く定期的に観察することが重要である．また起きうる症状を患者とも共有しておき，患者が初発の自覚症状をいち早く訴えることができるようにすることも必要である．IR とアナフィラキシーの症状について，**表 3-2** にまとめた．

3 治療後

　IR 出現後は，症状出現時の状況（前駆症状など）や症状の程度，IR の治療に対する反応，患者の心理状況などをアセスメントし，反復投与が可能であるか，再投与する場合の予防対策はどうするのか，などについて医師と検討する必要がある．薬剤によっては再投与時の投与速度などが規定されている場合もあるため，その点も理解しておく必要がある（**表 3-1** 参照）．また外来治療の場合は患者が帰宅後に症状が出現する可能性もあるため，患者に対して指導を必ず行うことが重要である．

5 症状評価

　IR の症状評価は，有害事象共通用語規準（CTCAE）v4.0 JCOG 版の「注入に伴う反応」や「サイトカイン放出症候群」「アナフィラキシー」などで行われることが多い（**表 3-3**）[7]．

6 治療（予防と治療）

1 予防と早期発見

■前投薬の確実な投与

　IR の発症リスクが高い薬剤については，予防として前投薬の投与が必須となっているものもある．また IR の発症歴がある患者の状況によって前投薬が必要になることがある．そのため決められた前投薬を確実に投与することがまず重要である（**表 3-1** 参照）．

■治療前からの観察

　治療開始後は，症状の有無やバイタルサインの変化などを定期的に観察する必要があるが，バイタルサインの変化を知るために，治療前のバイタルサインを把握しておく．また皮膚障害が出やすい薬剤を使用している場合は，発赤や発疹などが IR のアナフィラキシー症状として出現したのかどうかの判別が難しくなることがあるため，あらかじめ治療前の皮膚の状態などを把握しておくことが重要になる．

表 3-2 IR，アナフィラキシーの症状

IR の症状

症状の種類	症状・患者の訴え(例)
IR の症状	・悪寒，戦慄，発熱 ・頭痛，倦怠感 ・腫瘍部分の疼痛(腫瘍痛) 「寒気がする」 「ふるえが止まらない」 「頭が痛い」 「体がだるい」 「筋肉や関節が痛い」

アナフィラキシーの症状

症状の種類	症状・患者の訴え(例)	特徴など
皮膚症状	そう痒感，蕁麻疹，紅斑，全身の紅潮 「かゆくなってきた」 「赤くなっている」 「蕁麻疹が出てきた」	・はじめにみられることが多い ・一部の皮膚症状を認めない場合は，しばしば重症化することが多い
消化器症状	腹痛，吐き気，嘔吐，下痢 「お腹が痛い」 「気持ち悪い，吐きそう」 「お腹がグルグルしてトイレに行きたい」 「下痢をした」	・皮膚症状に続いてみられることが多い
眼症状	視覚障害，視野の異常 「眼が見えにくい」	
呼吸器症状	鼻閉塞，くしゃみ，嗄声，喉頭のそう痒感，犬吠様咳嗽，喘鳴，呼吸困難，チアノーゼ 「鼻が詰まる，鼻水が出る」 「声がかすれる」 「のどがいがいがする，かゆい」 「唇が腫れぼったい感じがする」 「咳が出る」 「息がゼイゼイする」 「息苦しい」	・鼻閉やくしゃみ，喉頭のそう痒感は比較的初期から現れる ・症状が進行すると咳嗽，喘鳴，呼吸困難，チアノーゼがみられる
循環器症状	胸部の絞扼感，動悸，頻脈，不整脈 「胸が苦しい，締め付けられる感じ」 「胸がドキドキする」	・頻脈，不整脈からショックへ進展すると血圧低下が起きる
神経関連症状	不安，恐怖感，意識の混濁 「こわい」 「どうなってしまうのか不安」	・ショックへ進展すると意識の混濁が起きる
その他	発汗，めまい，気分不快，手足のうずき 「何かいつもと違う感じ」	

表 3-3 IRに関連する評価指標 CTCAE v4.0-JCOG

有害事象	Grade1	Grade2	Grade3	Grade4	Grade5
注入に伴う反応	軽度で一過性の反応；点滴の中断を要さない；治療を要さない	治療または点滴の中断が必要．ただし症状に対する治療(例：抗ヒスタミン薬，NSAIDs，麻薬性薬剤，静脈内輸液)には速やかに反応する；≦24時間の予防的投薬を要する	遅延(例：症状に対する治療および/または短時間の点滴中止に対して速やかに反応しない)；一度改善しても再発する；続発症により入院を要する	生命を脅かす；緊急処置を要する	死亡
サイトカイン放出症候群	軽度の反応；点滴の中断を要さない；治療を要さない	治療または点滴の中断が必要．ただし症状に対する治療(例：抗ヒスタミン薬，NSAIDs，麻薬性薬剤，静脈内輸液)には速やかに反応する；≦24時間の予防的投薬を要する	遅延(例：症状に対する治療および/または短時間の点滴中止に対して速やかに反応しない)；一度改善しても再発する；続発症(例：腎障害，肺浸潤)により入院を要する	生命を脅かす；陽圧呼吸または人工呼吸を要する	死亡
アナフィラキシー	―	―	蕁麻疹の有無によらず症状のある気管支痙攣；非経口的治療を要する；アレルギーによる浮腫/血管性浮腫；血圧低下	生命を脅かす；緊急処置を要する	死亡

(日本臨床腫瘍研究グループ(2016)：有害事象共通用語規準 v4.0 日本語訳 JCOG(CTCAE v4.0 JCOG 2016年3月10日版)．http://www.jcog.jp/doctor/tool/CTCAEv4J_20160310.pdf より一部抜粋)

2 治療

　IR発症時には，ただちに投与している薬剤を中止する．重症化する可能性を考え，発見者は患者のそばを離れずに他の医療者を呼ぶなど，複数の医療者で迅速に対応できる体制を整える必要がある．

　治療はIRの重症度により異なるため，バイタルサインや出現している症状から重症度を評価し，重症度に応じて迅速に対応することが必要である．治療の例を下記に示す[8]．

■軽症の場合

- 原因薬剤の投与中止
- 抗ヒスタミン薬(ジフェンヒドラミン，ラニチジン)や解熱薬(アセトアミノフェン)，ステロイド薬(ヒドロコルチゾン)の投与(症状に応じて)
- 症状が消失した後，緩徐に再開するかどうかは症状の程度や患者の状態で判断する

■ 重症の場合
　アナフィラキシーの治療に準じた治療を行う．
・原因薬剤の投与中止
・酸素投与〔気管支痙攣があればアドレナリン作動薬(adrenergic agonists)の吸入〕
・アドレナリン 0.2～0.5 mg を大腿外側に筋注．5～15 分ごとに再投与可
・大量輸液(10～20 mL/kg)を急速投与
・昇圧薬(vasopressors：バソプレシンやノルアドレナリン)の使用の検討
・抗ヒスタミン薬(ジフェンヒドラミン，ラニチジン)の投与
・ステロイド(メチルプレドニゾロン)の投与
・β ブロッカーを内服中の患者の血圧低下にはグルカゴンが有効

　IR の治療時に上記のような薬剤を静脈投与する場合には，原因薬剤をさらに投与してしまうことがないよう，原因薬剤を吸引してから投与する必要がある．またあらかじめ IR に備えて，静脈穿刺部に近い位置に側管がつなげるような点滴ルートにしておく必要もある．

　IR はいつ誰が遭遇してもおかしくない症状である．そのため誰でも迅速に適切な対処・治療が行えるよう，施設内で重症度に応じた治療マニュアルを整備しておくことが重要である．筆者の施設(静岡がんセンター)では表 3-4 に示した表を IR 時に使用する物品とともに準備し，対応した医療者がこの治療マニュアルに従って行動できるようにしている．

7 ケアのポイント

1 観察と早期発見の重要性

　IR は重症化を予防するために，早期発見・対処が非常に重要となる．そのため，治療開始前との変化を緻密に観察し，疑わしきはまず投与を中止し，医師に診察を依頼するなど早期発見と対処ができるようにする必要がある．薬剤の特徴をふまえ，定期的な観察時間や観察項目を決め，変化を把握できるようにする．また投与中に複数の看護師が関わる場合も少なくないため，治療前のバイタルサインや患者の状況(前述した発疹の有無など)を関わる看護師が共有できるようにしておくことも必要である．

　例えば，治療前のバイタルサインを記した用紙や発疹の状況を簡単な絵で描いた用紙を治療ブースの目に付くところに置くようにするなど，情報共有の工夫をしておくとよい．

2 迅速に，チームで対応できる体制づくり

　IR の発症時には医師・看護師・薬剤師などがチームで迅速に対応する必要がある．そのため，発症時の対応方法や関わる医療者の役割などを明記したマニュアルを作成し，それに沿って対応できるようにしておく．また発症時のシミュレーションを繰り返し行うことも重要である．第一発見者は何をするのか，医師に連絡する人，物品を準備

表 3-4 インフュージョンリアクション発現時の対策（静岡がんセンターの例）

CTCAE (Ver. 4.0) による Grade ; Infusion related reaction		治療
Grade 1 もしくは 2	薬剤熱だけの場合： ＜38℃の薬剤熱：Grade 1 ≧38℃の薬剤熱：Grade 2	抗がん薬の用量や投与速度はそのまま Grade 1：解熱剤を投与せず，悪化がないか経過観察しながら投与 Grade 2：カロナール錠 2 錠を投与し，悪化がないか経過観察しながら投与．
Grade 1	一過性の潮紅あるいは皮疹 かつ＜38℃の薬剤熱	抗がん薬の投与速度を 50% にして悪化がないか経過観察しながら投与． 増悪がなければ投与終了後帰宅，Grade 2 以上へ増悪があれば Grade ごとの対応．
Grade 2	皮疹；潮紅かつ≧38℃の薬剤熱；あるいは蕁麻疹；呼吸困難	抗がん薬の投与を中断する．Medication1※ の投与を開始する． 呼吸困難または SpO₂ の低下があれば経鼻酸素 2 L 開始． 症状が消失ないしは Grade 1 まで改善したら投与速度を 50% にして再開する．
Grade 3	蕁麻疹の有無によらず症状のある気管支痙攣；非経口的治療を要する；アレルギーによる浮腫/血管性浮腫；血圧低下	すぐに抗がん薬の投与を中止し，主担当医にも連絡する． すみやかに薬剤（①アドレナリン注 0.1% シリンジ 0.3 mL 筋注，5～15 分ごと，3 回まで，②水溶性ハイドロコートン 500 mg 注 1A＋ポララミン注 1A＋ザンタック注 1A＋生理食塩液 50 mL，③生理食塩液 500 mL/5 分急速投与）の投与と酸素投与（10 L/分）を開始する． 必要な処置を行い，入院．
Grade 4	アナフィラキシー	

※ Medication 1：水溶性ハイドロコートン 100 mg 注 1A＋ポララミン注 1A＋ザンタック注 1A＋生理食塩液 50 mL

する人，家族に連絡する人，など役割を決めてシミュレーションを行うことで迅速で適切な対応につながると考える．

必要物品については IR からアナフィラキシーショックに移行することも考えた物品を準備しておく必要がある．筆者の施設の通院治療センターでは，院内共通の救急カートのほかに IR や HSR への初期対応に必要な物品を備えたアレルギーカートを準備し，IR の発症が疑われる場合にはまずそのカートとセット化した薬剤を患者のもとに運ぶようにしている（**図 3-2**）．

3 患者・家族への心理的ケア

IR が発症すると，患者は症状自体に対する不安はもちろんであるが，今後の治療継続に対する不安を生じる．

症状については，特に IR で悪寒戦慄がおさまらなかったり，アナフィラキシーに移行して呼吸器症状が出現したりした場合には，患者は「自分の身体に何が起こっているのか，これからどうなってしまうのか」など不安が増強することが多い．またそれを見ている家族も同様に不安を覚える．薬剤の反応として出現していることや，あらかじめ予測された場合にはそのことを説明し，患者自身や家族が今何が起こっているのかを理

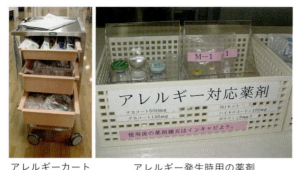

アレルギーカート　　アレルギー発生時用の薬剤

図 3-2 アレルギーカート，アレルギー発生時用の薬剤のイメージ

解できるようにする．そして，対処方法があり迅速に対処していることや症状が軽減してくる時間の目安を患者や家族に伝えるようにする．

　IR の症状が落ち着いてくると，患者は「もうこの薬は使えないのですか？」「これぐらいの症状だったら我慢できるので大丈夫です」などと話し，今後の治療継続についての不安を訴えることが多い．患者の不安をきちんと受け止めながら，再投与については医師との相談が必要になることを伝える．そして再投与についての医師の説明内容を把握し，再投与が禁忌の場合などには患者の気持ちの落ち込みに対する支援や禁忌の理由を患者が理解できるような支援も行う必要がある．

8 患者指導時の注意点（患者教育）

　前述したように，IR は早期発見と対処が重要である．また前駆症状については患者が自覚的に感じる症状も多い．そのため症状の出現や変化の有無について，患者が医師にすぐに伝えることができるように指導することが非常に重要である．治療前に IR が起こる可能性と症状について患者に伝え，「ちょっとおかしい」程度の症状であっても教えてほしいことを患者に伝えておく．また外来治療の場合には自宅に帰ってから症状が出現する可能性もあるため，考えられる症状を伝え出現時には病院に連絡するよう家族も含め指導しておくことが必要である．

9 エマージェンシー時の対応（救急外来での対応を含む）

　IR が重症化しアナフィラキシーショック状態に移行した場合には，緊急対応が必要となる．対応する医療者が不足している場合には，院内緊急要請(ハリーコール，コードブルーなど)を行い対応する．

　また外来治療の場合には IR の発症リスクが高い薬剤を投与した当日や翌日に IR が疑われる症状が出現した場合には，医師とも相談して救急外来や臨時の外来受診を促す必要がある．

インフュージョンリアクション　197

文 献

1) 中根実:過敏反応・インフュージョンリアクション,がんエマージェンシー化学療法の有害反応と緊急症への対応,p.55,医学書院,2015.
2) 前掲1),p.45
3) 前掲1),p.56
4) 厚生労働省:重篤副作用疾患別対応マニュアル　アナフィラキシー.(2016年6月3日アクセス)http://www.mhlw.go.jp/topics/2006/11/tp1122-1h01.html
5) メルクセローノ株式会社:セツキシマブ(アービタックス®注射液100 mg)添付文書.http://www.pmda.go.jp/PmdaSearch/iyakuDetail/ResultDataSetPDF/380079_4291415A1021_1_10
6) 中外製薬株式会社:リツキシマブ(リツキサン®注10 mg/mL).http://www.pmda.go.jp/PmdaSearch/iyakuDetail/ResultDataSetPDF/380101_4291407A1027_2_20
7) 日本臨床腫瘍研究グループ:有害事象共通毒性基準v4.0日本語訳　JCOG版.http://www.jcog.jp/doctor/tool/CTCAEv4J_20160310.pdf(2016年6月3日アクセス)
8) がん治療における救急処置―オンコロジック・エマージェンシー.国立がん研究センター内科レジデント(編):がん診療レジデントマニュアル第6版,pp.426-427,医学書院,2015.

(遠藤　久美)

2 皮膚障害

1 定義

　分子標的治療薬による皮膚障害には，ざ瘡様皮疹，手足症候群，皮膚乾燥，爪囲炎などがある（**図3-3**）[1]．皮膚障害は命に関わる障害ではないものの，痛みや日常生活動作への影響などの身体的な苦痛，外見的な変化に伴う心理的な苦痛も伴うため，適切な対処が求められる．さらに，一部の分子標的治療薬においては，皮膚障害の出現が治療効果の予測因子となると示唆されたことから，薬剤を中止することなく，いかに適切な対処し，治療を継続するかが重要と考えられている．

2 発生機序

　分子標的治療薬による皮膚障害は，正常な皮膚や毛包，爪にある特定の標的分子が阻害されることによって，皮膚や爪の異常が起こり，さまざまな皮膚障害となって現れる．

1 EGFR阻害薬による皮膚障害

　上皮成長因子受容体（EGFR）はがん細胞で過剰発現しているが，もともと，皮膚を構成するさまざまな細胞で発現し，皮膚・毛包・爪の増殖や分化に関与している．したがって，EGFR阻害薬を投与すると，皮膚や毛包，爪に存在するEGFRの活性が低下し，ざ瘡様皮疹，皮膚乾燥症，爪囲炎などの特有な皮膚障害が起こる（**図3-4**）[2]．
①ざ瘡様皮疹：EGFR阻害薬の投与により，皮膚や毛包に存在するEGFRに作用して，

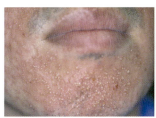
①ざ瘡様皮疹

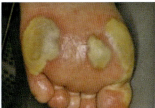
②手足症候群（角質肥厚）

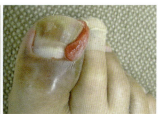
③爪囲炎

図3-3　分子標的薬によるさまざまな皮膚障害
〔①③は山崎直也（監修）：抗EGFR抗体製剤による皮膚障害アトラス．武田薬品工業株式会社より，②は昭和大学皮膚科提供〕

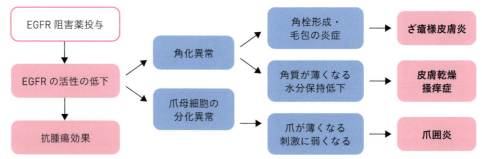

図 3-4 EGFR 阻害薬による皮膚障害の発現機序

〔山崎直也(監修)：ベクティビックス®副作用アーカイブ皮膚障害．武田薬品工業株式会社をもとに作成〕

角化異常が起こり，角栓の形成や毛包の炎症が起こる．ざ瘡様皮疹は一般的なニキビと似ているが，発症にアクネ菌は関与しない．

②皮膚乾燥：正常皮膚の EGFR が阻害されると角質が薄くなる．そのため，皮膚の保湿力が弱くなり，乾燥によるひび・あかぎれが生じる．

③爪囲炎：正常な爪に存在する EGFR が阻害されることで，爪母細胞の分化異常が生じる．爪が薄くなり，爪の周囲の炎症により疼痛や爪の発育障害を伴い，重篤化すると肉芽や膿瘍を合併する．

2 血管新生阻害薬（マルチキナーゼ阻害薬）による手足症候群

発症機序の詳細は不明であるが，手掌や足底などに重みや圧力がかかる刺激で血管内皮細胞増殖因子受容体(VEGFR)や血小板由来増殖因子(PDGFR)が作用され血管新生の障害が起きること，また，手掌や足底のエクリン汗腺への直接的な作用や薬剤の分泌が起こることで手足症候群が発症すると考えられている[3]．

3 発現頻度が高い薬剤

発現頻度の高い薬剤を**表 3-5** に示す．

4 アセスメント（治療前・治療中・治療後）

1 治療前のアセスメント

①使用する分子標的治療薬と出現しやすい皮膚障害の種類，発現時期について理解しておく．

②皮膚・爪の状況の観察：皮膚乾燥，白癬，胼胝(たこ)，鶏眼(うおのめ)，陥入爪を確認する．手掌や手指，足裏，足指の角質肥厚を確認し，角化の強い患者では事前に角質除去をしておく．

③生活状況の確認
・家事：水仕事をする頻度，畑や庭での作業はあるか

表 3-5 皮膚障害が発生しやすい分子標的治療薬

分類	一般名	商品名	皮膚障害の種類	対象となる主ながん
EGFR阻害薬	ゲフィチニブ	イレッサ®	ざ瘡様皮疹, 皮膚乾燥	非小細胞肺がん
	エルロチニブ	タルセバ®	ざ瘡様皮疹, 皮膚乾燥, 爪囲炎	非小細胞肺がん, 膵臓がん
	アファチニブ	ジオトリフ®	ざ瘡様皮疹, 皮膚乾燥, 爪囲炎	非小細胞肺がん
	セツキシマブ	アービタックス®	ざ瘡様皮疹, 皮膚乾燥, 爪囲炎	大腸がん, 頭頸部がん
	パニツムマブ	ベクティビックス®	ざ瘡様皮疹, 皮膚乾燥, 爪囲炎	大腸がん
ALK阻害薬	アレクチニブ	アレセンサ®	皮疹	非小細胞肺がん
EGFR/HER2阻害薬	ラパチニブ	タイケルブ®	手足症候群, 発疹	乳がん
血管新生阻害薬	ソラフェニブ	ネクサバール®	手足症候群	腎細胞がん, 肝細胞がん
	スニチニブ	スーテント®	手足症候群	腎細胞がん, 消化管間質腫瘍
	アキシチニブ	インライタ®	手足症候群	腎細胞がん
	レゴラフェニブ	スチバーガ®	手足症候群, 発疹	大腸がん
	レンバチニブ	レンビマ®	手足症候群	甲状腺がん

- 仕事：紫外線を浴びる仕事であるか，歩くことが多い仕事であるか
- 趣味：ジョギングや山登り，テニスやゴルフなどの趣味があるか
- 履物：普段からよく使用している履物は何か．ハイヒールや革靴などの硬い靴を利用しているか
- 入浴状況：入浴やシャワーの頻度，湯の温度，ナイロンタオルやたわしの使用

④スキンケアに関するセルフケア能力
- スキンケアの習慣：保湿やメイクの習慣，爪切り・ひげ剃りの方法，日焼け対策，鏡を見る習慣
- 皮膚障害の予防としてのスキンケアの必要性への理解度や関心度
- 健康状態：スキンケアのセルフケアが可能な身体・認知状況であるか
- サポート体制：スキンケアをサポートしてくれる家族や社会資源はあるか

2 治療中のアセスメント

①使用する分子標的治療薬と出現しやすい皮膚障害の種類，発現時期に合わせて皮膚を観察する（図3-5）．
②外来での治療の場合，診察室で足底や足指を観察する機会は少ないが，あえて症状を診察の場で観察したり，自宅での様子を患者に伝えてもらうようにする．
③皮膚障害が出現した場合には普段行っているスキンケアを振り返り，新たなスキンケア法を取り入れる意欲があるかどうか，日常生活に合った自宅で確実にできるスキン

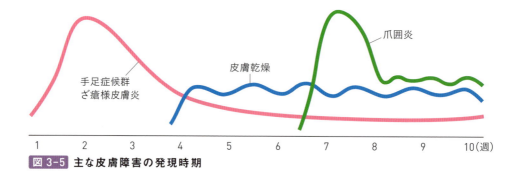

図 3-5 主な皮膚障害の発現時期

ケア法を確認する.
④皮膚障害の副作用による闘病意欲への影響,がん治療についての思いを把握する.

3 治療終了後のアセスメント

分子標的治療薬の投与終了後すぐに治癒することはなく,数か月かかって,皮膚や爪の障害は改善していく.終了後も観察やケアを継続していくことを理解しておく.

5 症状評価

主な皮膚障害に対する症状評価は有害事象共通用語規準(CTCAE)v4.0 日本語版 JCOG 版で評価されることが多い.「手足症候群」は「手掌・足底発赤知覚不全症候群」で評価する(表 3-6).

6 治療(予防と治療)

1 予防—スキンケア

■清潔

できるだけ皮膚のバリア機能が失われないよう,洗浄は弱酸性もしくは低刺激の洗浄剤を使用する.殺菌消毒作用のある薬用洗浄剤やニキビ用の洗浄剤は脱脂力が強すぎるため使用しない.また,ナイロンタオルで皮膚を強くこすることはせず,やさしく洗う.使用した保湿剤や外用薬は 1 日 1 回洗い流す.

■保湿

手洗い後や入浴後などこまめに保湿し,就寝前には十分な保湿剤をやさしく塗布するよう指導する.使用する保湿剤は,尿素含有製剤(ケラチナミンコーワクリーム,ウレパールローションなど)やヘパリン類似物質含有製剤(ヒルドイドクリームなど),白色ワセリンなどさまざまな処方薬がある.また市販の低刺激性スキンケア製品を使用してもよい.保湿剤がべたついて患者が塗布を嫌がる場合は,日中はクリームやローションなどを使用し,就寝前に軟膏を使用するなど工夫する.

表 3-6 皮膚障害の評価 CTCAE v. 4.0-JCOG

有害事象	Grade 1	Grade 2	Grade 3	Grade 4	Grade 5
手掌・足底発赤知覚不全症候群	疼痛を伴わないわずかな皮膚の変化または皮膚炎(例:紅斑,浮腫,角質増殖症)	疼痛を伴う皮膚の変化(例:角層剥離,水疱,出血,浮腫,角質増殖症);身の回り以外の日常生活動作の制限	疼痛を伴う高度の皮膚の変化(例:角層剥離,水疱,出血,浮腫,角質増殖症);身の回りの日常生活動作の制限	—	—
ざ瘡様皮疹	体表面積の<10%を占める紅色丘疹および/または膿疱で,そう痒や圧痛の有無は問わない	体表面積の10〜30%を占める紅色丘疹および/または膿疱で,そう痒や圧痛の有無は問わない;社会心理学的な影響を伴う;身の回り以外の日常生活動作の制限	体表面積の>30%を占める紅色丘疹および/または膿疱で,そう痒や圧痛の有無は問わない;身の回りの日常生活動作の制限;経口抗菌薬を要する局所の重複感染	紅色丘疹および/または膿疱が体表のどの程度の面積を占めるかによらず,そう痒や圧痛の有無も問わないが,静注抗菌薬を要する広範囲の局所の二次感染を伴う;生命を脅かす	死亡
皮膚乾燥	体表面積の<10%を占めるが紅斑や瘙痒は伴わない	体表面積の10〜30%を占め,紅斑または瘙痒を伴う;身の回り以外の日常生活動作の制限	体表面積の>30%を占め,瘙痒を伴う;身の回りの日常生活動作の制限	—	—
爪囲炎	爪襞の浮腫や紅斑;角質の剥脱	局所的処置を要する;内服治療を要する(例:抗菌薬/抗真菌薬/抗ウイルス薬);疼痛を伴う爪襞の浮腫や紅斑;滲出液や爪の分離を伴う;身の回り以外の日常生活動作の制限	外科的処置や抗菌薬の静脈内投与を要する;身の回りの日常生活動作の制限	—	—

(日本臨床腫瘍研究グループ(2016):有害事象共通用語規準 v4.0 日本語訳 JCOG 版(CTCAE v4.0 JCOG 2016 年 3 月 10 日版). http://www.jcog.jp/doctor/tool/CTCAEv4J_20160310.pdf より一部抜粋)

■ 刺激除去

乾燥,圧迫,摩擦などの刺激により皮膚障害が生じるため,物理的な圧迫や摩擦,熱,紫外線からの刺激を避けることが重要である.水仕事の際にはゴム手袋をつける,足に合ったやわらかい靴を履く,熱い風呂やシャワーは控える,ひげ剃りはできるだけ皮膚に負担がかからないよう電気シェーバーを利用する,外出時には日傘・帽子・手袋を使用する,など日常生活での注意点を指導する(図 3-6).

■ 角質処理

マルチキナーゼ阻害薬による手足症候群は角質が肥厚した部位に生じやすいため,尿素やサリチル酸を含む軟膏であらかじめ角質処理を行う.手のひらや手指,足裏,足指

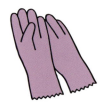
水仕事を行う際はゴム手袋を使用
(ゴムで手が荒れる可能性もあるため
綿手袋を中に使用することも可)

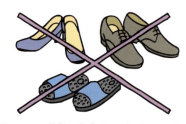
ハイヒール,革靴,健康サンダルなどの固い靴は
避け,足に合った履きやすい靴を履く

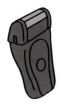
カミソリの使用は控え,電気シェーバーを使用
(シェーバーはこすらず押し当てるようにして剃る)

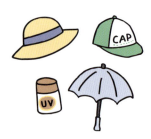
外出時には,日傘・帽子・手袋・
サンスクリーン剤を使用

図 3-6 刺激除去のためのケア

の角質肥厚を確認し,角化の強い患者では事前に角質除去をしておくことも検討する.

2 治療

　分子標的治療薬のなかには,皮膚障害と治療効果の相関が認められているものもあるため症状を注意深く観察し,症状コントロールしながら治療を継続できるようにしていく.十分な皮膚障害への対応をしているにもかかわらず,Grade 3 以上の皮膚障害が生じた際には分子標的治療薬の用量調節をすることが多いため,皮膚障害の Grade を適切な判定し,化学療法を継続できるよう皮膚障害をマネジメントすることが重要である.

　通常,慢性の皮膚疾患の場合は弱いステロイド外用薬から使用を始め,適切な強さに調整するが,EGFR 阻害薬によるざ瘡様皮疹に対する治療では,強いステロイド外用薬を初めから使用することが重要である.

　筆者の施設の EGFR 阻害薬による皮膚障害への対応と手足症候群のケアを以下に示す(図 3-7,図 3-8).

　筆者の施設では,Grade 3 以上の皮膚障害の場合は皮膚科の受診を促し,皮膚科医と協力して治療を行っている.皮膚科医は治療が無効な皮膚障害患者の治療をはじめ,二次感染や他の皮膚疾患との併発などの診断や処方を担当する.また,爪囲炎の不良肉芽に対して液体窒素による凍結や爪甲の部分切除など専門的処置を行うこともある.

	ざ瘡様皮膚炎	皮膚乾燥	爪囲炎
Grade 1	ステロイド剤 　顔：ロコイド®軟膏 　体：リンデロン®-V 軟膏	スキンケア製品での保湿	清潔・保湿
Grade 2	ステロイド剤＋抗菌薬 　顔：ロコイド®軟膏 　体：トプシム®軟膏 　内服：ミノサイクリン塩酸 　　塩 200 mg 分 2	保湿剤 　ヒルドイド®軟膏 　ヒルドイド®ソフト 　白色ワセリン 　ウレパール®クリーム	ステロイド剤 　リンデロン®-V 軟膏
Grade 3	皮膚科受診	皮膚科受診	皮膚科受診

図 3-7 筆者の施設での EGFR 阻害薬による皮膚障害への対応

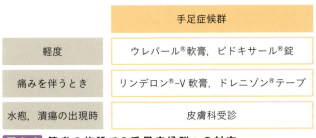

	手足症候群
軽度	ウレパール®軟膏，ピドキサール®錠
痛みを伴うとき	リンデロン®-V 軟膏，ドレニゾン®テープ
水疱，潰瘍の出現時	皮膚科受診

図 3-8 筆者の施設での手足症候群への対応

7 ケアのポイント

1 セルフケア支援

■ スキンケア

　皮膚障害が発症しても清潔・保湿・刺激除去のスキンケアは重要であるため，患者の生活や趣味，仕事の内容に合わせたスキンケアが継続できるように支援する．また，皮膚障害に対してステロイド外用薬が処方されることが多いが，ステロイドに対するネガティブなイメージや誤った情報により使用を控えたり，少量しか使用しないために皮膚障害が改善しない患者もいる．

　そのため患者や家族にステロイド外用薬の必要性を説明し，塗布の回数や使用量の目安(1 フィンガーチップユニット)，方法を具体的に指導する(**図 3-9**)[4]．

　特に，高齢の男性は皮膚を保湿するという経験が少なく，スキンケアに関心がないことも多い．生活のなかでできる清潔ケアの工夫や外用薬の塗布のタイミングについて患者とともに対策を検討する．看護師は一緒に保湿剤を塗布してみて，外用薬の使用量や塗布の方法を確認しながら指導を進めていってもよい．ケアを新たに生活の中に取り入れられたときには，うまくできていることを評価する．患者が主体的にセルフケアを行

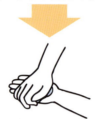

図 3-9 保湿剤・外用薬の使用量と塗り方
〔掛地吉弘(監修):やさしく学ぶ大腸がん 経口抗がん剤の副作用マネジメント.ナースプレス.http://nursepress.jp/3316(要会員登録)をもとに作成〕

い,治療に積極的に取り組んでいることを認めながら,患者が治療を継続できるようにサポートしていくことが重要である.

■ 爪のケア

爪囲炎は分子標的治療薬投与後6〜8週で出現するため,あらかじめ患者に説明し,爪きりやテーピングの方法を実際に患者と一緒に処置して指導しておく(**図 3-10**)[5].爪は切り過ぎず,長めに保つように指導する.爪囲炎が発症した場合は,爪からの周囲皮膚や肉芽に加わる刺激を緩和する目的でテーピングが行われる.テーピングは入浴後など,毎日取り替えるよう説明し,また,ステロイド軟膏が処方されている場合は,テーピング後に塗布するよう指導する.

2 苦痛緩和

治療を継続するためにも,痛みやかゆみなどの苦痛には十分対応する.かゆみが強いときには,保湿剤によるスキンケアを促し,皮膚乾燥を悪化させない対処を一緒に考え

Column

使用量の目安:1フィンガーチップユニット

保湿剤や外用薬の使用料の目安は,1フィンガーチップユニット.人差し指の先端から第1関節までチューブから絞り出した量が約0.5gであり,両手掌に塗布する量に相当する.

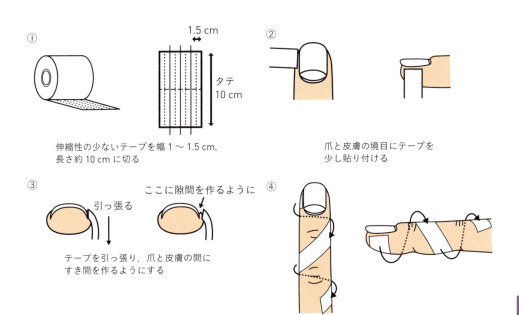

図 3-10 テーピングの方法
〔吉野孝之ほか監修:パニツムマブの実臨床―ベクティビックス®を正しく使いこなすコツ.p.85,メディカルレビュー社,2010.をもとに作成〕

る．苦痛症状が強いときには抗アレルギー薬や抗ヒスタミン薬の内服・外用を考慮する．手足症候群による痛みに関しては，手足の安静を保ち，ステロイド外用薬を使用する．

爪囲炎の場合は，痛みが強く洗うことに躊躇する患者もいるが，二次感染を防ぐためにも石けんを泡立てたものを爪の上にのせてやさしくシャワーで流すなど，痛みの少ない洗浄方法を患者と一緒に行いながら指導する．皮膚に爪が食い込み激しい痛みを伴う場合は，テーピング法に加えてガター法(皮膚と爪の間に細いチューブを挿入して痛みを抑える処置法)，液体窒素による凍結などの専門的処置による痛みの緩和を検討する．

8 患者指導時の注意点(患者教育)

皮膚障害は致死的な副作用ではないため医師は診療で足裏や体幹まで観察することが少なく，また，患者側も「がん治療を続けたい」という気持ちや，「この程度なら大丈夫」という思いから，皮膚障害について医療者に伝えないことが多い．

看護師は治療前に，患者に観察ポイントと，どんなときに症状をどのように医療者に伝えるかを説明しておく．また，治療ノートやメモを活用し，患者が自分で身体を観察できるよう支援する．皮膚障害は患者がケアを生活の中に取り入れることができるかどうかによって，症状コントロールに差がでる．患者がケアを継続できるよう，化学療法や副作用対策への取り組みを評価していくことが必要である．

9 エマージェンシー時の対応（救急外来での対応を含む）

1 重篤な皮膚障害

　分子標的治療薬による皮膚障害は，一般的には皮膚障害への治療やケアを行いながら投与を継続していくことが大切であるが，発生頻度は低いものの薬剤中止が必要となる重篤な皮膚障害があることも知っておく．受診の際は，重症度をアセスメントする．重度の場合は，分子標的治療薬の投与を中止し，ステロイドの全身投与などの治療をすみやかに行う．

■スティーブンス・ジョンソン症候群（SJS）

　発熱を伴う口唇や眼結膜，外陰部などの皮膚粘膜移行部の重症の粘膜疹および皮膚の紅斑で，しばしば水疱，表皮剥離などの表皮の壊死性障害を認める．

■中毒性表皮壊死症（TEN）

　広範囲な紅斑と，全身10%以上の水疱，表皮剥離・びらんなどの顕著な表皮の壊死性障害を認め，高熱と粘膜疹を伴う．原因の大部分は医薬品である．

2 皮膚障害部位の感染併発

　骨髄抑制のために易感染状態となり，皮膚障害に感染を併発することがある．発熱や，皮膚障害部位の痛み，発赤，腫脹，熱感がある場合はすみやかに病院を受診するように患者に説明する．

　受診時には，症状の観察と血液検査で感染状況を評価し，治療の継続や抗菌薬投与について検討する．

文 献

1) 山﨑直也ほか（監修）：抗EGFR抗体製剤による皮膚障害アトラス．武田薬品工業株式会社．http://www.vectibix-takeda.com/pdf/hifuatlas.pdf（2016年9月14日アクセス）
2) 山﨑直也ほか（監修）：ベクティビックス®副作用アーカイブ　皮膚障害．武田薬品工業株式会社．http://www.vectibix-takeda.com/
3) Iijima, M. et al：Sorafenib-associatd hand-foot syndrome in Japanese patients. J Dermatol 38(3), 261-266, 2011.
4) 掛地吉弘（監修）：やさしく学ぶ大腸がん　経口抗がん剤の副作用マネジメント．ナースプレス．http://nursepress.jp/3316（要会員登録）をもとに作成
5) 吉野孝之（監修）：パニツムマブの実臨床　ベクティビックス®を正しく使いこなすコツ p.85，メディカルレビュー社，2010．
6) 清原祥夫：分子標的治療薬と皮膚障害．癌と化学療法 39(11), 1597-1602, 2012.
7) 山口由衣ほか：分子標的治療薬の新しい展開6 分子標的治療薬によるよくみる皮膚障害．皮膚アレルギーフロンティア 10(2), 105-110, 2012.
8) 松倉節子ほか：分子標的治療薬の新しい展開7 分子標的治療薬による注意を要する皮膚反応．皮膚アレルギーフロンティア 10(2), 111-117, 2012.

〔根岸　恵〕

3 間質性肺疾患

1 定義

　薬剤の投与により起こる呼吸器系の障害のことを薬剤性肺障害という．薬剤性肺障害のなかでも，間質性肺疾患は特に頻度が高く，重要である．
　間質性肺疾患とは，肺胞や間質領域を病変とする炎症性疾患の総称であり，炎症が進行すると肺間質に線維化が生じる．間質性肺疾患には，間質性肺炎，肺臓炎，肺線維症などがあり，なかでも間質性肺炎が最も頻度が高い．

2 発生機序

　分子標的治療薬による間質性肺疾患の発生機序は明らかになっていない．考えられる2つの機序[1,2]として，Ⅱ型肺胞上皮細胞に対し直接作用する細胞障害性と，免疫系細胞が活性化するアレルギー性がある．細胞障害性は，薬剤の総投与量や投与期間に関与し繰り返しの投与により障害を受け，数週間〜数年かけゆっくり発生する．そして，びまん性肺障害により致死的な転帰をたどることがある．一方，アレルギー性は，薬剤の投与量や期間には関与せず，1〜2週間で急速に発生することが多い．アレルギー性の場合は，薬剤投与の中止やステロイド療法により改善することが多い．分子標的治療薬による間質性肺疾患は，この2つの機序を両方もつと考えられている（図3-11）．

3 発現頻度が高い薬剤

　分子標的治療薬において間質性肺疾患の発現頻度が高い薬剤は，エベロリムスやテムシロリムスのmTOR阻害薬であるが，軽症のものが多く死亡リスクは低い．一方，発現頻度が高いほうではないが，セツキシマブやパニツムマブの抗EGFR抗体薬やボルテゾミブのプロテアソーム阻害薬は，発現すると重篤化することがある．さらに，ゲフィチニブやエルロチニブなどのEGFRチロシンキナーゼ阻害薬やクリゾチニブのALKチロシンキナーゼ阻害薬は，発現すると致死的となることがある．また，エルロチニブや抗CCR4抗体薬であるモガムリズマブのように，他の薬剤との併用により発現頻度が高くなる薬剤もある．そのため，間質性肺疾患の発現頻度が重症度や死亡率と比例しないことや，単剤と多剤併用では発現頻度が異なることを理解しておく．各薬剤の発現頻度を表3-7に示す．

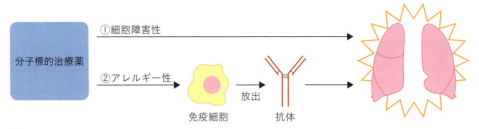

①細胞障害性：分子標的治療薬が直接的に作用し肺の細胞に障害を起こす
②アレルギー性：分子標的治療薬により免疫細胞が活性化し抗体が産生され間接的に作用し肺の細胞に障害を起こす

図 3-11 間質性肺疾患の発生機序

4 アセスメント（治療前・治療中・治療後）

1 治療前

■薬剤の特徴をアセスメントする

　間質性肺疾患は発現頻度にかかわらず，どの薬剤でも起こりうることや致死的となる場合があることを理解しておく．間質性肺疾患の発現時期は薬剤により異なり，好発時期がゲフィチニブやエルロチニブは薬剤投与開始後 4 週以内，テムシロリムスは 3 か月前後などわかっている薬剤もある．しかし，好発時期以外にも発現する可能性はあるため，薬剤投与期間中のみならず投与終了後にも注意が必要である．

　ニボルマブ（オプジーボ®）の抗 PD-1 抗体薬を投与後に，2016 年 3 月 28 日に承認されたオシメルチニブ（タグリッソ®錠）の EGFR チロシンキナーゼ阻害薬を使用した患者に間質性肺疾患を発症した事例（死亡例含め）が複数報告されている[3]．両薬剤の影響が否定できない事例が報告されているため，前治療の薬剤の特徴についても理解しておく必要がある．治療初期に間質性肺疾患が発現しやすく死亡例があるゲフィチニブやエルロチニブ，クリゾチニブなどは，初回治療は入院に準ずる管理下で治療を行うことが添付文書で警告されている[4-6]．

　mTOR 阻害薬は免疫抑制作用を有することから，ウイルスや細菌などによる感染症や日和見感染症が発現するリスクがあり，呼吸器感染症の発現にも注意が必要である．

　各薬剤の特徴を理解し，間質性肺疾患を予測したアセスメントや患者教育を行い，早期発見および早期対応に備えることが重要である．

■患者側のリスクをアセスメントする

　薬剤性肺障害の非特異的なリスク因子としては，年齢 60 歳以上，既存の肺病変（特に間質性肺炎），肺手術後，呼吸機能の低下，酸素投与，肺への放射線照射，腎障害の存在などが挙げられる[1]．ゲフィチニブにおける急性肺障害，間質性肺炎の発現因子は，喫煙歴あり，全身状態の悪い患者，ゲフィチニブ投与時の間質性肺炎の合併，化学療法歴有，男性が予後不良因子（転帰死亡）として報告されている[4]．また，エルロチニブにおける間質性肺疾患発現・増悪の危険因子は，喫煙歴あり，全身状態不良（ECOG Per-

表 3-7 間質性肺疾患の発現頻度

分子標的治療薬の種類	一般名	商品名	対象がん腫	発現頻度
mTOR 阻害薬	テムシロリムス	トーリセル®	腎細胞がん	間質性肺疾患 17.1%
mTOR 阻害薬	エベロリムス	アフィニトール®	腎細胞がん, 乳がん, 膵神経内分泌腫瘍, ほか	間質性肺疾患 15.0%
抗ヒト EGFR モノクローナル抗体薬	セツキシマブ	アービタックス®	EGFR 陽性結腸・直腸がん, 頭頸部がん	間質性肺疾患 0.5〜10%未満
ヒト化抗 CCR4 モノクローナル抗体薬	モガムリズマブ	ポテリジオ®	CCR4 陽性成人 T 細胞白血病リンパ腫, CCR4 陽性末梢性 T 細胞リンパ腫, CCR4 陽性皮膚 T 細胞性リンパ腫	肺臓炎(単剤:1.3%, 併用:3.4%), 間質性肺炎(単剤:頻度不明, 併用:10.3%)
EGFR チロシンキナーゼ阻害薬	ゲフィチニブ	イレッサ®	EGFR 遺伝子変異陽性非小細胞肺がん	急性肺障害, 間質性肺炎 1〜10%未満
EGFR チロシンキナーゼ阻害薬	エルロチニブ	タルセバ®	EGFR 遺伝子変異陽性非小細胞肺がん, 膵がん	間質性肺疾患:非小細胞肺がん 4.4%, 膵がん 6.4%
ヒト型抗ヒト PD-1 モノクローナル抗体薬	ニボルマブ	オプジーボ®	悪性黒色腫, 非小細胞肺がん	間質性肺疾患(肺臓炎, 肺浸潤, 肺障害等)5.3%
チロシンキナーゼ阻害薬	イマチニブ	グリベック®	慢性骨髄性白血病, Ph+ 急性リンパ性白血病, GIST, 他	間質性肺炎 5%未満
抗腫瘍性抗生物質結合抗 CD33 モノクローナル抗体薬	ゲムツズマブオゾガマイシン	マイロターグ®	CD33 陽性急性骨髄性白血病	肺障害, 間質性肺炎 4.5%
チロシンキナーゼ阻害薬	アファチニブ	ジオトリフ®	EGFR 遺伝子変異陽性非小細胞肺がん	間質性肺疾患 3.1%
プロテアソーム阻害薬	ボルテゾミブ	ベルケイド®	多発性骨髄腫, マントル細胞リンパ腫	間質性肺炎 3.1%
チロシンキナーゼ阻害薬	オシメルチニブ	タグリッソ	EGFR チロシンキナーゼ阻害薬に抵抗性の EGFR T790M 変異陽性の手術不能または再発非小細胞肺癌	間質性肺疾患 2.7%
キナーゼ阻害薬	スニチニブ	スーテント®	GIST, 腎細胞がん, 膵神経内分泌腫瘍	間質性肺炎 2.2%
チロシンキナーゼ阻害薬	クリゾチニブ	ザーコリ®	ALK 融合遺伝子陽性非小細胞肺がん	間質性肺疾患 1.7%
ALK 阻害薬	アレクチニブ	アレセンサ®	ALK 融合遺伝子陽性非小細胞肺がん	間質性肺疾患 1.7%
ヒト型抗 EGFR モノクローナル抗体薬	パニツムマブ	ベクティビックス®	KRAS 遺伝子野生型結腸・直腸がん	間質性肺疾患(間質性肺炎, 肺線維症, 肺臓炎, 肺浸潤)1.3%
抗 HER2 抗体チューブリン重合阻害薬複合体	トラスツズマブエムタンシン	カドサイラ®	HER2 陽性乳がん	間質性肺疾患 1.1%

*mTOR:哺乳類ラパマイシン標的タンパク質　　HER2:ヒト上皮成長因子受容体2型
EGFR:上皮成長因子受容体　　GIST:消化管間質腫瘍
ALK:未分化リンパ腫キナーゼ　　Ph+:フィラデルフィア染色体陽性
(薬剤添付文書より抜粋し作成, 発現頻度1%未満および不明のものは除く, 2016年3月現在)

formance Status〔PS〕2～4），間質性肺疾患の合併または既往，肺感染症の合併または既往，肺気腫または慢性閉塞性肺疾患の合併または既往が報告されている[5]．

リスク因子として既存の肺病変があり，間質性肺疾患の発現頻度が高いエベロリムスやテムシロリムスは，投与前の胸部CT検査の実施や臨床症状（咳嗽，呼吸困難，発熱など）の有無を確認することが必須である[7, 8]．

治療前には，患者側のリスク因子を理解し，化学療法や放射線療法の治療歴の有無，併用薬剤の有無なども含めアセスメントを行い，患者のリスクを把握する．

■治療開始前の患者状態（ベースライン）の把握

治療開始前のPS，バイタルサイン，検査所見や各臓器機能，生活活動などのアセスメントを行う．肺がんの患者は，すでに呼吸器症状として息切れや咳嗽が出現している場合があるため，治療開始前の症状の程度を把握しておくことが大切である．

■治療に対する理解や受け止め方をアセスメントする

患者や家族が，治療，副作用である間質性肺疾患発現の可能性，間質性肺疾患の初期症状，治療開始後の注意事項など理解できているか，どのように受け止めているのかを確認する．また，分子標的治療薬は外来治療が多いため，副作用への対応を含め自己管理する姿勢やセルフケア能力についてもアセスメントする．

2 治療中

■間質性肺疾患の症状や所見をアセスメントする

間質性肺疾患の自覚症状では，発熱，息切れ，息苦しさ，乾性咳嗽，倦怠感などがある．初期症状は軽度であったり，労作時に発現するため気づかないことも多い．他覚症状として，呼吸回数の上昇，酸素飽和度（SpO_2）の低下（安静時は正常であるが労作時に悪化する），異常な呼吸音（バリバリというfine crackles；捻髪音）がある．mTOR阻害薬では，無症状に経過することもあり，治療中に実施される定期検査の所見も併せてアセスメントを行う．

発熱や呼吸器症状などは，呼吸器感染症やがんの進行などにより発現する症状でもあり鑑別が難しいが，それらの可能性も含めアセスメントを行う．また，mTOR阻害薬については，免疫抑制作用による感染症との区別が必要になる．

■治療中の検査所見を評価する

間質性肺疾患のリスクがある薬剤の多くは，治療中の定期的な画像検査（胸部X線検査や胸部CT検査など）の実施が必須である．また，必要に応じて，動脈血酸素分圧（PaO_2），動脈血酸素飽和度（SpO_2），肺胞気動脈血酸素分圧較差（A-aDO_2），肺拡散能力（DLco）などの検査を追加し実施する．他に血液検査では血算，白血球分画，C反応性蛋白（CRP），乳酸脱水素酵素（LDH），間質性肺炎の血液マーカー（KL-6，SP-D，SP-A），薬剤リンパ球刺激試験（DLST）などが行われる．

薬剤による間質性肺疾患に特異的なバイオマーカー，画像所見，病理所見が存在しないため，その確定診断は困難である[9]．そのため，呼吸器感染症，放射線肺臓炎，がん性リンパ管症，心不全など他の疾患との除外診断を行う（図3-12）．

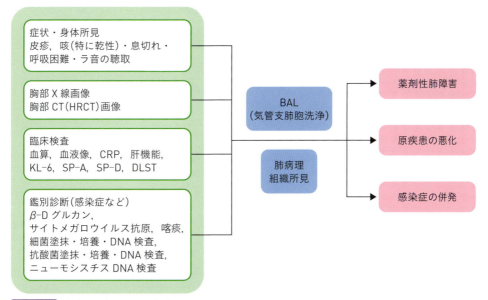

図 3-12 薬剤性肺障害の診断のためのフローチャート
〔日本呼吸器学会 薬剤性肺障害の診断・治療の手引き作成委員会(編):短縮版 薬剤性肺障害の診断・治療の手引き.p.6, メディカルレビュー社, 2013 より引用一部改変〕

■ **治療に対する理解や受け止め方をアセスメントする**

治療中も,患者や家族の治療や間質性肺疾患への理解や受け止め方,気持ちの変化など適宜確認し支援の有無についてアセスメントする.

3 治療後

治療終了後に間質性肺疾患が発現する可能性はあるため,症状の発現には注意するとともに,患者や家族にも情報提供しておくことが大切である.

5 症状評価

間質性肺疾患の評価には,有害事象共通用語規準(CTCAE)v. 4.0 JCOG 版が用いられることが多い(**表 3-8**).

6 治療(予防と治療)

分子標的治療薬による間質性肺疾患に対する予防法はない.間質性肺疾患が発現した場合の治療原則は,まず原因となる薬剤の投与をただちに中止し,その後の再投与は行わない.そして,間質性肺疾患の重症度によりステロイド療法を行う(**表 3-9**).しかし,mTOR 阻害薬や抗 PD-1 抗体は,他の薬剤とは対応が異なる.mTOR 阻害薬は,無症状で画像所見のみの場合は投与を継続し,症状が軽度であれば休薬する対応になる[7,8].抗 PD-1 抗体は,軽〜中等度の肺障害に関しては投与を延期し,症状がベースラインの

表 3-8 間質性肺疾患の評価指標 CTCAE v4.0-JCOG

有害事象	Grade 1	Grade 2	Grade 3	Grade 4	注釈
咳嗽	軽度の症状がある；一般用医薬品を要する	中等度の症状がある；内科的治療を要する；身の回り以外の日常生活動作の制限	高度の症状がある；身の回りの日常生活動作の制限	―	突然で、しばしば反復する胸腔の痙攣性収縮．肺からの激しい空気の放出と特徴的な音を伴う．
呼吸困難	中等度の労作に伴う息切れ	極めて軽度の労作に伴う息切れ；身の回り以外の日常生活動作の制限	安静時の息切れ；身の回りの日常生活動作の制限	生命を脅かす；緊急処置を要する	息苦しい不快な感覚
低酸素症	―	労作時の酸素飽和度の低下（例：パルスオキシメーターで＜88％）；間欠的な酸素投与を要する	安静時の酸素飽和度の低下（例：パルスオキシメーターで＜88％またはPaO$_2$≦55 mmHg）	生命を脅かす；緊急処置を要する（例：気管切開/挿管）	体内酸素レベルの低下
肺臓炎	症状がない；臨床所見または検査所見のみ；治療を要さない	症状がある；内科的治療を要する；身の回り以外の日常生活動作の制限	高度の症状がある；身の回りの日常生活動作の制限；酸素を要する	生命を脅かす；緊急処置を要する（例：気管切開/挿管）	肺実質の局所性またはびまん性の炎症
肺線維症	軽度の低酸素血症；画像所見上の線維化が総肺容積の＜25％	中等度の低酸素血症；肺高血圧症；画像所見上の線維化が25～50％	高度の低酸素血症；右心不全；画像所見上の線維化が＞50～75％	生命を脅かす（例：循環動態/肺合併症）；人工呼吸を要する；画像所見上の線維化が＞75％であり、高度な蜂巣状変化を伴う	結合組織による肺組織の置換．進行性の呼吸困難、呼吸不全、右心不全の原因となる．

〔臨床腫瘍研究グループ（2016）：有害事象共通用語規準 v. 4.0 日本語訳 JCOG 版（CTCAE v4.0 2016 年 3 月 10 日版）．http://www.jcog.jp/doctor/tool/ctcaev4.html より一部抜粋〕

表 3-9 薬剤性間質性肺炎・急性肺損傷の重症度分類案

重症度	PaO$_2$	治療*
軽症	≧80 Torr	被疑薬中止
中等症	60 Torr≦，＜80 Torr	ステロイド治療
重症	＜60 Torr（PaO$_2$/FiO$_2$＜300）	パルス療法＋ステロイド継続投与

＊治療の対応は概略を示したもので、被疑薬の中止やステロイドにすみやかに反応するときは治療も軽減する．
（日本呼吸器学会 薬剤性肺障害の診断・治療の手引き作成委員会（編）：短縮版 薬剤性肺障害の診断・治療の手引き．p.10, メディカルレビュー社，2013 より引用）

状態まで改善した場合は投与を再開することが可能になる[10]．

7 ケアのポイント

1 早期発見につなげる観察

　間質性肺疾患の重症化を防ぐためにも，薬剤の特徴をふまえ注意深く観察を行い，患者のちょっとした症状の変化を見逃さないようにする．特に，分子標的治療薬は外来治療が多いため，外来受診時には必ず発熱や他の症状出現の有無を観察する．自覚症状がない場合でも，労作時の呼吸状態の変化を観察することが大切であり，問診は SpO_2 を測定しながら行い，会話による息切れの有無や呼吸回数，SpO_2 の変化を直接観察する．自宅での様子についても，「トイレに行くなど動くと息切れがしませんか？」など具体的に質問し，日常生活動作に変化が生じていないか状況を確認する．

2 間質性肺疾患の治療へのケア

　間質性肺疾患が疑われる症状を認めた場合には，医師に報告し，すみやかに対応する．発熱や咳嗽など症状に伴う苦痛に対し，薬物療法による苦痛緩和について医師に相談し対応する．労作時の呼吸困難に対しては，酸素療法が適切に行えるよう，安静時と労作時の酸素量の調整について医師に指示を確認し対応する．その他，安静を強いられ苦痛に伴うストレスも増強しやすいため，セルフケアを適宜代償し，できる限りの苦痛緩和を図り，安心して過ごせるよう環境などを整えていく．

　ステロイド療法が長期に及ぶ場合は，ステロイド剤の副作用（易感染，胃潰瘍，骨粗しょう症など）が出現する可能性があるため，副作用に対するセルフケア支援も行う．

3 患者・家族への心理ケア

　患者と家族が，間質性肺疾患を副作用の1つとして正しく理解し，症状出現時の対処方法を知ることで，過度に不安がらず前向きに治療に臨めることが大切になる．しかし，副作用に関する説明を受けた際に，重症例や死亡のリスクが印象に残りなかなか不安が緩和できない場合もある．その場合には，患者や家族の思いをまずは受け止め，副作用出現リスクの程度や症状出現時の早期発見と早期対処の重要性について繰り返し情報提供を行う．すぐに不安が緩和されることは難しいため，治療中は医療者のサポート体制を示し，安心して治療が受けられるよう副作用の有無をともに評価しながら，継続的にかかわり心理面の支援を行う．

　間質性肺疾患の発現により治療を中止せざるを得ない場合，患者や家族は治療法を1つ失い新たな不安が出現する．しかし，まずは間質性肺疾患の治療を優先させることの重要性を伝え支援を行う．間質性肺疾患に伴い呼吸困難がある場合，生命の危機を感じ不安や動揺が出現しやすい．不安や動揺はさらに呼吸困難を増強させるため，苦痛緩和方法をともに考え，症状が落ち着くまでそばに付き添う．

8 患者指導時の注意点(患者教育)

　間質性肺疾患のリスクが高い喫煙患者や喫煙歴のある患者は，慢性呼吸器疾患に罹患している可能性もあり，確実に禁煙できるよう教育することが大切になる．

　分子標的治療薬は，薬物代謝酵素であるチトクローム P450（CYP3A4）で代謝されるものが多く，その代謝を阻害する薬剤（アゾール系抗真菌薬，マクロライド系抗菌薬，NK1 受容体拮抗薬など）や食品（グレープフルーツジュースなど）の併用により血漿中濃度が増加する可能性がある．そのため，事前に相互作用の有無について確認し，必要時は情報提供を行い注意を呼びかける．

　外来治療では，早期発見につなげるために，患者自身が定期的な体温測定および症状のセルフモニタリングを行い，日々の状態を記録する習慣が大切になる．家族のサポートが可能であれば家族にも症状の観察を依頼することで，患者が気づいていない変化にいち早く気づくことができ早期発見につなげられる．患者と家族には，身体症状のちょっとした変化を軽視せずに医療者に伝えることの大切さを十分理解してもらう．そして，病院への連絡や受診のタイミングについて，具体的にどのような状態の時に連絡や受診をするのか伝えておくと患者と家族も対応しやすい．

　例えば，発熱や咳嗽など風邪のような症状が出現した場合，階段や坂道などで息切れが出現するようになった場合，着替えや入浴など今まで普通に行えたことが休息をはさまないと行えない場合など，患者や家族がイメージしやすい内容で説明する．また，症状出現時は抗がん薬治療を受けている病院に受診することが望ましいが，遠方であるなど諸事情により他の医療機関を受診することも考えられる．その場合は，抗がん薬治療中であることを必ず医師に伝えることを説明しておく．

9 エマージェンシー時の対応(救急外来での対応を含む)

　間質性肺疾患が重症化し呼吸状態が悪化した場合は，人工呼吸器管理などの緊急対応が必要になる．

　外来治療の場合，間質性肺疾患の症状出現や呼吸状態が悪化した場合など，患者は夜間の救急外来に電話をして相談や受診する場合もある．そのため，救急外来で対応する看護師が間質性肺疾患の可能性も考慮し対応が行えるように，看護師間での情報共有内容をカルテに記載しておく工夫も大切である．

文献

引用文献

1) 日本呼吸器学会　薬剤性肺障害の診断・治療の手引き作成委員会(編)：短縮版　薬剤性肺障害の診断・治療の手引き，p.2，メディカルレビュー社，2013.
2) 金澤實：薬剤性肺障害【総論】薬剤性肺障害の基礎知識，医学のあゆみ 248(1), 63-68, 2014.
3) 公益社団法人　日本臨床腫瘍学会：ニボルマブ(オプジーボ®)投与後に EGFR-TKI を使用した患者に発生した間質性肺疾患について　http://www.jsmo.or.jp/news/jsmo/20160713.html(2016 年 8 月 10 日アクセス)
4) アストラゼネカ株式会社：ゲフィチニブ錠(イレッサ錠®250)添付文書．2015 年 1 月改訂．http://www.pmda.go.jp/PmdaSearch/iyakuDetail/ResultDataSetPDF/670227_4291013F1027_1_30
5) 中外製薬株式会社：エルロチニブ塩酸塩錠(タルセバ錠®150 mg)添付文書．2015 年 7 月改訂．http://www.pmda.go.jp/PmdaSearch/iyakuDetail/ResultDataSetPDF/450045_4291016F3023_1_07
6) ファイザー株式会社：クリゾチニブカプセル(ザーコリ®カプセル 200 mg, 250 mg)添付文書．2015 年 6 月改訂．http://www.pmda.go.jp/PmdaSearch/iyakuDetail/ResultDataSetPDF/671450_4291026M1023_1_09
7) ノバルティスファーマ株式会社：エベロリムス(アフィニトール®錠 2.5 mg　アフィニトール®錠 5 mg)適正使用ガイド(2016 年 8 月 26 日改訂)．https://drs-net.novartis.co.jp/SysSiteAssets/common/pdf/afi/tg/tg_afi_rcc_201511.pdf(2015 年 11 月アクセス)
8) ファイザー株式会社テムシロリムス点滴静注液(トーリセル®点滴静注液 25 mg)適正使用ガイド 2015 年 3 月改訂．http://pfizerpro.jp/documents/info/tor01info.pdf
9) 吉村明修：総説　分子標的治療薬による間質性肺疾患．東京医科大学雑誌 73(2), 107, 2015.
10) 小野薬品工業株式会社：ニボルマブ(オプジーボ®点滴静注 20 mg, 100 mg)適正使用ガイド．https://www.opdivo.jp/contents/pdf/open_guide.pdf(2016 年 2 月アクセス)

参考文献

1) 滝澤始(著)：間質性肺疾患総論，巽浩一郎，ほか(監修)：病気がみえる Vol. 4 呼吸器　第 1 版，pp.152-158, 2012.
2) 日本呼吸器学会　薬剤性肺障害の診断・治療の手引き作成委員会(編)：短縮版　薬剤性肺障害の診断・治療の手引き，pp.1-15，メディカルレビュー社，2013.
3) 厚生労働省：重篤副作用疾患別対応マニュアル　間質性肺炎(肺臓炎，肺隔炎，肺線維症)，平成 18 年 11 月．http://www.info.pmda.go.jp/juutoku/file/jfm0611002.pdf(2016 年 3 月 20 日アクセス)
4) 吉村明修：総説　分子標的治療薬による間質性肺疾患，東京医科大学雑誌 73(2), 104-110, 2015.
5) エルロチニブ塩酸塩錠　タルセバ®錠 25 mg 100 mg 150 mg 適正使用ガイド．中外製薬株式会社：2015 年 10 月改訂
6) 本山清美：16 肺障害：濱口恵子ほか(編)：ベスト・プラクティス　コレクション　がん化学療法ケアガイド　改訂版．pp.248-256, 中山書店, 2012.

(遠藤　和代)

4 消化管出血・穿孔/高血圧/創傷治癒遅延
（主に血管新生阻害薬による副作用）

1 定義

消化管出血・穿孔

血管新生阻害薬による出血には，鼻出血，歯肉出血などの粘膜出血や肺出血，喀血，消化管出血などがある．消化管出血は，食物の消化吸収に携わる上部消化管（口腔，咽頭，食道，胃）と下部消化管（小腸，大腸，肛門）から出血をきたすことをいう．

消化管穿孔は，なんらかの要因で消化管に孔があき，腹腔内に消化液や消化酵素，内容物が漏れ出ることをいう．

高血圧

わが国を含む世界のガイドラインのいずれにおいても，収縮期血圧140/拡張期血圧90 mmHg以上を高血圧とすると定義されている[1]．

創傷治癒遅延

創傷の治癒は，炎症期→細胞増殖期→成熟期→治癒という経過をたどるが[2]，何らかの要因がその過程に影響し，治癒が遅れることを創傷治癒遅延という．

2 発生機序

血管の構造と機能

血管の細胞は，内腔を一層にわたって覆う内皮細胞と，外側から取り巻く壁細胞の2種類がある（図3-13）．動静脈では平滑筋細胞，毛細血管ではペリサイトが壁細胞として血管を覆っている．血管内皮細胞は血管の緊張や血液凝固を調節する作用をもち，壁細胞は血管構造の支持や弛緩の作用をもつ．

出血および高血圧の発生機序を図3-14に示す．

出血

血管新生阻害薬を投与することでVEGFが阻害され，血管内皮細胞が障害され血管が破綻しやすくなり出血をまねくといわれている（図3-14 ①）．またPDGFが阻害され

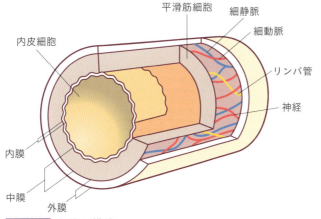

図 3-13 血管の構造

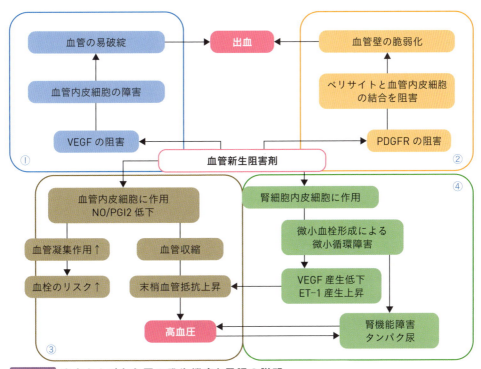

図 3-14 出血および高血圧の発生機序と用語の説明

- VEGF（vascular endothelial growth factor）血管内皮細胞増殖因子
  → 血管の形成と機能を増強する役割をもつ
- ペリサイト
  → 血管を外側から取り巻き，血管の成熟・安定化を担っている
- PDGF（platelet-derived growth factor）血小板由来成長因子
  → ペリサイトの増殖を促進し，機能的な血管形成に重要な役割を担っている
- NO（nitric oxide）一酸化窒素
  → 血管内皮細胞から産生され降圧作用（血管拡張作用）や抗動脈硬化作用（血小板凝集抑制作用）をもつ
- PGI2（prostaglandin I2）プロスタグランジン I2
  → 血管拡張作用，血小板凝集抑制作用を担う
- ET-1（endothelin-1）エンドセリン1
  → 血管障害・動脈硬化に促進的な作用をもつ

ることで，ペリサイトと血管内皮細胞の結合が阻害され，血管が脆弱化し出血がおこると考えられている（図3-14 ②）．

消化管穿孔

詳細なメカニズムは不明であるが，血管新生阻害薬の作用により血管内皮細胞の機能低下をきたし，消化管の虚血を招き穿孔がおこることが要因の1つとして挙げられる．

高血圧

血管新生阻害薬が血管内皮細胞に作用することでNOやPGI$_2$の産生が低下する．そのため，血管の収縮が起こり，末梢血管抵抗が上昇し高血圧を生じる（図3-14 ③）．また腎細胞の血管内皮細胞に作用することで，微小血栓形成による微小循環障害が起き，腎機能の低下やタンパク尿を招く．タンパク尿と高血圧は相互にリスク因子となりうる．また微小循環障害がおこることでVEGFの産生が低下，ET-1の産生が上昇し末梢血管抵抗が上昇し高血圧を生じる（図3-14 ④）．

創傷治癒遅延

血管新生は，正常成人では生理的血管新生として①妊娠初期（胎盤や胎児の発生過程），②炎症部位が発現したとき，③創傷治癒過程（けがなど），④虚血部位周辺での側副血行経路の形成時などの，酸素が不足している状態のときに発現するものである．一方で，腫瘍も栄養や酸素を取り込もうと血管新生を行っている．

血管新生阻害薬はその作用を阻害し，がん細胞が栄養や酸素を取り込めなくすることで，がん細胞の成長を妨げるものである．同じ機序で酸素や栄養を必要としている創傷治癒の過程にも作用し，創傷治癒遅延が起こると考えられている．

3 発現頻度が高い薬剤

消化管出血・穿孔/創傷治癒遅延

消化管出血・穿孔/創傷治癒遅延を起こしやすい薬剤と頻度を表3-10に示す．

高血圧

（血管新生阻害薬の中で）高血圧を起こしやすい薬剤と頻度を表3-11に示す．

4 アセスメント（治療前・治療中・治療後）

1 治療前

各症状の治療前の観察・確認項目は表3-12に示す．

表 3-10 消化管出血/穿孔・創傷治癒遅延を起こしやすい薬剤

薬剤名(商品名)	血小板減少	消化管出血 口腔内出血	消化管穿孔	創傷治癒遅延
スニチニブ(スーテント®)	91.4%（Gr 3 以上 43.2%)	7.5% 6.5%	0.2%	1.2%
ベバシズマブ(アバスチン®)	10.4%	2% 1.4%	0.9%	0.5%
パゾパニブ(ヴォトリエント®)	6%（VEG105192 試験)	4.1% —		0.4%
ラムシルマブ(サイラムザ®)（RAINBOW 試験)	4.7%	10.1% —	1.2%	
イマチニブ(グリベック®)	30%未満	3.3% —	1%未満	
ダサチニブ(スプリセル®)	34%	3.3% —		

(各薬剤のインタビューフォームより作成)

表 3-11 高血圧を起こしやすい薬剤

薬剤名(商品名)	頻度
スニチニブ(スーテント®)	49.4%
ソラフェニブ(ネクサバール®)	33.2%
ベバシズマブ(アバスチン®)	17.9%
レゴラフェニブ(スチバーガ®)	27.8%
パゾパニブ(ヴォトリエント®)	42%
アキシチニブ(インライタ®)	39.3%
ラムシルマブ(サイラムザ®)(RAINBOW 試験)	23.9%

(各薬剤のインタビューフォームより作成)

■ 消化管出血

消化管出血は口腔内粘膜の出血や吐血，黒色便などで気づくことが多い．特にエベロリムスやテムシロリムスのような mTOR 阻害薬は，73.4％の頻度で口腔粘膜炎を発症することが報告されている[3]．メカニズムは不明であるが，投与すると口腔粘膜炎は断続的に発症を繰り返すため継続的なケアが必要である．

口腔ケアの必要性が理解できているか，口腔内のトラブルの有無や口腔ケア手技が獲得できているか確認する必要がある．あらかじめ採血データをチェックし，ヘモグロビン値，血小板値，凝固系などの患者のベースラインを見極めておく必要がある．

また，アスピリンや非ステロイド系抗炎症薬(NSAIDs)などの出血リスクのある内服薬の使用の有無や使用量の確認を行う．

表 3-12 観察・確認項目

症状	観察・確認項目
消化管出血	口腔内の出血・口腔内トラブルの有無，口腔ケアの必要性の理解度，口腔ケア手技の確認，吐血・黒色便の有無，採血データ（ヘモグロビン値，血小板値，凝固系など），内服薬の確認（アスピリン，NSAIDs など）
消化管穿孔	大腸切除術の既往歴，消化性潰瘍・大腸憩室症・腫瘍壊死・腫瘍関連大腸炎・未治療の原発巣・大腸内視鏡検査の既往歴，術前と術後の骨盤内への放射線治療の既往歴[4]，内服薬の確認（オピオイドなど），内視鏡検査の実施，来院方法・来院までの時間など緊急時の対応の確認
高血圧	既往歴と治療歴・内服のアドヒアランス，検査データ（腎機能や凝固系の採血データ，タンパク尿の有無），内服薬の確認（降圧薬の内服・種類），家庭用血圧測定器の有無，血圧測定の習慣の有無・理解度
創傷治癒遅延	手術日・中心静脈ポート挿入日，手術創・切開創の確認（発赤・腫脹・疼痛の有無）・その他全身創傷の有無，採血データ（白血球，赤血球，ヘモグロビン，タンパク質，アルブミン，肝機能データ，CRP，ヘモグロビン A1c など），糖尿病の既往歴，内服薬（ステロイド剤など）

■ 消化管穿孔

　消化管穿孔は表 3-12 に記した既往歴がリスク因子となるため確認する．内視鏡検査は「ベバシズマブ治療前や終了後までは可能な限り遅らせることが推奨されることもある」[5]とされているため，検査もリスク因子の1つであることも考慮しておく．

　また同時にオピオイドの内服は消化管穿孔をきたしても腹痛をカバーしてしまう可能性があることを考慮する．消化管穿孔を発症した場合には，早期に治療することが必要である．そのため，治療前に激しい腹痛などの症状があるときは，すぐに受診することを説明し，緊急時の来院方法・手段について患者と家族に確認しておく必要がある．

■ 高血圧

　問診で高血圧の既往と治療歴を確認する．すでに高血圧の診断がある場合は内服薬の種類やアドヒアランスの確認を行う．高血圧とタンパク尿，腎機能低下は相互にリスク因子となりうるため，定期的な採血・採尿を行っていく必要がある．

　また，今後定期的な血圧測定が必須となるため，家庭用血圧測定器の有無と血圧測定の習慣の有無を確認する．

■ 創傷治癒遅延

　出血のリスクから手術後 28 日以内に投与することを推奨していない薬剤が多いため，手術日や術創と併せて全身状態を確認し，創傷治癒遅延となりうる創がないか観察する必要がある．またアバスチン点滴静注用 100 mg/4 mL，400 mg/16 mL の市販後調査による副作用集計結果報告には，関連性は明確ではないが，アバスチンが創傷治癒過程に影響を及ぼす可能性を考慮し，少なくともアバスチン投与 1 週間前にポートを造設し，創傷の状態が良好であることを確認してから投与を開始することが好ましい[5]と

いう記載がある．ただし，臨床現場においては，中心静脈ポートの挿入の翌日からアバスチンの投与を行うこともあるため，ポート挿入日の把握と切開創の確認を行う必要がある．

創傷治癒遅延に影響をきたす因子としては糖尿病や低栄養状態，感染，血行障害，ステロイド剤の投与などがあげられる．特に高血糖になると創傷治癒に必要な細胞内のタンパク質が不足状態となり，遅延をまねくというメカニズムがあるため，注意が必要である．

2 治療中

■ 消化管出血・穿孔/創傷治癒遅延

消化管出血・穿孔/創傷治癒遅延に関して発現時期は明らかになっておらず，個人差もあるとされているが，ベバシズマブによる消化管穿孔は6か月以内に80％が発症し，1年以上の発現は3％との報告もある[6]．手術を経て治療を行っている場合は前述した創の確認を行い，治療開始前との変化や悪化の有無を確認する．患者が日々の身体の状況や排便状況をセルフモニタリングできているか口腔ケアを含めたセルフケアが実施できているか確認する．

■ 高血圧

高血圧の出現時期を理解しておくことが必要である（表3-13）．日々の血圧の経過を確認すると同時に随伴症状の有無（頭痛，悪心，嘔吐，気分不快など）を確認する．特にGrade4の高血圧に分類される高血圧クリーゼ，高血圧緊急症は単に血圧が異常に高いだけの状態ではなく，血圧の高度の上昇（多くは180/120 mmHg以上）によって，脳，心，腎，大血管などの標的臓器に急性の障害が生じ進行する病態であるといわれている[7]．急性肺水腫を伴う左心不全，眼底出血，脳出血など症状が出現する場合があるため，全身状態の観察が必要である．

治療当日や薬剤投与の前後は血圧測定を行い，急激な血圧上昇がないか確認する必要がある．降圧薬を服用しても血圧をコントロールできない場合は減量や休薬も検討され

表3-13 高血圧の出現時期

薬剤名（商品名）	出現時期
スニチニブ（スーテント®）	14～28日頃に発現する 用量依存的に増加するといわれている
ソラフェニブ（ネクサバール®）	12週までにほとんどが発現する
ベバシズマブ（アバスチン®）	4か月以内に最も多く発現する
レゴラフェニブ（スチバーガ®）	2か月以内，特に1か月以内に多く発現する
パゾパニブ（ヴォトリエント®）	24週以内にほとんどが発現する
アキシチニブ（インライタ®）	発現までの中央値は29日であった
ラムシルマブ（サイラムザ®）	発現期間中央値は36日であった

（各薬剤の適正使用ガイドより作成）

るため，その場合は患者の心理面のアセスメントも重要となる．

3 治療後

消化管出血や穿孔・創傷治癒遅延は，前述したように発現時期は不明な点も多く，個人差もあるため投与終了後も継続して採血結果や創の状態を確認していく必要がある．次の治療に移行した場合は，その治療による副作用を評価すると同時に，前治療歴をリスクの1つとして考慮しておく必要がある．

5 症状評価

高血圧の症状評価は有害事象共通用語規準（CTCAE）v4.0 JCOG 版の「高血圧」「上部消化管出血」「下部消化管出血」などを参照することが多い（**表3-14**）．

6 治療（予防と治療）

1 セルフケアによる予防と早期発見

分子標的治療薬による治療は外来で行うことが多いため，副作用が，病院ではなく自

表3-14 高血圧・出血（上部消化管・下部消化管）の評価指標 CTCAE v4.0-JCOG

有害事象	Grade 1	Grade 2	Grade 3	Grade 4
高血圧	前高血圧状態（収縮期血圧 120〜139 mmHg または拡張期血圧 80〜89 mmHg）	ステージ1の高血圧（収縮期血圧 140〜159 mmHg または拡張期血圧 90〜99 mmHg）；内科的治療を要する；再発性または持続性（≧24時間）；症状を伴う>20 mmHg（拡張期血圧）の上昇または以前正常であった場合は>140/90 mmHg への上昇；単剤の薬物治療を要する	ステージ2の高血圧（収縮期血圧≧160 mmHg または拡張期血圧≧100 mmHg）；内科的治療を要する；2種類以上の薬物治療または以前よりも強い治療を要する	生命を脅かす（例：悪性高血圧，一過性または恒久的な神経障害，高血圧クリーゼ）；緊急処置を要する
出血 上部消化管（口腔，咽頭，食道，胃） 下部消化管（小腸，大腸，肛門）	軽症；治療を要さない	中等度の症状がある；内科的治療または小規模な焼灼術を要する	輸血/IVR による処置/内視鏡的処置/待機的外科処置を要する	生命を脅かす；緊急処置を要する

（日本臨床腫瘍研究グループ（2016）：有害事象共通用語基準 v4.0 日本語版（CTCAE v4.0-JCOG 2016 年 3 月 10 日版）．http://www.jcog.jp/doctor/tool/CTCAEv4J_20160310.pdf より一部抜粋）

宅で出現することが多いと考えられる．そのため，予防と早期発見を行うためには患者のセルフモニタリングが必須となる．患者自身が毎日身体の観察を行い，いつもと違ったことがないか確認していくことを習慣にする．治療日記やメモ帳などを用いて日々の状態を記録することで，変化に早く気づけるようになる．また口腔内は予防的ケアが重要であるため，その必要性を説明し，口腔ケアを継続して行えるよう支援する必要がある．

2 薬剤による予防と治療

特に消化管潰瘍を有する患者には，あらかじめプロトロンポンプ阻害薬やH_2受容体拮抗薬を併用するなど消化管出血・穿孔の予防的な薬剤投与も重要となる．

治療前から高血圧がある場合は降圧薬を内服し，適正血圧になるよう治療前からのコントロールが重要となる．カルシウム拮抗薬やACE阻害薬，アンギオテンシンII受容体拮抗薬が用いられることが多い．単剤でコントロールがつかない場合は2剤併用することもある．治療開始後に高血圧が出現してくる場合は休止し，血圧のコントロールを先行してから治療薬を減量して再開となる場合もある．

3 多職種チーム医療

高血圧クリーゼにより主要臓器への影響をきたした場合や，消化管出血・穿孔を発現した場合は局所管理ではなく全身管理が必須となる．そのため多職種との協働が重要となる．内視鏡科，IVR（Interventional Radiology）科，各種臓器の主科医師・検査室や手術室看護師と連携をとり，止血処置，緊急手術までの対応を迅速に行う必要がある．また小腸や大腸穿孔による緊急手術の場合は創傷治癒遅延を考慮し，一時的な人工肛門造設を余儀なくされる場合が多いため，皮膚排泄ケア認定看護師とも協働し，術後の人工肛門管理と創傷のケアを行っていく必要がある．

7 ケアのポイント

1 セルフモニタリング

患者自身が自分のベースラインを把握し，正常値を知っておくこと，また，頭痛や悪心・嘔吐などの随伴症状を確認するなど，症状を毎日セルフモニタリングして記録に残すことが重要である．

タンパク尿や腎機能低下は高血圧の要因となりうるため，排尿回数や量，性状，体重の変動，全身の浮腫の有無もあわせて観察していくことを説明する．同時に消化管出血や穿孔は，食物の消化吸収に関連した器官でのイベントであるため，食事摂取量とともに排便回数，排便の性状（黒色便の有無），口腔内トラブルや腹痛の有無をモニタリングするよう説明する．創傷治癒遅延は術創や切開創，人工肛門周囲の発赤，腫脹，疼痛の有無をモニタリングし，創の変化を確認することを説明する．

2 アドヒアランスとセルフケア支援

　患者が自分に処方されている薬剤の意味を理解して内服ができるようにアドヒアランスを高める必要がある．経口抗がん薬のように決められた期間に定期的に内服する薬剤のほかに，高血圧をきたした場合は降圧薬を処方通りに定期的に内服する必要があるため，患者自身がそれを理解することが重要となる．また制吐薬や止痢薬，鎮痛薬など，患者自身が症状を観察し，評価したうえで内服する必要があるため頓服剤の特徴や内服方法，注意点を理解できるように説明する．

　出血傾向に対するセルフケア支援として，日頃から鼻出血や歯肉出血，肛門出血などの粘膜出血に注意し，鼻を強くかむことや硬い歯ブラシを使用することは避けるように説明する．また，排便コントロールを行うように指導が必要となる．粘膜出血は頻度が高いため予防的ケアの指導が重要であるが，出血をした際に15分間止血を試みるなどの対処方法の指導も重要である．

3 心理的ケア

　消化管出血や穿孔となった場合は死亡にいたる可能性もあるため，患者・家族ともに不安が強くなる．患者・家族に対し声かけを行い，検査や処置の進行具合や，適宜何を行っているかの説明をし，不安に寄り添うことが重要となる．

　また患者によっては，今後の化学療法の継続に対する不安も出現する可能性がある．今後の治療については医師との相談が必要となるが，そのような気持ちになることにも十分に配慮しケアを行っていく必要がある．

8 患者指導時の注意点（患者教育）

1 セルフモニタリング

　症状の早期発見，対応が教育の目的となる．治療開始前から自身の身体と対話する習慣をつけることが重要である．また，家族とも患者の状況を共有することで患者の変化にも気づくことができる．治療日誌やメモ帳などを用いて，患者・家族・医療者が同じ視点で症状をみることができるよう説明する重要がある．

2 緊急時の対応

　患者が自宅など病院の外で急変した場合，対応するのは家族である可能性が高いため，患者・家族に同様の説明を行う必要がある．症状によっては，すぐに病院に連絡が必要な場合と，対処方法を試みても軽快しない場合に連絡が必要な場合がある．

　例えば鼻出血の場合は15分間止血を試みても出血がおさまらないときに病院に連絡をするように指導する．一方で吐血や激しい腹痛が出現した場合には我慢したり自己判断で痛み止めを服用したりせず，すぐに病院に連絡をするように指導する．

また，アルゴリズムを作成し，自宅で急変したときに行うべき対処方法がわかるよう，患者・家族に渡しておくことも緊急時の対応として有効な手立てとなる．また消化管出血は患者・家族ともに気が動転することが想定される．治療前に緊急時に慌てずに病院に電話連絡できる方法を説明しておくことも重要である．

9 エマージェンシー時の対応（救急外来での対応を含む）

高血圧クリーゼや消化管出血をきたした場合は，主要臓器に大きな影響を与えるため患者の全身状態を左右することとなる．いずれの場合も病院内で発現するよりは自宅で症状が出現し緊急搬送される可能性が高いことが考えられる．したがって搬送までの間にリスク因子を把握しておき，来院時には迅速なアセスメントと対応を行う．消化管出血・穿孔ともに，出血点や穿孔部位特定のための精査から内視鏡下での止血術，IVRにおける責任血管の止血術，より重篤な場合は緊急手術への移行も想定して対応する必要がある．

看護師は，確定診断に至るまでの診察や検査の介助と，症状マネジメントの同時進行が必須となるため，必要時は緊急要請を行い人員を確保して対応する．医師の診察や検査の介助と同時にバイタルサインや全身状態の経時的な観察と異常の早期発見を行う必要がある．また患者・家族の心理的ケアも看護師の重要な役割となる．

文献

1) 日本高血圧学会高血圧治療ガイドライン作成委員会（編）：高血圧治療ガイドライン2014. p.19, ライフサイエンス出版, 2014.
2) 日本救急医学会：医学用語解説集. http://www.jaam.jp/html/dictionary/dictionary/index.htm（2016年9月13日アクセス）
3) 日本皮膚科学会ガイドライン委員会：創傷一般. p.5. http://www.dermatol.or.jp/uploads/uploads/files/guideline/1372912942_1.pdf（2016年9月3日アクセス）
4) Martins, S. et al：A review of oral toxicity associated with mTOR inhibitor therapy in cancer patients. Oral Oncol. 49(4). 293-298, 2013.
5) 楠正人（編）：消化器外科NURSING 臨時増刊 消化器ナースのための外科・内視鏡治療と検査．p.236, メディカ出版, 2010.
6) アバスチン®点滴静注用100 mg/4 mL, 400 mg/16 mL 市販直後調査における副作用集計結果報告．中外製薬, p13.
7) Kozlof, M. et al：Clinical outcomes associated with bevacizumab-containing treatment of metastatic colorectal cancer：The BRiTE observational cohort Study. Oncologist. 14(9). 862-870, 2009.
8) 日本高血圧学会高血圧治療ガイドライン作成委員会：高血圧治療ガイドライン 2014, p.108, ライフサイエンス出版, 2014.

（福﨑 真実）

5 消化器毒性

　分子標的治療薬の開発当初は，がん細胞に特異的な分子を標的にするという作用機序から従来の細胞傷害性抗がん薬のような消化器毒性は出現しにくいと考えられていた．しかし実際には標的となる分子が発現している正常な細胞も傷害されることにより，個々の薬剤に特有な消化器毒性が出現することが報告されている．本項では，分子標的治療薬の消化器毒性として「悪心・嘔吐」「下痢」「口腔粘膜炎」について述べる．

1 悪心・嘔吐

1 定義

　悪心は「咽頭から前胸部，心窩部にかけて感じられる嘔吐が起こりそうな不快な感覚」，嘔吐は「胃または腸内容が食道を経て口腔より吐出される現象」と定義される[1,2]．

2 発生機序

　悪心・嘔吐は延髄外側網様体背側にある嘔吐中枢が刺激されることによって誘発され，抗がん薬による悪心・嘔吐は発現時期により，急性悪心・嘔吐，遅発性悪心・嘔吐，予測性悪心・嘔吐などに分類される．

　急性悪心・嘔吐は，抗がん薬が消化管粘膜に存在する腸クロム親和細胞を刺激することでセロトニン(5-HT)の分泌促進が起こり，$5-HT_3$ 受容体が刺激され，求心性迷走神経路を経て第4脳室最後野の化学受容器引金帯(chemoreceptor trigger zone：CTZ)や嘔吐中枢が刺激される経路が主たる発生機序であると考えられている．

　遅発性悪心・嘔吐の発生には，抗がん薬の代謝産物などの関与が考えられているが，消化管粘膜や感覚神経などからサブスタンスPが遊離され消化管やCTZにある NK_1 受容体を刺激することで引き起こされるメカニズムが発生機序の1つであると考えられている．

　予期性悪心・嘔吐は，精神的な要因が大きく影響しているといわれており，発生機序は，視覚・嗅覚や情動などにより刺激が誘発され，大脳皮質を介して嘔吐中枢が刺激されるものと考えられている．

　分子標的治療薬のなかでは悪心・嘔吐の発現率が高いイマチニブについても，薬剤による消化管刺激作用によって悪心・嘔吐が出現しやすいと考えられている．

3 発現頻度が高い薬剤

　がん薬物療法による悪心・嘔吐は，投与される抗がん薬の催吐性の強さによって発生頻度が異なる．2016年9月時点でわが国で承認されている分子標的治療薬のなかでは高度催吐性の薬剤はなく，中等度催吐性の薬剤もイマチニブとクリゾチニブのみである（NCCNガイドライン2015では，レンバチニブも中等度～高度リスクとされている）．分子標的治療薬の催吐リスクについて表3-15，3-16に示す[3]．

表3-15 注射薬の分子標的治療薬の催吐性リスク分類

分類	薬剤
軽度(催吐性)リスク low emetic risk (催吐頻度10～30％)	・トラスツズマブ エムタンシン(カドサイラ®) ・ブレンツキシマブ(アドセトリス®)
最小度(催吐性)リスク minimal emetic risk (催吐頻度＜10％)	・L-アスパラギナーゼ(ロイナーゼ®) ・アレムツズマブ(マブキャンパス®) ・イピリムマブ(ヤーボイ®) ・オファツムマブ(アーゼラ®) ・ゲムツズマブオゾガマイシン(マイロターグ®) ・セツキシマブ(アービタックス®) ・テムシロリムス(トーリセル®) ・トラスツズマブ(ハーセプチン®) ・ニボルマブ(オプジーボ®) ・パニツムマブ(ベクティビックス®) ・ベバシズマブ(アバスチン®) ・ペルツズマブ(パージェタ®) ・ボルテゾミブ(ベルケイド®) ・ラムシルマブ(サイラムザ®) ・リツキシマブ(リツキサン®)

〔一般社団法人日本癌治療学会(編)：制吐薬適正使用ガイドライン(第2版)，pp.28-29，金原出版，2015より抜粋〕

表3-16 経口薬の分子標的治療薬の催吐性リスク分類

分類	薬剤
中等度(催吐性)リスク moderate emetic risk (催吐頻度30～90％)	・イマチニブ(グリベック®) ・クリゾチニブ(ザーコリ®)
軽度(催吐性)リスク low emetic risk (催吐頻度10～30％)	・アレクチニブ(アレセンサ®)＊ ・エベロリムス(アフィニトール®) ・サリドマイド(サレド®) ・スニチニブ(スーテント®) ・ラパチニブ(タイケルブ®) ・レナリドミド(レブラミド®)
最小度(催吐性)リスク minimal emetic risk (催吐頻度＜10％)	・エルロチニブ(タルセバ®) ・ゲフィチニブ(イレッサ®) ・ソラフェニブ(ネクサバール®)

＊：海外のガイドラインには記載がないが，わが国では使用可能な薬剤．
〔一般社団法人日本癌治療学会(編)：制吐薬適正使用ガイドライン(第2版)，p.31，金原出版，2015より抜粋〕

4 アセスメント

1 治療前

　治療前のアセスメントのポイントとしては，「使用する分子標的治療薬の催吐性リスク」「過去の悪心・嘔吐経験」「治療や副作用に対する不安の程度」「悪心・嘔吐に影響している他の要因の有無(オピオイド，電解質異常，脳転移，便秘，不眠，倦怠感，口腔内の衛生状態など)」などが挙げられる．また分子標的治療薬は，経口薬が多く，相互作用などの関連から食事が大きく影響することが多い．そのため悪心・嘔吐の出現することで，食習慣が変化する可能性がないかどうかをアセスメントしておく必要がある．

2 治療開始後

　治療開始後は，悪心・嘔吐の「出現状況(程度，回数など)や誘発因子(におい，音など)」を観察し正確に評価する．そして経口薬が多いことから，内服ができているかどうかをしっかり確認する必要がある．また，悪心・嘔吐による「全身状態への影響(脱水や栄養状態低下など)」「食事や活動などの日常生活への影響」「心理面への影響」についてもアセスメントする．制吐薬を使用している場合には，薬剤の使用状況やその効果についても把握する必要がある．

5 症状評価

　悪心・嘔吐の症状評価は，有害事象共通用語規準(CTCAE)v4.0 JCOG 版の「悪心」「嘔吐」で行われることが多い(表 3-17)[4]．

6 治療

1 注射薬の場合

　注射薬の分子標的治療薬は軽度もしくは最小度リスクの抗がん薬となるため，軽度リスクの場合には予防として，デキサメタゾン 3.3〜6.6 mg 静注(4〜8 mg 経口)単剤投与か，状況に応じてプロクロルペラジンもしくはメトクロプラミドも使用する．さらに，ロラゼパムや H_2 受容体拮抗薬あるいはプロトンポンプ阻害薬の併用も検討される[5]．最小度リスクの薬剤に対しては，予防的な制吐薬の使用は基本的に不要である．

2 経口薬の場合

　経口抗がん薬による悪心・嘔吐の治療についてはエビデンスが少ないが，日本癌治療学会の制吐薬適正使用ガイドライン(第 2 版)では，「何らかの支持療法」→「休薬」→「減量」の原則を守り，Grade 3 以上の悪心・嘔吐を発現させずに内服継続を図るとされている[6]．支持療法については，NCCN ガイドライン 2015 では，軽度・最小度リス

表 3-17 悪心・嘔吐の評価 CTCAE v4.0-JCOG

有害事象	Grade 1	Grade 2	Grade 3	Grade 4	Grade 5
悪心	摂食習慣に影響のない食欲低下	顕著な体重減少，脱水または栄養失調を伴わない経口摂取量の減少	カロリーや水分の経口摂取が不十分；経管栄養/TPN/入院を要する	—	—
嘔吐	24時間に1-2エピソードの嘔吐(5分以上間隔が開いたものをそれぞれ1エピソードとする)	24時間に3-5エピソードの嘔吐(5分以上間隔が開いたものをそれぞれ1エピソードとする)	24時間に6エピソード以上の嘔吐(5分以上間隔が開いたものをそれぞれ1エピソードとする)；TPNまたは入院を要する	生命を脅かす；緊急処置を要する	死亡

(日本臨床腫瘍研究グループ(2016)：有害事象共通用語規準 v4.0 日本語訳 JCOG 版(CTCAE v4.0 JCOG 2016 年 3 月 10 日), http://www.jcog.jp/doctor/tool/CTCAEv4J_20160310.pdf より一部抜粋)

クの経口抗がん薬を含めて，メトクロプラミド，プロクロルペラジン，ハロペリドールなどの連日投与(必要に応じてロラゼパムや H_2 受容体拮抗薬を併用)が推奨されている．またイマチニブやクリゾチニブといった中等度リスクの薬剤に対して，MASCC/ESMO ガイドライン 2011 では，5-HT_3 受容体拮抗薬，副腎皮質ステロイドの 2 剤併用が推奨されている[7].

7 ケアのポイント

1 食事・栄養に対するケア

分子標的治療薬のなかで悪心・嘔吐の頻度が高いイマチニブについては，消化管刺激作用を抑えるため，食後に多めの水で服用することが推奨されている．

悪心・嘔吐の程度が強いときには，無理をせずに食べられるものを食べられるときに少しずつ摂取するよう説明する．一般的には，消化管への停滞時間が短く，刺激が少なく，少量でも栄養価の高いものが適している．**表 3-18** に悪心・嘔吐時の食事の工夫[8]について示す．

脱水予防のために水分摂取は可能な限り勧め，1 日 1.5～2 L(経口補水液など)を目標に摂取するよう指導する．

表 3-18 悪心・嘔吐時の食事の工夫

状況	工夫のポイント	具体例など
吐き気があるとき	好きなときに，少しずつ食べられるものを用意	・少しずつ気軽に食べられる一口おにぎりやサンドイッチなどを準備 ・ごはんは一口大ににぎったり，焼きおにぎりにして，気分のよいときに作りおきし，冷凍しておくと重宝する
	少量盛りにして，食べた満足感と安心感	・普通の1人前でもたくさんだと感じるので，いつもより小さめの器に控えめに盛る
	手軽にとれるシリアルや果物を	・においが気にならず，手軽にとれるパンやシリアルがお勧め ・シリアルは牛乳やヨーグルトを添えて即食べられる手軽さもあり，これに果物でビタミンCを補えば，栄養的には充分
嘔吐したとき	嘔吐後は水分と電解質を補給	・好きなドリンクを凍らせておいたり，水分の多い果物もお勧め
	食べ始めは流動食から	・嘔吐がおさまって最初に口にするのは流動食がお勧め ・温かく，においの立つものはまた吐き気をもよおしやすいので，ヨーグルトや冷たいポタージュなどがよい 〈食べ始めるきっかけになったもの（患者の声）〉 ゼリー，シャーベット，スープ，果物，ヨーグルト，アイスクリーム

〔抗がん剤・放射線治療と食事のくふう．吐き気・おう吐の解説．http://survivorship.jp/meal/vol2/shojo/shojo02_01.html をもとに作成．〕

2 リラクセーション

悪心・嘔吐に対しては，漸進的筋弛緩法やイメージ療法，芳香療法（アロマセラピー），指圧・マッサージ，呼吸法なども効果があるといわれている．

専門知識や技術を要する方法は実際に行うのが困難な場合もあるが，好きな香りの入浴剤を使用することでリラックス効果をねらうなど，患者と話し合ったうえで実行可能なことは積極的に取り入れる．

3 心理的ケア

悪心・嘔吐に過度な不安を抱いている場合などは，症状を軽減するさまざまな方法があることや，化学療法による悪心・嘔吐は必ず軽減すること，その時期の見通しを伝えておくことが必要である．

医療者も患者の苦痛を少しでも軽減したいと思っていることを伝え，食べられるものを患者と一緒に探し，少量であっても食べられたことを患者と一緒に喜ぶ姿勢をもち続けることが大切である．

8 患者教育

その患者が使用する分子標的治療薬の悪心・嘔吐の程度や症状の発生期間の目安,「あらかじめ予防対策を行うこと」を伝えておく．また，悪心・嘔吐を軽減するためのケアに患者自身も参加するという意識を高めるため，患者と一緒に悪心・嘔吐の程度やそのときの対処方法と効果を振り返り，患者自身が症状の程度や変化を把握するとともに効果的だった対処方法が何かを理解できるようにする．さらに患者自身が行えていることを認めたり，行動を続けることを励ましたりすることは，悪心・嘔吐を軽減するためのケアに参加するという意識をより高め，患者のセルフケア能力の向上につながる．

分子標的治療薬の場合，経口薬が多いため内服アドヒアランスを高めるための教育も重要となる．悪心・嘔吐が出現した場合に，自己判断で内服を中止したり，逆に重度の悪心・嘔吐が持続していても無理に内服を継続して，さらに症状が悪化したりすることがないよう，「症状の程度に応じて制吐薬の使用や治療薬の減量をしながら上手に治療を継続していくことが大事であること」を患者も理解し，適切に経口薬の内服ができるよう指導する必要がある．

9 エマージェンシー時の対応

重度の悪心や頻回の嘔吐が続き，制吐薬を使用しても水分摂取ができない状況が続く場合には，脱水や電解質異常が起きる可能性があるため輸液などの対応が必要となる．

2 下痢

1 定義

糞便の硬度が減少し，液状あるいは半流動性の糞便が排泄されることをいう．排便回数は個人差が大きく，排便回数のみでは下痢とはいわない[8]．

2 発生機序

分子標的治療薬における下痢は，標的とする分子が発現している細胞が傷害されることにより起こることが多く，薬剤によって発生機序が異なる[9,10]．

イマチニブによる下痢の機序としては，腸管運動のペースメーカーとして働くカハール細胞に高発現している KIT の抑制や薬剤の刺激作用が報告されており，KIT 阻害作用を有するソラフェニブ，スニチニブ，ニロチニブ，ダサチニブも同様の機序が推測される．EGFR 阻害作用をもつ薬剤（アファチニブ，エルロチニブ，ゲフィチニブ，セツキシマブ，ラパチニブなど）は，消化管の正常粘膜に高発現し塩化物の分泌抑制を調節している EGFR を阻害することによって，分泌性の下痢を起こすと考えられている．ボルテゾミブによる下痢は，その原因として自律神経機能不全が報告されている．また

mTOR阻害薬であるエベロリムスやテムシロリムスは，小腸絨毛の萎縮作用による吸収不良が下痢の原因と考えられている．免疫チェックポイント阻害薬のニボルマブについては，免疫介在性の副作用として重度の下痢や大腸炎が起きることが報告されている．

3 発現頻度が高い薬剤

KIT阻害作用をもつ薬剤，EGFR阻害薬，mTOR阻害薬などは発現頻度が高い（表3-19）．

表3-19 下痢の発現頻度が高い薬剤（発現頻度が10％以上の代表的な薬剤）

種類	薬剤	下痢の発現頻度
EGFR阻害薬	セツキシマブ（アービタックス®）	15.1％（国内使用成績調査 2011年2月）
	ゲフィチニブ（イレッサ®）	11.1％（イレッサ錠250 プロスペクティブ調査 2004年8月）
	エルロチニブ（タルセバ®）	21.4％（非小細胞肺癌特定使用成績調査 2013年2月）
	アファチニブ（ジオトリフ®）	95.2％（国際共同第Ⅲ相臨床試験），重度の下痢 27.3％
	ラパチニブ（タイケルブ®）	73％（国内臨床試験；単独投与），65％（国内臨床試験；カペシタビン併用療法）
KIT阻害作用をもつ薬剤	ソラフェニブ（ネクサバール®）	51.4％（各疾患の臨床試験の集計）
	スニチニブ（スーテント®）	63.4％（国内臨床試験）
	アキシチニブ（インライタ®）	50.8％（国際共同第Ⅲ相試験），64.1％（国内第Ⅱ相試験）
	パゾパニブ（ヴォトリエント®）	54.2％（悪性軟部腫瘍国際共同第Ⅲ相試験）
	イマチニブ（グリベック®）	54.1％（KIT陽性消化管間質腫瘍 国内臨床試験），33.7％（慢性骨髄性白血病 外国臨床試験）
	ダサチニブ（スプリセル®）	46.8％（イマチニブ抵抗性の慢性骨髄性白血病およびフィラデルフィア染色体陽性急性リンパ性白血病の国内臨床試験）
	ボスチニブ（ボシュリフ®）	93.7％（国内第Ⅰ/Ⅱ相試験），79.5％（海外第Ⅰ/Ⅱ相試験）
mTOR阻害薬	エベロリムス（アフィニトール®）	15.1～34.3％（各疾患の臨床試験）
	テムシロリムス（トーリセル®）	22.0％（国内を含む国際共同（アジア）第Ⅱ相臨床試験）

〔各薬剤の添付文書およびインタビューフォームをもとに作成〕

4 アセスメント

1 治療前

まず，使用する分子標的治療薬の下痢の発現リスクを把握しておく必要がある．そして患者の排便習慣や排泄に関連する生活習慣(水分摂取の量や運動量など)，下剤の服用の有無などについても聴取しておく．また消化管手術の有無やオピオイドの使用についても排便に影響を与える可能性があるためアセスメントしておく必要がある．

2 治療開始後

治療開始後は排便状況(便の回数や性状)を把握する．そして下痢による生活への影響(食事，仕事，外出など)についてもアセスメントし，経口薬の場合には内服ができているかどうかを確認する．下痢が持続することによって起こる脱水や電解質異常，また肛門周囲の皮膚粘膜の状況についても観察やアセスメントが必要になる．

5 症状評価

下痢の症状評価は，有害事象共通用語規準(CTCAE)v4.0 JCOG版の「下痢」で行われることが多い(表3-20)[4]．

6 治療

抗がん薬による下痢に対する一般的な治療は以下となる[4]．また下痢の頻度が高いジオトリフや，頻度は高くないが重篤な症状として大腸炎や重度の下痢を起こす可能性があるニボルマブなどの薬剤については，薬剤別に対処法が示されている[10, 12]．

表3-20 下痢の評価 CTCAE v4.0-JCOG

有害事象	Grade 1	Grade 2	Grade 3	Grade 4	Grade 5
下痢	ベースラインと比べて<4回/日の排便回数増加；ベースラインと比べて人工肛門からの排泄量が軽度に増加	ベースラインと比べて4-6回/日の排便回数増加；ベースラインと比べて人工肛門からの排泄量が中等度増加	ベースラインと比べて7回以上/日の排便回数増加；便失禁；入院を要する；ベースラインと比べて人工肛門からの排泄量が高度に増加；身の回りの日常生活動作の制限	生命を脅かす；緊急処置を要する	死亡

(日本臨床腫瘍研究グループ(2016)：有害事象共通用語規準v4.0日本語訳JCOG版(CTCAE v4.0 JCOG 2016年3月10日)．http://www.jcog.jp/doctor/tool/CTCAEv4J_20160310.pdf より一部抜粋)

CTCAE で Grade 1・2 の場合

①ラクトースを含む食事，アルコール，高浸透圧の食事を中止
②大量の飲水を促す
③ロペラミドの投与（開始量 4 mg その後 4 時間ごとに 2 mg 追加）
・下痢が 12 時間以上止まるまで継続
・下痢が 24 時間以上持続する場合，2 時間ごとに 2 mg 追加，経口抗菌薬を開始

下痢が 48 時間以上持続する場合

ロペラミドを中止し，オクトレオチドを開始する．オクトレオチドは開始量 100〜150 μg 皮下注 1 日 3 回または持続静注（25〜50 μg/時），下痢が止まらなければ 500 μg まで増量．

CTCAE で Grade 3・4 の場合

下痢が止まっても 24 時間は以下の治療を継続する．
①十分な補液（電解質補正を含め）
②オクトレオチドの投与
・高度の脱水症例に対し使用
・開始量 100〜150 μg 皮下注 1 日 3 回または持続静注（25〜50 μg/時），下痢が止まらなければ 500 μg まで増量
③抗菌薬（キノロン系など）
④ロペラミドの投与（1〜2 mg/回，1 日 1〜4 回）

7 ケアのポイント

1 食事や水分摂取

下痢時は水分摂取を控えがちになってしまうが，脱水予防のため 1.5〜2 L/日程度の水分を少しずつこまめに摂取するよう伝える．室温あるいは人肌程度が適温であり，電解質も補える経口補水液なども勧めるとよい．

食事は消化管への刺激が少ない消化吸収がよい物が適している．逆に消化管への負担となる高脂肪食や食物繊維の多い食品，消化管への刺激となる香辛料やカフェインなどは避けるよう指導する．

2 肛門周囲の皮膚や粘膜の清潔

下痢が持続することで肛門周囲の皮膚や粘膜が傷つき，そこから感染を引き起こす可能性がある．そのため温水洗浄便座の使用など皮膚や粘膜が傷つかないためのケア方法を患者とともに考えていく必要がある．

3 心理的ケア

　下痢が持続することで外出ができないなど社会生活へも影響を及ぼすため、下痢による患者の心理的苦痛は大きい。止痢薬をうまく使用してコントロールしていくことを伝えたり、外出の際の工夫(あらかじめ外出先のトイレの場所を把握しておくなど)を一緒に考えたりすることもケアとして必要である。

8 患者教育

　経口摂取により下痢を誘発する場合、必要以上に水分摂取を控えてしまうことがあるため、脱水予防のための水分摂取の重要性を患者や家族に伝え、必要摂取量や摂取方法の工夫について指導する。

　また、便の回数や性状のモニタリング方法についても指導し、症状に合わせて適切に止痢薬を内服できるようにする必要がある。患者によって有形軟便であっても下痢ととらえる場合もあり、絵や写真などで便の性状を示した資料を使用するなどして、「この性状の便が持続する場合には○時間後に止痢薬を○錠内服する」など止痢薬の使用方法については便の性状のモニタリングを含めた具体的な指導が必要である。

　患者とともに下痢に対する効果的な対処方法を振り返ることや適切なモニタリングや対処ができていることを認めることで、患者のセルフケアへの参加を促すようにする。また経口薬の場合は、悪心・嘔吐と同様に、内服アドヒアランスを高めるための教育が重要になる。

9 エマージェンシー時の対応

　下痢が重度で止痢薬を使用しても水様便が持続する場合などは脱水から腎機能低下を引き起こす場合があり、輸液などの対応が必要になる。またニボルマブの場合は下痢から大腸炎となり重症化する事例も報告されている(発現頻度は重度の下痢1.0%、大腸炎1.6%)。ニボルマブ治療中の患者で下痢(軟便)や排便回数の増加、血便、タール便、持続する腹痛がある場合には、ニボルマブの投与の中止などの適切な処置や消化器専門医との連携が推奨されており[14]、重症化する可能性があることを把握したうえでの対応や患者への適切な指導を行う必要がある。

3 口腔粘膜炎

1 定義

　口腔(舌・歯肉・口唇・頬の内側など)の粘膜に生じる炎症の総称である[13]。

2 発現機序

　分子標的治療薬による口腔粘膜炎は，エベロリムスやテムシロリムスといったmTOR阻害薬で発現が多い．エベロリムスによる口内炎の発生機序は，従来の細胞傷害性抗がん薬による機序とは異なり，サイトカインなどの炎症反応が関与していると考えられている．

　基礎研究においては，IL-6分泌亢進が深く関与し，さらに，エベロリムスの口腔内への分泌が口内炎発症に関連する可能性が考えられたとの報告もある[14]．またエベロリムスは，血管新生阻害作用や血糖上昇作用を介して創傷治癒を遅延させる可能性があり，これが口内炎の病態形成に関与している可能性もある[15]．粘膜障害が生じた後の二次感染に関しては，細胞傷害性抗がん薬による口腔粘膜炎と同様の機序であると推察される[16]．

3 発現頻度が高い薬剤

　mTOR阻害薬，スニチニブ，アファチニブなどは発現頻度が高い薬剤である（表3-21）．

表3-21 口腔粘膜炎の発現頻度が高い薬剤（発現頻度が10%以上の代表的な薬剤）

種類	薬剤	口腔粘膜炎の発現頻度
EGFR阻害薬	パニツムマブ（ベクティビックス®）	10.54%（承認時までの国内臨床試験および製造販売後調査＜単独投与時＞）
EGFR阻害薬	アファチニブ（ジオトリフ®）	72.1%（国際共同第Ⅲ相臨床試験）
EGFR阻害薬	ラパチニブ（タイケルブ®）	35%（国内臨床試験；単独投与）
KIT阻害作用をもつ薬剤	スニチニブ（スーテント®）	52.7%（国内臨床試験）
KIT阻害作用をもつ薬剤	アキシチニブ（インライタ®）	14.3%（国際共同第Ⅲ相試験）
KIT阻害作用をもつ薬剤	パゾパニブ（ヴォトリエント®）	11%（悪性軟部腫瘍国際共同第Ⅲ相試験）
mTOR阻害薬	エベロリムス（アフィニトール®）	43.8〜74.7%（各疾患の臨床試験）
mTOR阻害薬	テムシロリムス（トーリセル®）	57.3%（国内を含む国際共同（アジア）第Ⅱ相臨床試験）

〔各薬剤の添付文書およびインタビューフォームをもとに作成〕

4 アセスメント

1 治療前

使用する分子標的治療薬の口腔粘膜炎の発現頻度を理解しておく必要がある．そして治療前の口腔内の状態（色調，乾燥の程度，舌苔の有無，衛生状態，齲歯や歯肉炎，口腔粘膜炎の有無など）を観察し把握しておく．合わせて患者の口腔衛生の習慣（歯磨きや含嗽，入れ歯の管理など）についても確認し，患者自身が口腔ケアを実施できそうかなど，セルフケア能力についてもアセスメントする必要がある．

2 治療開始後

口腔内の状態を観察しアセスメントする．mTOR阻害薬による口内炎の多くは，円形または類円形の境界明瞭な有痛性の浅い潰瘍で，潰瘍面は偽膜で被覆され，周囲には紅暈を伴うなどの特徴があり，アフタ性口内炎に類似しているとされているが，実際にはアフタ性口内炎の定義に一致しないものもみられている[15]．そのため，口腔粘膜炎の有無だけでなく，発症している場合には粘膜炎の部位や色調，形状などについての観察も必要である．また口腔粘膜炎が発症したことによる食事摂取への影響や疼痛の有無や程度，口腔ケア（セルフケア）の状況の変化などについてもアセスメントする．さらに口腔粘膜炎がフォーカスとなって感染症が発症する場合もあるため，発熱の有無や炎症反応のデータなどにも注意する必要がある．

5 症状評価

口腔粘膜炎の症状評価は，有害事象共通用語規準（CTCAE）v4.0 JCOG版の「口腔粘膜炎」で行われることが多い（表3-22）[4]．

表3-22 口腔粘膜炎の評価 CTCAE v4.0-JCOG

有害事象	Grade 1	Grade 2	Grade 3	Grade 4	Grade 5
口腔粘膜炎	症状がない，または軽度の症状がある；治療を要さない	中等度の疼痛；経口摂取に支障がない；食事の変更を要する	高度の疼痛；経口摂取に支障がある	生命を脅かす；緊急処置を要する	死亡

（日本臨床腫瘍研究グループ（2016）：有害事象共通用語規準v4.0日本語訳JCOG版（CTCAE v4.0 JCOG 2016年3月10日），http://www.jcog.jp/doctor/tool/CTCAEv4J_20160310.pdf より一部抜粋）

6 予防と治療

1 予防

■口腔内の清潔
- 歯磨きは毎食後と就寝前の1日4回行う．ヘッドが小さい柔らかめの歯ブラシを使用し，歯を1本ずつ磨くようにすると，口腔粘膜炎がある部分にも当たりにくい．
- 義歯もブラッシングを行い，適切に管理をして清潔を保つ．

■口腔内の保湿
- 含嗽は最低1日3回，できれば8回(約2時間ごと)行う．
- 含嗽液は生理食塩水など，刺激の少ないものを使用する(アルコールやヨードを含む洗口液は刺激が強いため使用を避ける)．
- アズレンスルホン酸ナトリウム(アズノール®)は，抗炎症作用や粘膜保護作用に加えて創部治癒促進作用を有することが知られており，エベロリムスによる口内炎の予防に有効との報告がある[15]．

2 治療

■疼痛緩和[23]

Grade 1：うがい
　うがいは1日8回(2時間おき)を標準に行う(生理食塩水やハチアズレ®含嗽水)

Grade 2：うがい＋(NSAIDs or アセトアミノフェン)
　鎮痛薬(NSAIDs or アセトアミノフェン)を1日3回(抗潰瘍薬も併用)，毎食前に服用

Grade 3：うがい＋(NSAIDs or アセトアミノフェン)＋オピオイド
　鎮痛薬(NSAIDs or アセトアミノフェン)に加えてオピオイドを併用

※Gradeは有害事象共通用語規準v4.0 JCOG版の「口腔粘膜炎」(表3-22)による
※含嗽液にはリドカインなどの局所麻酔薬を含む場合が多い

■抗炎症薬
　エベロリムスの適正使用ガイド[15]では，Grade 2および3の口内炎に対しての一般的な処置として「局所鎮痛薬の口腔内投与，またはこれとトリアムシノロンなどの局所副腎皮質ホルモン剤の使用が推奨される」とされている．しかし，副腎皮質ホルモン薬の長期使用は口腔内カンジダなどの発症や増悪につながる可能性もあり，慎重な投与が必要になる．

■粘膜保護剤など
　胃炎・胃潰瘍治療薬のレバミピド(ムコスタ®)が口腔粘膜炎の予防・軽減をするという報告や，やポラプレジンク-アルギン酸ナトリウム混合液(P-AG液：プロマック®顆粒とアルロイドG®の混合液)についても予防効果に関する報告がある[18]．

7 ケアのポイント

1 口腔ケア

　口腔ケアの具体的な方法は前述の通りであるが，患者が口腔ケアの必要性を理解し主体的に行えるよう支援を行うことが看護師の役割である．

　疼痛が強く，ブラッシングを行えない場合などはスポンジブラシなどを用いたケアをサポートすることや，含嗽薬のセッティングをすることも必要になる．

2 食事の工夫

　口腔内への刺激となる香辛料やアルコール，固い物，熱い物などは避け，やわらかく口当たりがよく，小さめの食物を摂取するとよい．

　口腔内の乾燥を防ぐために，水分補給をこまめに多めに行う．

3 疼痛緩和と心理的ケア

　口腔粘膜炎による疼痛が出現している場合，疼痛そのものの辛さだけでなく食事ができないことの辛さや不安にもつながり，患者の苦痛は大きい．そのため，患者には疼痛を我慢しなくてよいことを伝え，積極的に疼痛緩和をはかることが心理的ケアにもつながる．

8 患者教育

　口腔粘膜炎の発現が予測される分子標的薬の治療開始前に，歯科受診をして歯石の除去や齲歯の治療などをしておく必要性を伝えることが最初の患者教育である．そして，口腔ケアの必要性を説明するとともに，口腔内の観察方法や具体的なケア方法について指導する．外来治療の場合も多いため，患者の生活習慣も考慮にいれながら，個々の患者に合わせた口腔ケアの方法を一緒に考えていくことが重要となる．また口腔内症状の程度によって休薬や減量が必要になることがあるため，患者が口腔内の症状を報告することの重要性や，経口薬の場合には症状に合わせた内服管理が重要になることを説明する．

9 エマージェンシー時の対応

　重度の口腔粘膜炎が出現し，疼痛が強く，嚥下困難があり，水分摂取も不可能な場合や，潰瘍部などから出血が続いている場合には緊急の処置や対応が必要になる．また口腔内の炎症が強く，発熱が持続している場合には感染症の発症が考えられるため，早急な対応が必要になる．

引用・参考文献

1) 伊藤正男ほか（編）：医学書院医学大辞典第2版．p.324，医学書院，2009．
2) 前掲1），p.314
3) 一般社団法人日本癌治療学会編：制吐薬適正使用ガイドライン2015年10月（第2版）．pp.28-31，金原出版，2015．
4) 有害事象共通毒性基準v4.0日本語訳JCOG版．http://www.jcog.jp（2016年9月5日アクセス）
5) 前掲3），p.38
6) 前掲3），p.34
7) 山口建（監修）：症状で選ぶ！　がん患者さんと家族のための　抗がん剤・放射線治療と食事のくふう．http://survivorship.jp/shojo/shojo02_04.html（2016年9月5日アクセス）
8) 前掲1），p.830
9) 大木暁，ほか：分子標的治療薬による消化器毒性とその対策．臨床外科67(7)：882-888，2012．
10) 小野薬品工業株式会社：オプジーボ®適正使用ガイド．https://www.opdivo.jp/contents/pdf/open/guide.pdf
11) 国立がん研究センター内科レジデント編：がん診療レジデントマニュアル　第6版．p.402，医学書院，2013．
12) 日本ベーリンガーインゲルハイム株式会社：ジオトリフ®適正使用ガイド．http://www.bij-kusuri.jp/products/attach/pdf/gio_t_guide.pdf
13) がん情報サービス　粘膜障害：口内炎．http://ganjoho.jp/public/dia_tre/attention/chemotherapy/side_effect/stomatitis.html（2016年9月5日アクセス）
14) 山本和宏：mTOR阻害薬による口内炎発症機構の分子生物学的解明と副作用バイオマーカーの探索．今日の移植27(6)，日本医学館，pp.520～522，2014．
15) 太田嘉英，ほか：エベロリムス治療に伴う口内炎のマネジメント．癌と化学療法43(2)：203-209，2016．
16) 大田洋二郎：予防を重視した副作用管理—口腔内の副作用．濱口恵子ほか（編）がん化学療法ケアガイド　改訂版．p.98，中山書店，2012．
17) ノバルティスファーマ株式会社：アフィニトール®適正使用ガイド．https://drs-net.novartis.co.jp/SysSiteAssets/common/pdf/afi/tg/tg_afi_rcc_201511.pdf
18) 前掲17），pp.98-100

（遠藤　久美）

甲状腺機能障害/重症筋無力症・筋炎/眼障害/1型糖尿病

　マルチキナーゼ阻害薬や免疫チェックポイント阻害薬では，これまでにあまり経験のなかった甲状腺機能障害や重症筋無力症・筋炎，眼障害（ぶどう膜炎），1型糖尿病などの発現が認められることが報告されている．

　免疫チェックポイント阻害薬では，その作用機序により，特徴的な副作用の発現が認められている．本来ヒトは自然免疫や獲得免疫によって異物を排除する免疫機構を有している．獲得免疫の起点となるリンパ球（T細胞）は，がん細胞を認識し活性化して攻撃することでがん細胞の増殖を抑制している．しかし，がん細胞は獲得免疫から逃れるために，がん細胞表面にがん抗原（PD-L1/PD-L2やCD80/CD86など）を発現させて，T細胞表面にある分子（PD-1やCTLA-4）と結合し，T細胞の活性化を抑制する仕組み（免疫寛容の獲得）をもっている．その結果，T細胞の活性化が起こらずがん細胞が増殖する．免疫チェックポイント阻害薬は，T細胞表面に発現している分子に結合して，がん抗原と結合できないようにブロックすることで，免疫寛容を受けないようにT細胞に作用して，腫瘍の抗原特異的T細胞の活性化や細胞傷害活性の増強により腫瘍の増殖を抑制する作用機序をもっている．このような作用機序により，免疫反応の亢進が一因となって，甲状腺機能障害，重症筋無力症/筋炎，眼障害（ぶどう膜炎），1型糖尿病などが発現すると考えられている．

1 甲状腺機能障害

1 定義

　甲状腺機能障害は，薬剤の投与後に甲状腺機能低下または亢進によって，TSH（甲状腺刺激ホルモン）・FT_4（遊離サイロキシン）・FT_3（遊離トリヨードサイロニン）が異常値を示し，甲状腺機能低下症（無気力，易疲労感，寒がり，動作緩慢など）や亢進症（動悸，息切れ，暑がり，手指振戦，体重減少など）が発現することである．マルチキナーゼ阻害薬や免疫チェックポイント阻害薬の投与後に発現することが報告されている．

2 発症機序

　甲状腺機能障害の発生機序の詳細は不明な点が多く，十分解明されていない．マルチキナーゼ阻害薬では，血流低下や甲状腺濾胞細胞の直接傷害，甲状腺ホルモン

の代謝が阻害されて，甲状腺機能低下が発症すると推定されている．

また，免疫チェックポイント阻害薬では，免疫反応亢進による免疫介在性甲状腺機能障害によって，甲状腺機能低下および亢進が発症すると推定されている．

3 発現頻度の高い薬剤

発現頻度の高い薬剤を**表 3-23** に示す．

4 アセスメント

1 治療前

- 甲状腺機能障害や自己免疫疾患（天疱瘡，関節リウマチ，シェーグレン症候群など）の既往歴，甲状腺ホルモン製剤や抗甲状腺薬の内服状況の確認が必要である
- 自覚症状のみで甲状腺機能障害を発見するのは難しいため，治療開始前に TSH・FT_4・FT_3 など内分泌機能検査を行い，異常がないか確認する（**表 3-24**）．また，治療前に医療者が甲状腺機能障害の徴候や症状を確認することが必要である

2 治療後

- 原疾患による疲労感や体力低下なのか，治療による内分泌障害の症状なのか，その鑑別に注意が必要である
- 無症候性に甲状腺機能障害が発現する可能性もあるため，定期的に TSH・FT_4・FT_3

表 3-23 内分泌障害（甲状腺機能障害）の発現頻度の高い薬剤

分類	一般名	商品名	発現状況
マルチキナーゼ阻害薬	スニチニブ	スーテント®カプセル（12.5 mg）	機能低下：33.3％[1] 機能亢進：1.1％[1]
	ソラフェニブトシル	ネクサバール®錠（200 mg）	10％未満[2]
	アキシチニブ	インライタ®錠（1 mg，5 mg）	機能低下：18.3％[3]
免疫チェックポイント阻害薬	イピリムマブ	ヤーボイ®点滴静注液（50 mg）	機能低下：2％[4] 機能亢進：1％[4]
	ニボルマブ	オプジーボ®点滴静注液（20 mg，100 mg）	機能低下：10.6％[5] 機能亢進：1.8％[5]

表 3-24 内分泌検査値

検査項目	血中 TSH	血中 FT_4	血中 FT_3
正常値	0.45～4.5 μU/mL	0.7～1.7 ng/dL	2.5～4.5 pg/dL

など内分泌機能検査値を確認する必要がある
- マルチキナーゼ阻害薬，免疫チェック阻害薬ともに，早い場合は2週目以降に発現し，投与期間中は長期にわたり発現が認められているため，臨床症状と自覚症状に注意が必要である（**表 3-25**）．イピリムマブでは，投与終了後数週から数か月後でも甲状腺機能障害が発現することが考えられているため，注意が必要である
- 免疫チェックポイント阻害薬では甲状腺機能亢進症が先行して一過性に発現し，徐々に機能低下症へと移行することがあるため，検査データの推移と臨床所見や自覚症状の変化に注意が必要である
- 下垂体機能低下症や下垂体炎に伴って，甲状腺機能低下症を生じることがある

5 症状評価

甲状腺機能障害の症状評価は，有害事象共通用語基準（CTCAE）v4.0 JCOG版の「甲状腺機能低下症」「甲状腺機能亢進症」で行われることが多い（**表 3-26**）．

表 3-25 甲状腺機能障害の発現時期

分類	一般名	発現日（投与後日数）
マルチキナーゼ阻害薬	スニチニブ ソラフェニブ アキシチニブ	・GIST：97〜629日[6] ・腎細胞がん：13〜232日[6]
免疫チェックポイント阻害薬	イピリムマブ	・投与終了後90日以降[7]
	ニボルマブ	・非小細胞肺がん：15〜190日（中央値：85日）[8]

表 3-26 内分泌障害の評価 CTCAEv4.0-JCOG

有害事象	Grade 1	Grade 2	Grade 3	Grade 4	Grade 5
甲状腺機能低下症	症状がない；臨床所見または検査所見のみ；治療を要さない	症状がある；甲状腺ホルモンの補充療法を要する；身の回り以外の日常生活動作の制限	高度の症状がある；身の回りの日常生活動作の制限；入院を要する	生命を脅かす；緊急処置を要する	死亡
甲状腺機能亢進症	症状がない；臨床所見または検査所見のみ；治療を要さない	症状がある；甲状腺抑制治療を要する；身の回り以外の日常生活動作の制限	高度の症状がある；身の回りの日常生活動作の制限；入院を要する	生命を脅かす；緊急処置を要する	死亡

〔日本臨床腫瘍研究グループ（2016）：有害事象共通用語規準 v4.0 日本語版 JCOG 版（CTCAE v4.0-JCOG 2016年3月10日版），http://www.jcog.jp/doctor/tool/CTCAEv4J_20160310.pdf より一部抜粋〕

表 3-27 甲状腺機能障害の臨床所見と自覚症状

	甲状腺機能低下症	甲状腺機能亢進症
臨床所見	低体温，皮膚乾燥，言語緩慢，動作緩慢，思考力低下，傾眠，徐脈など	頻脈，体重減少，手指振戦，眼球突出，甲状腺腫脹など
自覚症状	寒がり，全身倦怠感，筋力低下，便秘，気力低下など	動悸，息切れ，全身倦怠感，多汗，暑がり，筋力低下（ミオパチー）など
検査値異常	TSH 上昇，FT_4 低下	TSH 低下，FT_4 上昇，FT_3 上昇

6 治療（予防と治療）

1 予防と早期発見

- 治療開始前の内分泌検査値と臨床所見および自覚症状（**表 3-27**）の経過を観察する（内分泌検査値は p.244 の**表 3-24** 参照）．

2 治療

- 薬剤ごとに決められた基準に従って，治療の延期や中止を実施する．
- 無症候性の TSH 異常値の場合は，治療を継続することが多いが，2 回連続で異常値が認められた場合は，内分泌科の専門医と連携し，甲状腺機能低下では甲状腺ホルモン補充療法（レボチロキシンナトリウム[T_4]水和物），甲状腺機能亢進では抗甲状腺薬（プロピルチオウラシル，チアマゾールなど）の投与を検討する．
- 症候性の甲状腺機能障害の場合は，治療延期の検討を行う．甲状腺機能低下では甲状腺ホルモン補充療法（レボチロキシンナトリウム[T_4]水和物）を行い，甲状腺機能亢進では抗甲状腺薬（プロピルチオウラシル，チアマゾールなど）の投与を開始する．

7 ケアのポイント

観察と早期発見

　甲状腺機能障害は，全身倦怠感や体力の低下など，がん患者が日常的に遭遇する症状で自覚され，消化器症状や不眠や不安などと複合的に出現していることが多いため，発見が遅れる可能性がある．"だるさ"として自覚されやすい全身倦怠感の持続とともに臨床所見（**表 3-27**）の有無に注意し，皮膚の冷汗や湿潤の有無，脈拍数の変化，手足の動き，言葉の出方のスムーズさなどの変化を看護師が観察するとともに，患者自身もモニタリングできるように指導していくことが重要となる．

8 患者指導の注意点（患者教育）

　治療開始時の患者の自覚している疲労感や PS (performance status), バイタルサイン, 皮膚の状態など普段の状態の状態を患者に把握してもらうようにする. 普段の状態と比べていつもと違うと感じたときには, 特に日常生活に影響するような場合は次回の外来日を待たずに, 早めに病院に連絡して相談できるように家族も含め指導しておくことが必要である.

　家族においても, 患者の言葉の出方や動作の速さなどについてモニタリングを行うことを指導し, 異常の早期発見について説明を行う.

9 エマージェンシー時の対応（救急外来での対応を含む）

　マルチキナーゼ阻害薬および免疫チェックポイント阻害薬はほとんどが外来での治療である. 救急外来に携わる医療者は全身倦怠感や筋力低下などの症状の電話相談を受けたときに, 治療の副作用である甲状腺機能障害が含まれることを理解し, 症状の出現時期や程度を聴取し, 受診すべきかどうかを医師と相談することが必要である. 早期に外来を受診して, 甲状腺機能に関する検査を行うことにより, 甲状腺機能障害の早期発見と治療が可能となる. 特にマルチキナーゼ阻害薬では, 内服の継続によって症状が悪化することもあるため, 救急外来では甲状腺機能障害が疑われる症状に関して, 医療者の対応方法を決めておくことが副作用の重症化の予防につながる.

2 重症筋無力症・筋炎

1 定義

　重症筋無力症は, 脳からの指令によって神経終末より遊離される情報伝達物質であるアセチルコリンが神経筋接合部の筋肉側のアセチルコリン受容体へ結合することが妨げられて, 神経から筋肉へ指令が伝わらなくなって生じる疾患である. 初発症状としては, 眼瞼下垂や眼球運動障害による複視などの眼の症状が多い. また, 四肢の筋力低下（易疲労性）や嚥下障害, 構音障害, 呼吸障害をきたすことがある.

　筋炎は自己免疫性の炎症性筋疾患で, 筋力の低下や筋肉痛, 発熱が主な症状である. 皮膚筋炎では皮疹を伴う.

2 発症機序

　重症筋無力症は自己免疫疾患であり, 薬剤性によって生じる発生機序の詳細は不明な点が多く十分解明されていない. 現時点では以下の発生機序が考えられている.

　免疫チェックポイント阻害薬の投与によって自己免疫が亢進し, 自己抗体（抗アセチルコリン受容体抗体：抗 AChR 抗体・抗筋特異的チロシンキナーゼ抗体：抗 MuSK 抗体など）

表 3-28 重症筋無力症・筋炎の発現が認められている薬剤一覧

分類	一般名	商品名	発現状況
免疫チェックポイント阻害薬	ニボルマブ	オプジーボ®点滴静注液 (20 mg, 100 mg)	頻度不明[8]
	イピリムマブ	ヤーボイ®点滴静注液 (50 mg)	重症筋無力症様症状：頻度不明[7]

の産生に関与する．アセチルコリン受容体が攻撃され，減少することが原因とされている．
　筋炎の病理学的免疫学的所見ではT細胞やマクロファージの正常筋組織への進入と破壊が認められている．薬剤性によって生じる発生機序の詳細は不明な点が多いが，自己免疫の亢進が考えられている．

3 発現が認められている薬剤

発現が認められている薬剤を表 3-28 に示す．

4 アセスメント

1 治療前

・疲労の有無や運動機能および筋力低下の有無，呼吸状態や PS の状態を把握する．
・反回神経麻痺による嗄声や嚥下障害の有無を把握する．
・視力や複視の有無を把握する．

2 治療開始後

・症状の出現には日内変動があり，午後に症状が出現しやすいため，出現時間を評価する．
・眼瞼下垂や複視などの眼筋の症状がないかを確認する．
・全身倦怠感，筋肉痛，歩行時のふらつき，嚥下困難，構音障害，体に力が入らない，呼吸困難などの全身症状を注意深く観察する．
・全身倦怠感など甲状腺機能障害との鑑別に注意が必要である．
・好発時期は不明であるが，発現時期は薬剤の投与後2〜3週目以降に発現していることが多いため，原疾患に関連した症状と合わせて"眼筋の症状"と"全身症状"に注意が必要である．
・重症筋無力症が疑われる場合は，抗 AChR 抗体検査や抗 MuSK 抗体検査，テンシロンテスト，筋電図検査などを施行し，神経内科の専門医との連携が必要となる．
・筋炎が疑われる場合は，筋障害を示す検査(CPK や尿中クレアチニン，AST, LDH)を行い異常がないかを確認する必要がある．

表 3-29 重症筋無力症・筋炎の症状・検査値異常

	重症筋無力症	筋炎
眼	眼瞼下垂，複視	
口・咽頭	嚥下障害，むせ込み，構音障害	嚥下障害，むせ込み，構音障害，頸部屈筋の障害による頭部挙上困難
呼吸器	呼吸困難，肺活量低下 ※筋無力症クリーゼに注意	呼吸困難
上下肢	握力低下（ものが持てない），上肢挙上困難，下肢筋力低下による歩行困難	筋力低下（四肢近位筋）による上肢挙上困難，歩行困難
全身症状	易疲労性	発熱，筋肉痛，易疲労性
検査値異常	抗 AChR 抗体・抗 MuSK 抗体陽性，テンシロンテスト陽性，筋電図異常	CPK，尿中クレアチニン，AST，LDH の上昇

5 症状評価

　重症筋無力症や筋炎の評価については，確立されたものがないため，症状とその症状による日常生活への影響および生命維持に関する影響で評価を行う（**表 3-29**）．

　筋無力症クリーゼでは，呼吸筋力低下によって急速に呼吸不全が進行し，致死的になる可能性があるため，呼吸困難の症状がある場合は十分な注意が必要である．

6 治療

1 早期発見

　表 3-29 の症状が出現していないか観察し，症状が出現した場合には必要な検査をすみやかに行い副作用の早期発見が重要となる．好発時期は不明であるが，2 週目以降に倦怠感や筋力低下，筋肉痛，呼吸器症状などの自覚症状が出現し，その後に検査値異常があり，数日で重症筋無力症の急性増悪（クリーゼ）に至った報告があるため，症状の早期発見と早期治療がより重要になる．

2 治療

　症状の出現と検査値異常を認めた場合は，治療を中止する症状に応じて副腎皮質ホルモン薬やコリンエステラーゼ薬の投与と適切な処置（大量輸液，酸素療法）を行う．状況に応じてステロイドパルス療法や免疫抑制薬の投与，血液浄化療法（免疫吸着，血漿交換），高用量免疫グロブリン療法を行う．

　急速に呼吸不全の進行を認める場合は挿管し，人工呼吸器管理を行う．

　筋肉痛の訴えがある場合に対して，消炎鎮痛薬の投与を行うことで症状がマスクされて，副作用が重症化することがあるため，十分注意が必要である．

7 ケアのポイント

観察と早期発見

重症筋無力症では，眼の症状から発現することや午後に症状が出現することが特徴的であるため，患者の眼の症状や日常生活での日内変動について確認を行う．がん患者は日常的に全身倦怠感を自覚していることが多いため，全身倦怠感から PS が低下し，筋力の低下が惹起されているのか，または，力が入りにくいなどの筋力の低下から症状が発現しているのか，症状発現の経過を丁寧に確認することが重要となる．

肺がんでは，もともと骨転移などによる疼痛コントロールで消炎鎮痛薬などを内服していることもあり，筋肉痛の発現などがマスクされていることもあるため，痛み以外の症状に注意が必要である．

8 患者指導の注意点（患者教育）

治療開始時の患者が自覚している疲労感や眼の症状の有無，上下肢の日常生活動作の状態や労作時の呼吸状態などの普段の状態を把握し，治療開始後は症状に日内変動があるかどうかなど症状の出現の特徴について指導を行う．

ベースラインと比べていつもと違うと感じたときには，次回の外来日を待たずに，早めに病院に連絡して相談できるように家族も含め指導しておくことが必要である．特に呼吸困難の症状によって，日常生活に影響が出ている場合は，筋無力症クリーゼによる呼吸不全の可能性が疑われるため，早急に受診し治療が必要となる場合があることについて説明を行う．

9 エマージェンシー時の対応（救急外来での対応を含む）

救急外来では，免疫チェックポイント阻害薬投与歴のある患者に対して，**表 3-29** の症状出現時には，早期に受診するように説明を行う．特に筋無力症クリーゼを疑う場合には，時間を問わず緊急受診するように説明を行い，迅速に治療と処置を開始することが必要である．

3 眼障害（ぶどう膜炎）

1 定義

ぶどう膜炎は，眼内の虹彩や毛様体，脈絡膜の血管に富んだ3つの組織からなるぶどう膜に炎症が生じた状態のことである．ぶどう膜炎の臨床症状には，眼痛や視力低下，充血，羞明，飛蚊症，流涙などがある．

2 発症機序

ぶどう膜炎の発生機序については，不明な点が多く解明されていないが，免疫チェックポイント阻害薬の投与によって，過度の免疫反応に起因して発症することが考えられている．

3 発現が認められている薬剤

発現が認められている薬剤を表3-30に示す．

4 アセスメント

1 治療前

眼疾患の有無と治療内容，眼の症状や視力などについて確認する．

2 治療開始後

視力の低下や眼痛，羞明，飛蚊症，流涙，充血などの症状がないか確認する．

5 症状評価

ぶどう膜炎の症状評価は，有害事象共通用語規準v4.0-JCOG版の「ぶどう膜炎」，「羞明」「流涙」などで行われることが多い（表3-31）．

6 治療（予防と治療）

早期発見と治療

症状が出現した結膜や前眼房，後眼房や網膜の検査（前眼部解析検査，網膜構造断面解析検査など）を実施して，早期に診断を行う．診断がついた場合は，Grade 2以上に重症化させないように，早期に治療を開始する．

表 3-30 ぶどう膜炎の発現が認められている薬剤一覧

分類	一般名	商品名	発現状況
免疫チェックポイント阻害薬	ニボルマブ	オプジーボ®点滴静注液(20 mg, 100 mg)	1％未満[8]
	イピリムマブ	ヤーボイ®点滴静注液(50 mg)	1％未満[7]

表 3-31 ぶどう膜炎の評価 CTCAEv4.0-JCOG

有害事象	Grade 1	Grade 2	Grade 3	Grade 4	Grade 5
ぶどう膜炎	症状がない；臨床所見または検査所見のみ	前部ぶどう膜炎；内科的治療を要する	後部または全ぶどう膜炎；	罹患眼の失明（0.1 以下）	—
羞明	症状があるが日常生活動作の制限がない	身の回り以外の日常生活動作の制限	身の回りの日常生活動作の制限	—	—
流涙	治療を要さない	治療を要する	外科的処置を要する	—	—

（日本臨床腫瘍研究グループ（2016），有害事象共通用語規準 V4.0 日本語版 JCOG 版（CTCAE V4.0-JCOG 2016 年 3 月 10 日版），http://www.jcog.jp/doctor/tool/CTCAEv4J_20160310.pdf より一部抜粋）

　免疫チェックポイント阻害薬に関連したぶどう膜炎の場合は，CTCAE v4.0-JCOG の Grade 1 においてもステロイドの点眼による局所治療を行う．局所治療を開始しても改善がない場合は免疫チェックポイント阻害薬の投与の中止を検討する．

7 ケアのポイント

　ぶどう膜炎の悪化によって，失明することもあるため，眼の症状について軽視しないように治療前から指導を徹底する．

8 患者指導の注意点（患者教育）

　眼の症状が出現したときは，早期に治療を開始することによって，重症化を予防できる．症状がある場合は次回の外来日を待たずに，早めに病院に連絡して相談するように家族も含めて指導しておくことが必要である．
　局所治療（ステロイドの点眼）を行う場合は眼の安静のため，直射日光などの刺激を避けることや眼を使う作業時間を減らすなど，生活上での注意点が守れるように指導する．

9 エマージェンシー時の対応（救急外来での対応を含む）

　免疫チェックポイント阻害薬の治療を受けている患者に対して，眼の症状が出現した時には，早期に受診するように指導を徹底する．また，受診の際には早期に副腎皮質ステロイドの点眼が開始できるように，院内で処方薬を統一しておくことが副作用の重症化の予防につながる．

4　1型糖尿病

1　定義

膵β細胞の破壊により，インスリンの分泌が急速・不可逆的に低下し高血糖となる[9]．免疫チェックポイント阻害薬投与後に発現することが報告されている．

2　発症機序

免疫チェックポイント阻害薬投与後の1型糖尿病の発生機序の詳細は不明な点が多く，十分に解明されていない．甲状腺機能低下症や下垂体炎などとともに発症がみられている．

3　発現が認められている薬剤

発現が認められている薬剤を**表3-32**に示す．

4　アセスメント

治療前

- 糖尿病の既往の有無，血糖値やHbA1cの値，尿糖および尿ケトン体の有無を把握する．
- 体重や全身倦怠感，尿回数や尿量など普段の状態を把握する．

治療後

- 口渇，多飲，多尿，全身倦怠感，体重減少などの糖尿病や高血糖症状の出現がないか確認する．
- 高血糖後，ケトアシドーシスに陥ることがあるため意識障害がないか注意深く観察する．
- 上記症状が現れた場合は，1型糖尿病を疑い，血糖測定，尿検査（尿糖，尿ケトン体）を行い早期に診断する必要がある．
- 発現時期は投与後60日目以降から8か月前後と長期にわたり発現が認められているため，注意が必要である．

表3-32　1型糖尿病の発現が認められている薬剤

分類	一般名	商品名	発現頻度
免疫チェックポイント阻害薬	ニボルマブ	オプジーボ®点滴静注（20 mg，100 mg）	国内第Ⅱ相試験[10] 2.9％

5 症状評価

- 著しい高血糖(随時血糖≧300 mg/dL)
- 尿ケトン体強陽性,脱水状態の有無
- 患者の反応の鈍さ,もうろう状態の有無

6 治療

- 高血糖症状や糖尿病の症状出現時は早期に診断を行い,1型糖尿病の診断後は①脱水の補正,②インスリンの補充,③電解質の補正を開始する.

7 ケアのポイント

観察と早期発見

免疫チェックポイント阻害の投与開始時より,血糖値や尿糖,尿ケトン体の推移とともに高血糖症状に注意する.食欲低下,全身倦怠感など甲状腺機能低下症を疑う症状から発現し,血糖値の著しい上昇を認めないこともある.上記症状出現後1週間前後で糖尿病性ケトアシドーシスに陥ることもあるため,意識障害の有無に注意が必要である.

患者指導の注意点(患者教育)

治療開始後より,口渇や多飲,多尿の有無,尿の泡立ちなど,治療開始前にはなかった症状が自覚された場合には,次回の受診を待たずに,早めに病院に連絡して相談するように家族も含めて指導しておくことが必要である.特に意識がもうろうとしている場合,ケトアシドーシスなど急激に重篤化することがあるため,時間を問わず緊急受診するように説明を行う.

文献

引用文献

1) ファイザー株式会社:スーテント®カプセル 12.5 mg 医療医薬品添付文書 2015年11月改訂(第10版). http://www.pmda.go.jp/PmdaSearch/iyakuDetail/ResultDataSetPDF/671450_4291018M1029_2_09
2) バイエル薬品株式会社:ネクサバール®錠 200 mg 医療医薬品添付文書 2016年2月改訂(第16版). http://www.pmda.go.jp/PmdaSearch/iyakuDetail/ResultDataSetPDF/630004_4291017F1025_1_25
3) ファイザー株式会社:インライタ®錠 1 mg・5 mg 医療医薬品添付文書 2013年10月改訂(第2版). http://www.pmda.go.jp/PmdaSearch/iyakuDetail/ResultDataSetPDF/671450_4291027F1029_1_05
4) ブリストル・マイヤーズスクイブ株式会社:ヤーボイ®点滴静注液 50 mg 2016年4月改訂(第4版). http://www.pmda.go.jp/PmdaSearch/iyakuDetail/ResultDataSetPDF/670605_4291430A1026_1_05

5) 小野薬品工業株式会社：オプジーボ®点滴静注液 20 mg・100 mg　医療医薬品添付文書 2016 年 4 月改訂（第 10 版）．http://www.pmda.go.jp/PmdaSearch/iyakuDetail/ResultDataSetPDF/180188_4291427A1024_1_15
6) ファイザー株式会社：スーテント®カプセル 12.5 mg　適正使用ガイド 2009 年 11 月改訂（第 7 版）．http://pfizerpro.jp/documents/info/sut01info.pdf
7) ブリストル・マイヤーズスクイブ株式会社：ヤーボイ®点滴静注液 50 mg　適正使用ガイド 2015 年 8 月改訂（第 2 版）．http://file.bmshealthcare.jp/bmshealthcare/pdf/guide/YV-guide-1605.pdf
8) 小野薬品工業株式会社：オプジーボ®点滴静注液 20 mg・100 mg　適正使用ガイド 2015 年 12 月改訂．https://www.opdivo.jp/contents/pdf/open/tekisei.pdf
9) 橋詰直孝ほか：1 型糖尿病，医学情報研究所（編）：病気がみえる　糖尿病・代謝・内分泌 vol. 3. p18, メディックメディア，2012
10) 小野薬品工業株式会社：オプジーボ®点滴静注 20 mg, 100 mg〔適正使用ガイド 2016 年 5 月改訂〕

参考文献

1) 南博信ほか：新しい分子標的治療の副作用対策，がん分子標的治療薬 13(1)，72-78，2015
2) 菅野かおり：がん化学療法の新しいアプローチ　免疫チェックポイント阻害薬，がん看護 20(5)，558-563，2015
3) 厚生労働省：重篤副作用疾患別対応マニュアル　甲状腺機能低下症 2009　http://www.mhlw.go.jp/topics/2006/11/dl/tp1122-1d09.pdf(2016 年 9 月 13 日アクセス)
4) 小西哲郎：免疫グロブリン療法を受けられる重症筋無力症の患者さんへ．一般社団法人日本血液製剤機構，2014
5) 神田英輝ほか：Sunitinib 投与に関する副作用対策．泌尿器科紀要 58(11)，639-645，2012
6) 清原祥夫：新たに開発された抗体治療　悪性黒色腫．がん分子標的治療薬 13(2)，46-50，2015
7) 小野薬品工業株式会社：オプジーボ®点滴静注 20 mg, 100 mg〔適正使用ガイド 2016 年 5 月改訂〕．https://www.opdivo.jp/contents/pdf/open/guide.pdf

（中島　和子）

第 4 章

チームで取り組む分子標的治療

1 チーム医療で新薬導入や副作用マネジメントに取り組む

　近年の医療の高度化，複雑化，それを取り巻く社会の多様化に伴い，複数職種の連携に基づく医療提供の重要性が指摘されている．厚生労働省は，2009年にチーム医療の推進に関する検討会を開催し，その後も，チーム医療推進会議，チーム医療推進方策検討ワーキンググループなどで，チーム医療について検討を続けている．また，がん医療においても，2012年に厚生労働省から発表されたがん対策推進基本計画の中にチーム医療の推進が盛り込まれている[1]．

　このように，チーム医療の普及は進んでいるといえるが，具体的にチーム医療とは何なのか？ どのような場面で，どのように実施すると効果的なのか？ と問われると，なかなか難しいものである．これらの問いについて，特に医師と看護師との連携について実際の例もふまえ解説する．

なぜチーム医療が必要なのか？　チーム医療とは何なのか？

　近年，治療開発の進歩，医療制度の複雑化，患者の多様化などから，医療における問題解決の閾値（越えるべきハードル）が上昇していると考えられる．そのため，これまでは，さまざまな専門について幅広く習得した（たとえそれぞれが浅いものであっても）万能型の医療者が，単独で解決できていた問題が，医療における問題が複雑化しているため単独では解決できなくなっている．そこで，複数の医療者が集まることで，この解決のハードルが高くなった問題を解決しようとしたのが，チーム医療の始まりである．

　しかし，人数が増えるだけで問題は解決できるのであろうか？ 問題解決につながるチーム医療が成り立つには，3つの要素が必要だといわれている．それは，①リーダーシップ，②ビジョン/ミッション，③コミュニケーションスキルである[2]．

1 リーダーシップとは

　例えば，先に述べた万能型の人材が複数集まっても，問題解決のハードルを越えることができないといわれている（図4-1）．一方，ある1つの飛び抜けた能力をもつスパイク型の人材は，その能力で問題解決の糸口を見つけることができる．スパイク型の人材は1人では問題を解決できないが，別の能力をもつ人材とチームを作ることにより，問題解決につながる可能性が高くなる（図4-2）．このように，問題解決のためには，単に人数ではなく，ある飛び抜けた能力（プロフェッショナル）をもつ人材が集まる必要がある．そして，そのようなチームメンバーが，それぞれの問題点や場面によって，固有

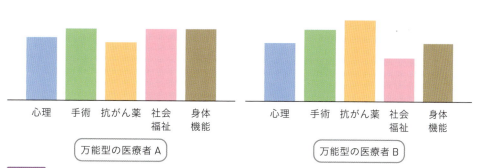

図4-1 万能型の医療者が複数集まっても，問題解決の閾値は超えることができない

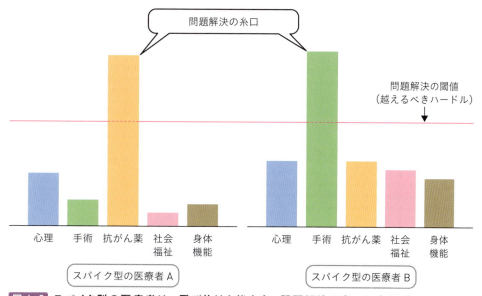

図4-2 スパイク型の医療者は，飛び抜けた能力を，問題解決の糸口にすることができる

のプロフェッショナリズムを発揮することこそが，リーダーシップである．すなわち，リーダーシップはチームの長というポジションではなく，それぞれのチームメンバーが発揮すべきものである．

2 ビジョン/ミッションとは

　複数のプロフェッショナルが集まり，問題解決の閾値を超える糸口を見出したとしても，ベクトルがばらばらでは，烏合の衆に過ぎない．それぞれのベクトルをそろえるために，チームが何を目標とするのか（ビジョン），それに到達するために何を行わなくてはならないのか（ミッション）を共有することが必要である．

3 コミュニケーションスキルとは

　問題を解決するためには，ビジョン/ミッションを共有したプロフェッショナルが集まることが必要である．しかし，チームメイトが増えれば増えるだけ，コミュニケーションは複雑化する．そのために，コミュニケーションを円滑にするためのスキルが必要である．また，コミュニケーション能力はもって生まれたものではなく，スキルとして学び伸ばすことができるという点をしっかりと認識する必要がある．

各職種が役割意識をもつための体制作りのコツ

　それぞれの施設において，置かれた環境が異なるため，一概にチーム医療の成功例を述べることはできないが，筆者の施設における例を提示したい．

　当初，筆者の施設では腎がんに対する経口分子標的治療薬による治療を腫瘍内科医が内科外来で実施していた．しかし，静注抗がん薬治療と違い，患者は外来化学療法室での看護師や薬剤師からのフォローを受けることができずに，医師による診察のみで帰宅する状況であった（**図4-3**）．しかし，多種多様な副作用をもつ薬剤の副作用マネジメントは，単独の医療者で行うのは不可能と考えられたため，まずは看護師を中心としたチームを構築した．

1 コミュニケーションアップのために物理的，時間的距離を短縮

　チーム構築において，最初に実施したことは，医師と看護師の診療における物理的，時間的距離を短縮することであった．具体的には，泌尿器科内に「泌尿器腫瘍外来ブー

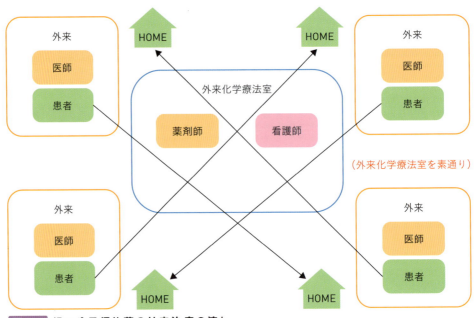

図4-3 経口分子標的薬の外来治療の流れ

ス」を作り，診療中でも場合によっては，患者の症状を看護師と同時に診察できる距離を確保した．

次に，毎週30分程度，その週に来院する患者の情報を共有する時間を作った．短い時間でも頻繁に定期的に打ち合わせを行うことで，コミュニケーションを取りやすい環境を作った．このような環境整備もコミュニケーションを円滑にするための1つのスキルだと考えられる．

2 ビジョンの共有

次に，「より効果的な治療とより良い生活の共存を患者さんに提供できるチーム」というビジョンをつくり，これを共有した．

3 エクスパンデッドロール──役割分担から役割拡大へ

より密接なコミュニケーションによって，患者の情報や経験，薬剤の知識を共有すること，そしてビジョンを共有することにより，安心感が生まれ役割分担が行いやすくなる．筆者が参加するチームでは，看護師に，腎がんに対する分子標的治療薬の副作用の「予防指導」「継続した症状のモニタリング」「症状に合わせた予防法の調整」という役割を担ってもらった．そのなかで，看護師が自分たちのプロフェッショナルを発揮し，医師だけでは気づくことすらできなかったような，生活習慣に合わせたフォローやマネジメント，継続した症状モニタリングが可能となった．また，看護師も副作用マネジメントをきっかけとして，がん患者の生活や精神面のサポートまで自然に踏み込むことができるようになり，外来診療の質に深みが生まれるという，思わぬ副産物も得られることになった．このように，単なる役割分担にそれぞれの職種のプロフェッショナル，リーダーシップが加わることにより，役割拡大へとつながり，より質の高い医療の実践へとつながると考えられる．

ここで，看護師のスペシャリティが活かされた「継続した症状のモニタリング」「症状に合わせた予防法の調整」の例を紹介する．スニチニブ内服中の患者で，保湿，角質除去の予防導入は非常に順調であったが，両側第5足趾外側にだけ手足症候群ができてしまう患者がいた（図4-4）．実は看護師はなぜこの場所にだけ手足症候群が発症するのか理由を把握していた．この患者は，看護師からの指導にもかかわらず，患者自身のポリシーで，つま先が細くなっている革靴を履き続けていた．看護師も，除圧のためのクッションを使用するなど対策していたが，結局は手足症候群の発現を予防することができず，患者と話し合った結果，最終的には靴を圧力のかかりにくいスニーカーへ変更し，それ以降は手足症候群の発症は認めなかった．VEGFR阻害薬の副作用である手足症候群は，保湿や角質除去をしっかり行っていても，除圧ができていないとすぐに発症してしまう．そして，この除圧こそが生活習慣に直結するために，改善するのが非常に難しい．そのため，看護師のスペシャリティを活かした，生活に寄り添った予防指導と予防法の調整が非常に重要になる．

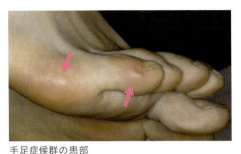
手足症候群の患部

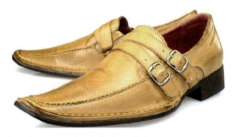
先の細くなっている革靴のイメージ

図 4-4 圧力による手足症候群発現

チームのメンバーの知識と技術を統一するためのコツ

チーム医療の成功には，それぞれの職種のスペシャリティを活かすことが必要であるが，基本的な知識や技術の統一が必要となる．そのために重要なことは，物理的な距離の短縮と頻度の高いコミュニケーションをとることだと考える．しかし，それに加えいくつかのツールは知識や技術の統一に役立つことがある．

1 ゴールの設定

VEGFR 阻害薬の副作用である手足症候群は，予防が重要であるが，発症した際に早期に対処（予防の強化と治療）することにより重篤化を防ぎ，治療の継続や生活の質の維持が可能となる．筆者の施設では，手足症候群をある一定の重症度以内に止めるという具体的なゴールを設定し（図 4-5），一般的に使用される CTCAE による評価では，実臨床における早期の対処には限界があると考え，筆者らのチーム独自に Grade 1.5 を定義し，これを症状悪化の危険信号として周知した．

2 写真による目合わせ

上記のゴールを達成するためには，チーム内での Grade の評価が統一される必要がある．なぜなら，チームのメンバーによって Grade づけの感覚が異なれば，対処のタイミングがずれたりする可能性がある．しかし，Grade の定義である，赤みや角質肥厚などの皮膚所見は，口頭や文章では曖昧な部分が残るため，皮膚所見を写真で残し，毎週のカンファレンスで確認することとした．われわれはこれを「目合わせ」と呼び，チームのメンバーが同じ目で Grade づけできるようスキルの統一を行っている．

3 クリニカルパスの作成

かかわる職種が多くなり，コミュニケーションの物理的距離が保てない場合は，クリニカルパスが力を発揮すると考える．筆者の施設では，歯科による継続したフォローを要する口内炎予防と対処のチームについてクリニカルパスを使用している．

	Grade 1	Grade 1.5	Grade 2	Grade 3
手掌・足底発赤知覚不全症候群	・疼痛を伴わない ・皮膚が硬くなる ・薄皮がむける	・軽度の痛み ・角質肥厚(ガサガサ感,厚み) ・異常感覚(ピリピリ感,チクチク感) ・無痛〜軽度の痛みを伴う赤み	・疼痛を伴う ・角質肥厚でひび割れ ・痛みを伴う赤み ・痛みを伴う腫脹	・強い疼痛を伴う ・皮膚の潰瘍 など
	保湿(ヒルドイド) ────────────────────▶			
	角質軟化(ケラチナミン or サリチル酸):特に足 ──────▶			
	除圧 ────────────────────────▶			
	ステロイド剤 ─────────────────────▶			
			減量 or 休薬	休薬→減量再開

図4-5 筆者の施設における評価指標と対処法の例

まとめ

　チーム医療というと単に複数職種が集まることだけが重視されがちであるが,チームがしっかりとワークするためには,いくつかの要素が必要である.チーム医療とは,「状況に応じてあらゆる職種が,それぞれの専門性を武器にリーダーシップを発揮し,チームメンバーと有機的なコミュニケーションでつながり,独創的で理想的なビジョンに向かうチーム」であると筆者は考える.また,チーム医療とは特定の理想形があるわけではなく,各施設の環境やその目的により,さまざまな形態をとりうる.それぞれの施設にあった独自の形態を創り出すことが重要である.

文献

1) 厚生労働省:厚生労働省ホームページ. http://www.mhlw.go.jp/(2016年9月13日アクセス)
2) Japan Team Oncology Program:チームオンコロジー.com. http://www.teamoncology.com/index.php4.(2016年9月13日アクセス)

（三浦　裕司）

2 チームで行うアドヒアランスを高める患者教育

　がん薬物療法は，レジメン管理や支持療法の進歩などを背景に，昨今の医療情勢ならびに外来化学療法加算に後押しされる形で通院治療へシフトした．さらに，近年では，分子標的治療薬による内服治療が増加し，治療の場は医療者不在の在宅へと拡大している．

　分子標的治療薬による内服治療の特徴は，従来型の点滴治療に比べ静脈路確保の必要がないことから患者の身体的苦痛が少なく，時間的な拘束もない．また，外来での導入・管理が可能であり，がん患者が従来どおりの社会生活を続けながらがんの治療を受けることができ，患者のQOLの維持・向上に寄与する．このことからは，外来における分子標的治療薬による内服治療は，従来型の治療に比べ一見簡便で有益にみえるが，一方では，口腔粘膜炎，手足症候群（手掌・足底発赤知覚不全症候群），間質性肺炎などの特異的な副作用が高率に発症する問題もある．つまり，医療者不在の在宅治療において，患者が安心，安全，安楽に内服治療を続けながら期待される抗腫瘍効果を得るためには，患者による適切な有害事象のモニタリング，予防・対処行動，服薬アドヒアランスの維持・向上といったセルフケア力が不可欠となる．

　本項では，外来で経口抗がん薬治療を受ける患者のサポート体制の1つのモデルとして筆者の施設で行われている，多職種協働によるアフィニトール®療法サポートチームを紹介する．

■ 外来で経口抗がん薬単剤治療を受ける患者のサポートにおける問題点

　外来で点滴の抗がん剤治療を受ける患者の場合，看護師は化学療法室において患者と面談するチャンスがある．これは，医療者不在の在宅において，患者が主体的に副作用をマネジメントするためのノウハウの習得，治療や病気などによる不安の軽減，在宅療養の調整，各専門職からサポートを受ける機会となる．一方，**図4-6**に示すように，外来で分子標的治療薬の内服治療を受ける患者は化学療法室を経由しない．つまり，患者は治療導入時に薬剤師による服薬指導はおろか，副作用対策をはじめとする指導を受けるチャンスがなく，組織的なサポート体制の構築が急務と考えられた．

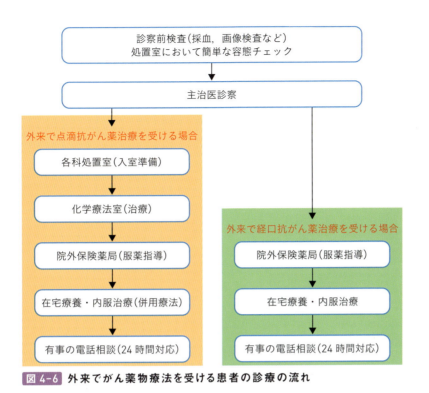

図 4-6 外来でがん薬物療法を受ける患者の診療の流れ

◻ アフィニトール®療法サポートチームの結成

　2014年8月，自施設の「病院業務改善活動」のプロジェクトの一環としてエベロリムス(以下，アフィニトール®)療法をサポートする「アフィニトール®療法サポートチーム」(以下，サポートチーム)を結成した．プロジェクトリーダーである看護師がスタッフ用フローシート(図4-7)，患者用オリエンテーション文書(図4-8)，看護記録用紙(図4-9)，口腔ケアパンフレットなどの資材類の作成と患者指導を担う看護師の教育を行った．本プロジェクトを全面的にサポートしていた臨床腫瘍科医師が関連部門との交渉や調整を行いながらメンバーを招集した．

　今回，アフィニトール®をターゲットにした理由として，高頻度で発症する口腔粘膜炎の問題がある．アフィニトール®は，腫瘍の増殖，成長および血管新生の調整因子である mTOR(哺乳類ラパマイシン標的タンパク質)を持続的に阻害することにより抗腫瘍効果を発揮する薬剤である[1]．ホルモン受容体(HR)陽性/HER2陰性進行性乳がんを対象とした第Ⅲ相国際共同臨床試験(以下，BOLERO-2試験)では，口腔内潰瘍などを含む口内炎が 64.1％に認められ，有害事象共通用語規準 v4.0(CTCAE v4.0)による Grade 分類において Grade 2(中等度の疼痛；経口摂取に支障がない；食事の変更を要する)の口内炎が発症すると Grade 1(無症状または軽症；治療を要さない)以下に回復するまで休薬する必要がある[1]．患者にとって減量や休薬は，治療効果を得ることが難しくなるばかりか痛みによる苦痛，脱水，二次感染，治療再開時の服薬アドヒアランスへの影響など，多くの不利益を与えるものである．また，分子標的治療薬は薬価が高く，患者の経済的負担

エベロリムス(アフィニトール)療法スタッフ用

	治療開始前 治療検討・準備期(1～2週間前)	治療開始前 開始日まで	治療開始日	診察前日まで	診察日
主治医	【診察日までに】 □歯科医師・薬剤師・看護師・MSWへ治療開始予定者の情報提供(グループメール) 【診察】 □IC，同意書 □歯科受診の必要性を患者に説明 □外科外来または泌尿器科外来で看護師からオリエンテーションを受けるよう説明(次回受診について，口腔ケアなど) □次回診察予約 □処方 ・アズレン(全例) □カルテ記載 ・口腔粘膜の評価(CTCAE v3 使用)	【診察日までに】 □歯科医師・薬剤師・看護師・MSWへ治療開始予定者の情報提供(グループメール) 【診察】 □IC，同意書(最終確認) □外科外来または泌尿器科外来で看護師からオリエンテーションを受けるよう説明(導入時のセルフケア支援等) □薬剤指導を受けるよう説明(看護師が調整) □次回診察予約 □処方 ・アズレン(全例) □カルテ記載 ・口腔粘膜の評価(CTCAE v3 使用)	【診察】 □処方 ・アフィニトール ・アズレンガーグル数本(全例) ※ペプチサルジェントルマウスジェルは売店で購入(必要時) □次回診察予約 □カルテ記載 ・口腔粘膜の評価(CTCAE v3 を使用)	□情報共有(グループメールの活用，必要時ミーティングやカンファレンスなど)	【診察】 □処置室看護師による予診の結果をカルテでチェック □有害事象の grading □口内炎の評価(CTCAE v3 使用)：G2 以上または再診の必要がある場合は歯科再診の調整 □処方 ・アフィニトール [口内炎対策] ・アズレン(全例) ✓G0～G1 まで：アズレンガーグル＋ペプチサルジェントルマウスジェル(売店購入) ✓G1～2，痛みを伴う場合：アズレンガーグル 4 本＋オーラルバランス(売店購入)，デキサルチン G 軟膏等，2％キシロカインビスカス 1 本(必要時)，NSAIDs や経口モルヒネ製剤など(必要時)，P-AG など(必要時) ※痛みが強い場合)アズレンガーグル 25～30 d ＋2％　キシロカイン ← ビスカス 10mL＋ペットボトルの水 500ml を一日分として作成し口腔粘膜用に使用 □指示変更や補足説明などがある場合は各科処置室看護師等へ連絡，患者へ処置室へ行くよう説明
歯科医師	□検診以来を受け診察，治療，指導など □次回診察の予約(必要時，問題なければ有事再診) □カルテ記載 ・作成文書 ・口腔粘膜の評価(CTCAE v3 使用) □がん化学療法加算算定	→	→	→	□次回診察の予約(必要時) □G2 以上の口内炎が発症した場合は再診 □カルテ記載 ・作成文書 ・口腔粘膜の評価(CTCAE v3 使用)
外来看護師(泌尿器科・外科)	□医師から連絡が来たら「アフィニトール療法をご予定またはご検討中の方へ」をプリントアウト，患者へ渡し順路を説明 ・歯科受診 ・歯科受診医療連携部で MSW より「限度額適用申請証」の説明 70 歳未満で未申請者かどうか確認の上，MSW へ連絡し，面談時間等の調整を行う	【準備】 □導入時オリエンテーションの担当者を決める □看護データベース作成 □患者へ渡す文書の準備 ・「外来でアフィニトール療法を受ける方へ」をプリントアウト □歯科診察状況の確認(文書管理に保管) 【オリエンテーション】 □文書類を患者に渡す □口腔粘膜の観察と口内炎対策 ・口腔粘膜評価(CTCAE v3，口腔アセスメントガイド使用) ・セルフケア(口腔アセスメントガイドプロトコール，冊子内の「お薬による口内炎のセルフケア」参照) ・アズレンガーグルの処方確認 ・ペプチサルジェントルマウスジェルの購入依頼(売店)，お試し用ペプチサル口腔ケアセット(1000＋税，売店) □感染予防行動 □間質性肺炎の症状 □服薬指導の調整 □緊急時連絡方法の確認 □歯科予約の確認 □カルテ記載 ・看護記録用紙使用 ・口腔粘膜評価(CTCAE v3，口腔アセスメントガイド使用)		【準備】 □情報収集 □「外来でアフィニトール療法を受ける方へ」をプリントアウト □予診表の準備	【予診】 □患者が来院したら「外来でアフィニトール療法を受けている方へ」を渡し，順路を説明 □診察前検査や歯科予約の確認 □予診表に沿って容態聴取，有害事象の grading，セルフケア支援 ・口腔粘膜評価(CTCAE v3，口腔アセスメントガイド使用) 必要時のみ患者の了解をもらい，臨床写真を依頼 口腔ケアのセルフケア状況を確認(口腔アセスメントガイドプロトコール参照) ・感染予防行動の確認 ・感染予防行動の確認呼吸器症状の観察(間質性肺炎の早期発見) ・その他 □カルテ記載 ・テンプレート使用 ・口腔粘膜評価(CTCAE v3，口腔アセスメントガイド使用) □調整(必要時) ・歯科再診の必要があれば主治医へ報告 ・薬剤師，医療連携部などへの相談(必要時) 【診断後】 □指示変更等で主治医から再指導等の依頼がある場合の対応 □薬剤師の介入が必要と判断される場合は薬剤師へ連絡 □カルテ記載(テンプレート使用)
薬剤師		服薬指導の準備，実施 ・「アフィニトール錠を服用される方へ」を渡す □カルテ記載			□主治医や看護師からの依頼，患者から直接指導を受けた場合など必要時対応 □カルテ記載(必要時)
MSW	□限度額適用申請証」の手続きの説明 □カルテ記載	→			□主治医や看護師からの依頼，患者から直接指導を受けた場合など必要時対応 □カルテ記載(必要時)

図 4-7 スタッフ用フローシート

外来でアフィニトールの内服治療を受ける方へ

この度は，外来で抗がん剤の内服治療を開始するにあたりご心配のことと思います．
外来では，経口抗がん剤治療を受けられる患者さんが安心，安全，安楽に治療・療養生活を送ることができるように，「サポートチ　ム」が継続的にサポートさせていただきます．とくに，今回の治療薬は「口内炎」などの副作用が起こりやすく，ご自身による「セルフケア」が大変重要ですので，一緒にがんばっていきましょう．
ご心配なことやお困りのことなどがありましたら遠慮なくご相談ください．

治療開始前または治療開始日の診察の流れ

担当者	場所	内容
主治医	各診察室	1. 治療について説明します．わからないことがありましたら遠慮なくご質問ください 2. アフィニトール療法の副作用のひとつに「口内炎」があります．口腔内の予防には「口腔粘膜のケア」が重要です． 1)うがい薬(アズレンガーグル)を処方します． 2)当院の歯科外来宛てに検診依頼書を作成します． 内服治療を開始するにあたり，事前に受診をお済ませください
歯科医	歯科外来 (本館 5F)	内服治療を開始する前に，口腔内の診察および治療(必要時)を行います．検診依頼書を持って歯科へお越しください． ※当院歯科外来を受診したことのない方は，1 階初診受付で手続き後，歯科外来へお越しください．
看護師	[腎がんの方] 泌尿器科 (本館 2F) [乳がんの方] 外科処置室 (本館 1F)	オリエンテーションを行います． 1. 外来受診の流れをご説明します． 2. 口腔内を拝見し，「口腔粘膜のケア」についてご説明します． 口腔内の清潔と保湿に努めましょう． 3. 緊急時連絡先 1)平日 8：30－17：00 ・主治医，薬剤師，各診療科の処置室看護師などに直接ご連絡ください． 2)夜間および休日・祝祭日 ・診察券を手元にご準備のうえ，救急室へご連絡ください．
薬剤師または看護師	看護師が調整	1. 服薬に関する説明を行います． 1)薬剤師または看護師が対応します． ・薬剤師が対応できない場合は看護師がかわりに対応させていただきます．ご了承ください． 2. 「アフィニトール錠を服用される方へ」の刷子をお渡しします．冊子に含まれる「My Diary」は，服薬や体調管理などにご活用ください．
メディカルソーシャルワーカー	医療連携部 (本館 1F)	高額療養費制度の説明を行います． アフィニトールは薬価が高額なため，あらかじめ「限度額適用確認証」の手続きを行っていただくことをお勧めします．70 歳未満でまだ手続きをお済ませでない方は，治療開始までにご準備ください．以後，ご相談などあればお気軽にお立ち寄りください．
	売店 (地下 1 階)	ご希望の方は，口腔粘膜ケアにペプチサルジェントルマウスジェルまたはお試し用ペプチサル口腔ケアセットを売店でお買い求めください． ※ナッツアレルギーの方は使用できません

2014 年 9 月作成　2015 年 3 月一部改訂
外科外来

外来でアフィニトールの内服治療を受ける方へ

内服治療にはなれましたか？
「口内炎」をはじめとする副作用に上手く対応しながら，家庭や職場におけるご自身の役割をバランスよく行えていますか？
ご心配なことやお困りのことなどがありましたら遠慮なくご相談ください．

内服治療中の診察の流れ

担当者	場所	内容
主治医	各診察室	1. 診察 ・ご自宅での様子，副作用の状況，お困りのことなどをお話しください． ・次回外来診察日や検査予約等をご確認ください． ・処方内容をご確認ください． とくに，内服開始から 28 日間は口内炎の発症に注意 内服期間中は間質性肺炎の発症(呼吸器症状)に注意
歯科医	歯科外来 (本館 5F)	歯科医師の指示で治療を継続する場合や口内炎などでお困りのときには受診をお願いします．
看護師	[腎がんの方] 泌尿器科 (本館 2F) [乳がんの方] 外科処置室 (本館 1F)	1. 看護師による面談を行います．診察日には毎回看護師がお話を伺いますので，主治医の診察前に各診療室までお越しください． 1)診察日は自宅で体重を測定してください． 2)来院後，1F ATM 横で血圧を測定し，紙を看護師へお渡しください． 3)処置室では簡単な容態聴取(体温測定や酸素飽和度のチェック)，副作用の発生状況(口内炎や間質性肺炎など)，内服状況やご自宅での様子などをお伺いします． (1)口腔粘膜の評価 ・口の中を拝見します． ・口腔炎などのトラブルが認められる場合は，経過を観察する目的で臨床写真を撮らせていただく場合がありますのでご了承ください． (2)セルフケアの確認 ・実態状況をお伺いし，ケアの変更等がある場合は，経過を観察する目的で臨床写真を撮らせていただく場合がありますのでご了承ください． (3)「My Diary」をつけている方はご提示ください． (4)日頃お困りのことなどがありましたら遠慮なくご相談ください． 2. 主治医の指示により，診察後に再度処置室にお越しいただく場合があります．また，診察後にご不明なことやご心配なことがある場合なども，遠慮なく処置室の看護師にお尋ねください．
	売店 (地下 1 階)	ご希望の方は，口腔粘膜ケアにペプチサルジェントルマウスジェルまたはお試し用ペプチサル口腔ケアセットを売店でお買い求めください． ※ナッツアレルギーの方は使用できません

2014 年 9 月作成　2015 年 3 月一部改訂
外科外来

図 4-8 経口抗がん薬治療を受ける患者用オリエンテーション文書

も大きい．これらのことから，医療者不在の在宅においてアフィニトール®療法を成功させるためには，医師，看護師，薬剤師のみならず，歯科医師・衛生士，MSW などを含めた多職種協働チームによる継続的できめ細やかなサポートが重要であると考えられた．

サポートの実際

1 治療開始前

図 4-7 に示すように，サポートチームでは，アフィニトール®療法を行う患者は治療開始 1～2 週間前に医師に紹介してもらうようになっている．当該患者に対しては，歯科医師はスクリーニングを行い，必要があれば治療を開始する．歯科医師が発行する「周術期の口腔機能管理報告書」の内容はサポートチームで共有している．サポートチームの看護師は患者と面談し，看護データベースを作成する．図 4-8 を用いてガイダンスを行い，口腔ケアパンフレットなどの資材を活用しながら口腔ケアをはじめとするセルフケア支援を行う．

2 治療開始

治療が決まった患者に対して，サポートチームの看護師は薬剤師による服薬指導，MSW によるオリエンテーションをセッティングする．今後のサポート体制や有事の際の連絡方法についても確認する．

3 治療開始後

看護師は主治医の診察前に患者と面談し，副作用の Grade 評価や在宅治療を継続するうえでの問題点をアセスメントし，必要時は各種専門職から適切なサポートが得られるように調整する．看護記録には図 4-9 を用いる．必要時は主治医と患者の了承のもとで臨床写真を撮影し，経時的な観察に活用する．なお，時間外でも救急外来の看護師が 24 時間体制で電話相談に対応している．

看護師による患者指導のポイント

サポートチームでは，多職種が協働しながら服薬アドヒアランスの維持や向上，副作用のマネジメントとセルフケア支援，心理社会的サポートを行っている．

1 服薬アドヒアランスの維持・向上

アドヒアランス(adherence)とは，患者が積極的に治療方針の決定に参加し，その決定に従って治療を受けることをいう[2]．長期治療を受ける慢性疾患患者のうち，アドヒアランスの良好な患者は全体のわずか 50％に過ぎず，アドヒアランスが良好と考えられていたがん患者でさえ服薬率が 100％でないことが示されている[3]．がん患者の服薬ノ

外来経口抗がん薬治療（アフィニトール®＋アロマシン®）

日時		年		月		日		年		月		日
ケア	年		状態		DM		Bp		抗凝固		HT		HBV		HCV	
コース dose 等													
一般状態	BT		℃		声			BT		℃		声	
	P		/m		嚥下			P		/m		嚥下	
	BP	/	mmHg		口唇			BP	/	mmHg		口唇	
	RR		/m	OAG	舌			RR		/m	OAG	舌	
	SpO2	%	L		唾液			SpO2	%	L		唾液	
	BW		kg		粘膜			BW		kg		粘膜	
	PS				歯肉			PS				歯肉	
					歯と義歯							歯と義歯	
					スコア	0						スコア	0
口腔粘膜炎	grade							grade					
	唇の内側							唇の内側					
	頬の内側							頬の内側					
	舌側縁部							舌側縁部					
	舌下面							舌下面					
	歯肉							歯肉					
	臨床写真							臨床写真					
間質性肺炎	発熱		咳嗽		呼吸困難			発熱		咳嗽		呼吸困難	
主な有害事象	貧血							貧血					
	疲労							疲労					
	発疹							発疹					
	そう痒感							そう痒感					
	悪心							悪心					
	食欲不振							食欲不振					
	感染症							感染症					
	下痢							下痢					
	味覚異常							味覚異常					
	疼痛							疼痛					
セルフケア	服薬							服薬					
	口腔ケア							口腔ケア					
	感染予防行動							感染予防行動					
セルフケア支援	口腔ケア指導	歯みがき						口腔ケア指導	歯みがき				
		義歯ケア							義歯ケア				
		うがい							うがい				
		保湿							保湿				
	感染予防行動							感染予防行動					
	間質性肺炎注意							間質性肺炎注意					
	曝露対策							曝露対策					
その他	薬剤師面談							薬剤師面談					
	MSW 面談							MSW 面談					
	歯科受診							歯科受診					
フリー													
				看護師サイン							看護師サイン		
患者氏名					生年月日					ID			

図 4-9 看護記録用紙（アフィニトール®）
フリーコメントの記載欄と選択式の部分で構成

ンアドヒアランスは全身状態や予後に深刻な影響を与える重大な問題となり，服薬アドヒアランスの維持・向上を目的とした継続的なサポートは重要となる．

　サポートチームでは，治療開始時はがん専門薬剤師が製薬会社作成の冊子を渡して服薬指導を行い，治療開始後は看護師が受診ごとに服薬アドヒアランスを確認している．

ノンアドヒアランスを認めた場合は，事前に主治医から指示を受けている場合を除き理由を確認し，患者とともに問題を整理し改善策を検討する．また，看護師が必要と判断した場合は薬剤師へ個別面談を依頼する．がん患者指導管理料3（医師または算定要件を満たす薬剤師が悪性腫瘍剤の投薬または注射の必要性について文書により説明を行った場合に6回に限り200点算定できる）の創設からも，がん薬物療法における薬剤師の役割が高まっている．経口抗がん薬治療における服薬アドヒアランス維持・向上は治療の成功を左右する問題であり，薬剤師を含む多職種が連携しながら服薬アドヒアランスの維持・向上のために連携していく意義は大きい．

2 副作用のマネジメントならびにセルフケア支援

がん薬物療法における副作用のマネジメントの重要性は言うまでもなく，副作用をいかにコントロールしていくかが患者が治療を続けるモチベーションに直結し，治療成功の鍵を握る．よって，患者や患者を支える家族のセルフケア力の維持・向上を目的としたサポートが重要となる．アフィニトール®療法で問題となる口腔粘膜炎は，治療開始後28日，中でも最初の14日間に発症しやすいことがBOLERO-2試験の結果で示されている[1]．好発部位は下唇の内側，頬の裏側，舌の側縁部，舌の下面で，歯があたったりこすれる部分にもできやすい傾向がある．口腔粘膜炎は持続する強い痛みにより患者のQOLを著しく低下させる一方で確立した治療法はなく，ひとたび発症すると対症療法が主体となる．よって，患者が日常的に口腔内を清潔に保ち保湿することが重要なセルフケア行動となる．

「がん対策推進基本計画」の平成24年度改定では，がん治療における医科歯科連携による口腔ケアの推進が取り組むべき施策として盛り込まれ[4]，同年の診療報酬改定において周術期口腔機能管理料Ⅲ 190点が算定可能となっている．また，28年度改定では歯科衛生士による周術期専門的口腔衛生処置92点の算定も可能となり，医科歯科連携強化の後押しとなっている．サポートチームにおいても治療導入前から歯科が介入するルールになっており，口腔ケアにおけるイニシアチブは歯科が握ることになっている．看護師は，CTCAEなどを用いた評価表（表4-1）とEilersのOral Assessment Guide（OAG）を活用して，口腔内の観察および評価を行い，指導については歯科が発行する周術期の口腔機能管理報告書の内容を共有したうえで患者の理解に応じた補足説明を行ったり，患者が日常生活の中で口腔ケアに取り組むことができるよう支援している．

3 心理社会的サポート

高額な経口分子標的治療薬による治療を長期間続ける患者の経済的負担は大きい．アフィニトール®療法の場合，手術不能または再発乳がんでは通常内分泌療法剤との併用において1日1回10 mgを服用するが，1か月の医療費は約80万円（3割負担で約24万円）となる．そのため，70歳未満の患者には限度額適用認定証の申請手続きを説明し，心理社会的な不安をもつ患者にはがん相談窓口に常駐するMSWとの面談をすすめている．また，ソーシャルサポートが不足したり在宅療養における支援体制を調整する必要がある患者も同様に，いつでもMSWへアクセスできることを説明しておく．また，

表 4-1 口腔粘膜炎の評価（CTCAEv3.0, 4.0, WHO 分類）

		Grade 1	Grade 2	Grade 3	Grade 4	Grade 5
CTCAE v4.0		症状がない，または軽度の症状がある；治療を要さない	中等度の疼痛；経口摂取に支障がない；食事の変更を要する	高度の疼痛；経口摂取に支障がある	生命を脅かす；緊急処置を要する	死亡
CTCAE v3.0	診察所見	粘膜の紅斑	斑状潰瘍または偽膜	融合した潰瘍または偽膜 わずかな外傷で出血	組織の壊死；顕著な自然出血 生命を脅かす	死亡
	機能/症状	わずかな症状で摂食に影響なし	症状があるが，食べやすく加工した食事を摂取し嚥下することはできる	症状があり，十分な栄養や水分の経口摂取ができない	生命を脅かす症状がある	死亡
		Scale 1	Scale 2	Scale 3	Scale 4	
WHO		ひりひりした痛み 紅斑	紅斑，潰瘍 固形物の摂取可能	潰瘍，広範囲の紅斑 固形物の摂取困難，液体のみ	経口摂取困難	

CTCAE v4.0：口腔内の疼痛や経口摂取状況などを中心に評価
CTCAE v3.0：口腔内所見と機能・症状で具体的に評価しているため使用しやすい
〔永野悦子：V 章副作用マネジメント 4．口内炎．勝俣範之ほか（編）：がん診療 UP TO DATE4．日経メディカル，http://medical.nikkeibp.co.jp/leaf/all/canceruptodate/utd/201310/533197.html&pr=1〕

がん患者はがんの治療関連（副作用や治療効果），がんの進行（転移や予後），意思決定（治療や療養の場の選択）といった多様な不安を常に抱えながらがんとともに生きている．BOLERO-2 試験におけるアフィニトール®療法の無増悪生存期間中央値は 6.9 か月[1]で，いずれ治療効果が期待できなくなる時期がやってくる．医療者は，がん患者の全人的苦痛を理解し寄り添っていく姿勢を大切にしながら患者のサポートを続けていく必要がある．

今後の課題

2014 年度のアフィニトール®療法サポートチームの活動を足がかりに，2015 年度からは経口分子標的治療薬による手足症候群（手掌・足底発赤知覚不全症候群）の対応強化を目的とした「スキンケアサポートチーム」を臨床腫瘍科医や皮膚科医らと結成した．また，暫定的ではあるが，外科処置室に経口抗がん薬治療を受ける患者のサポートステーションを設置した．こうした活動はがん患者へ有益であるだけでなく，外来看護師のがん看護に対するモチベーションや看護の専門性の向上といった副次的な効果もある．これからもがん患者の治療アドヒアランスの維持や向上を目的とした多職種協働サポートチームによる患者サポートを強化し，がんとともに生きる患者の QOL の維持・向上に率先して取り組んでいきたい．

文献

1) ノバルティスファーマ株式会社：アフィニトール®適正使用ガイド（手術不能又は再発乳癌編），http://product.novartis.co.jp/afi/tg/tg_afi_bc_201511.pdf
2) 日本薬学会：薬学用語解説．http://www.pharm.or.jp/dictionary/wiki.cgi（2016年9月13日アクセス）
3) European Group for Blood Marrow Transplantation-Nurse Group Swiss working group, 岡本真一郎，近藤咲子監訳：経口抗腫瘍療法におけるアドヒアランス―アドヒアランスをモデルとした癌治療のチーム医療，NOVARTIS ONCOLOGY, 2012年，https://www.ebmt.org/Contents/Resources/Library/Resourcesfornurses/Documents/アドヒアランス20121113-2.pdf, http://www.novartisoncology.jp/product/pdf/adherence.pdf（2016年9月13日アクセス）
4) 厚生労働省：がん対策推進基本計画．http://www.mhlw.go.jp/bunya/kenkou/dl/gan_keikaku02.pdf（2016年9月13日アクセス）
5) Eilers J, et al：Development, testing and application of the oral assessment guide. Oncol Nurs Forum 15(3)：325-330, 1988
6) 松尾宏一：平成24年度学術委員会学術第3小委員会報告　外来化学療法における薬剤師の業務展開に関する調査・研究．日本病院薬剤師会，http://www.info.pmda.go.jp/down-files/ph/PDF/300242_4291023F1020_1_17.pdf
7) 矢ヶ崎香：自宅で経口化学療法を続ける患者の服薬の実態解明と安全，確実な服薬支援モデル開発．2014
8) 京盛千里ほか（編）：特集　チームで取り組む経口抗がん薬，がん看護20(4)，南江堂，2015
9) 岸本裕充（編集）：特集　がん患者のオーラルマネジメント～「きれい」だけではなく「食べる」も目指して～，がん看護21(3)．2016
10) 遠藤一司ほか：消化器癌治療の広場　副作用対策講座　口内炎，http://www.gi-cancer.net/gi/fukusayo/fukusayo_06_1.html（2016年9月13日アクセス）
11) 近津大地ほか（監修）：Eilers Oral Assessment Guide（OAG），http://www.comfort-tk.co.jp/content/uploads/2015/03/OAG_1503_A4.pdf

（長岡　優紀子）

3 副作用の症状評価と情報処方

分子標的治療薬が次々に開発され，対象拡大とともに投与を受ける患者は増加している．また，治療が長期にわたることも少なくない．さらに，分子標的治療薬には特徴的な副作用がみられ，いくつかの分子標的治療薬では，皮膚症状の重症度と抗腫瘍効果に正の相関があることが明らかになった．十分な治療効果が見込めるにもかかわらず副作用により中断しなければならない状況を避けることが患者にとって有益であり，副作用に対する適切なケアは，患者の治療継続とQOL向上に欠かせない．言い換えれば，これら副作用のアセスメントと対処が重要となる．

症状評価

副作用評価をする際，医療者は，CTCAE(Common Terminology Criteria for Advance Events)v4.0(National Cancer Institute 作成)を Japan Clinical Oncology Group(JCOG)が翻訳した「有害事象共通評価規準 v4.0 日本語訳 JCOG 版」を用いていることが多い．一方，患者が副作用を評価する基準は，全国的に統一されたものはなく，各医療機関や診療科でそれぞれ副作用評価基準を作成し，運用しているのが実情である．

患者の主観的評価

近年，客観的評価に加えて患者の主観的評価が重要視され，患者報告アウトカム(PRO：patient-reported outcome)を積極的に導入する傾向があり，National Cancer Institute(NCI)でも PRO を取り入れた CTCAE の開発に取り組んでいる．

CTCAE は患者の経験した副作用を医療者が解釈して評価するため，患者の主観的評価を要する副作用において，医療者は過小評価する傾向にあり，医療者間(医師と看護師)でもその評価は必ずしも一致しない[1]．また，副作用の客観的評価は医療者が行い，主観的評価は患者から得ることで，患者と医療者における評価の乖離を改善することにつながる[2]．

つまり，患者と医療者の評価に違いがあることを認めて，患者の視点を尊重した副作用に関する情報・ケアを提供することが重要である．

筆者の施設では PRO を得るために，一部の診療科で 2002 年から副作用メモ(患者用の副作用記録用紙)を運用していた．これを発展させ，全診療科共通で使用可能な患者用の副作用基準を作成した．患者の主観的評価が可能な 45 項目を選定し，「有害事象共通評価規準 v4.0 日本語訳 JCOG 版」を患者にわかりやすい表現に変更し，医療者と患

表 4-2 患者用副作用評価基準の例

副作用名	Grade 0	Grade 1	Grade 2	Grade 3
口内炎	口内炎はない	軽い口内炎はあるが，ほぼ普段どおり食事がとれる	口内炎の痛みはあるが，なんとか食事はとれる	口内炎の強い痛みがあり，ほとんど食事がとれない
手足の感覚	手や足にしびれはない	手や足に軽いしびれがある	手や足にしびれがある/身の回りのことはなんとかできる	手や足に強いしびれがある/身の回りのことができないことが多い
疲労感	疲労感はない	疲労感はあるが，休めばよくなる	疲労感があり，休んでもよくならない/身の回りのことはなんとかできる	疲労感があり，休んでもよくならない/身の回りのことができないことが多い
吐き気	吐き気はない	軽い吐き気はあるが，ほぼ普段どおり食事がとれる	吐き気はあるが，なんとか食事はとれる	強い吐き気があり，食事や水分がほとんどとれない
嘔吐	嘔吐はない	1日に1～2回嘔吐する	1日に3～5回嘔吐する	1日に6回以上嘔吐する
下痢	下痢はない	1日に1～3回下痢する/ストーマからの排泄量が少し増える	1日に4～6回下痢する/ストーマからの排泄量が増える	1日に7回以上下痢する/ストーマからの排泄量がかなり増える/身の回りのことができないことが多い
便秘	自然に排便がある	排便はないが，苦痛ではない/下剤を時々使用する	排便がなく，苦痛がある/下剤を毎日使用している/身の回りのことはなんとかできる	下剤を毎日使用しても排便がなく，強い苦痛がある/身の回りのことができないことが多い
食欲不振	食欲はある	少し食欲はないが，ほぼ普段どおり食事がとれる	食欲はないが，なんとか食事はとれる	全く食欲がなく，食事や水分がほとんどとれない

＊身の回りのこと：入浴，着衣・脱衣，食事をとる，トイレに行く，薬を飲む，など

者に評価してもらい完成させた（**表 4-2**）．これをもとに，各レジメンに合わせて約10の副作用項目を選んで，患者用副作用記録用紙を作成した．書式は，A4判で，1枚に1週間分の記載ができ，データ蓄積を簡易にするため，マークシート形式にしている（**図 4-10**）．

副作用の記録

患者からの評価を得るための試行研究では，患者に副作用記録用紙に毎日記録するよう依頼し，治療3コース終了後，患者20人にインタビューを行った．対象患者の内訳は，男性15人，女性5人，年齢中央値65歳，肺がん13人，胃がん5人，大腸がん2人である．患者用の副作用記録用紙について，85％の対象者が役に立つと思うと回答

副作用記録用紙（シスプラチン・ティーエスワン療法）　　　第　　　コース　ID　　　　　名前

		Gr.	/	/	/	/	/	/	/
体温	測定時間を決めて毎日同じくらいの時間に測定してください								
体重	測定時間を決めて毎日同じくらいの時間に測定してください								
血圧	測定時間を決めて毎日同じくらいの時間に測定してください								
食事量	普段の1日の食事量を10割とした時の割合								
便	1日の排便の回数を記載してください								
食欲不振	食欲はある	0	○	○	○	○	○	○	○
	少し食欲はないが，ほぼ普段通り食事がとれる	1	○	○	○	○	○	○	○
	食欲はないが，なんとか食事はとれる	2	○	○	○	○	○	○	○
	全く食欲がなく，食事や水分がほとんどとれない	3	○	○	○	○	○	○	○
吐き気	吐き気はない	0	○	○	○	○	○	○	○
	軽い吐き気はあるが，ほぼ普段通り食事がとれる	1	○	○	○	○	○	○	○
	吐き気はあるが，なんとか食事はとれる	2	○	○	○	○	○	○	○
	強い吐き気があり，食事や水分がほとんどとれない	3	○	○	○	○	○	○	○
嘔吐	嘔吐はない	0	○	○	○	○	○	○	○
	1日に1～2回嘔吐する	1	○	○	○	○	○	○	○
	1日に3～5回嘔吐する	2	○	○	○	○	○	○	○
	1日に6回以上嘔吐する	3	○	○	○	○	○	○	○
疲労感	疲労感はない	0	○	○	○	○	○	○	○
	疲労感はあるが，休めば良くなる	1	○	○	○	○	○	○	○
	疲労感があり，休んでも良くならない/身の回りのことはなんとかできる	2	○	○	○	○	○	○	○
	疲労感があり，休んでも良くならない/身の回りのことができないことが多い	3	○	○	○	○	○	○	○
下痢	下痢はない	0	○	○	○	○	○	○	○
	1日に1～3回下痢する/ストーマからの排泄量が少し増える	1	○	○	○	○	○	○	○
	1日に4～6回下痢する/ストーマからの排泄量が増える	2	○	○	○	○	○	○	○
	1日に7回以上下痢する/ストーマからの排泄量がかなり増える/身の回りのことができないことが多い	3	○	○	○	○	○	○	○
口内炎	口内炎はない	0	○	○	○	○	○	○	○
	軽い口内炎はあるが，ほぼ普段通り食事がとれる	1	○	○	○	○	○	○	○
	口内炎の痛みはあるが，なんとか食事はとれる	2	○	○	○	○	○	○	○
	口内炎の強い痛みがあり，ほとんど食事がとれない	3	○	○	○	○	○	○	○
色素沈着（黒ずみ）	色素沈着(黒ずみ)はない	0	○	○	○	○	○	○	○
	気にならない程度の色素沈着(黒ずみ)がある	1	○	○	○	○	○	○	○
	部分的，または広範囲に色素沈着(黒ずみ)がある/気持ちの落ち込みがある	2	○	○	○	○	○	○	○
味覚の変化	普段と比べ味の感じ方に変わりはない	0	○	○	○	○	○	○	○
	本来の味と少し違って感じるが，ほぼ普段通りの食事がとれる	1	○	○	○	○	○	○	○
	本来の味が感じられないため，普段とは違う食事でなんとか過ごしている	2	○	○	○	○	○	○	○
涙目	涙で視界がぼやけて見えることはない	0	○	○	○	○	○	○	○
	気にならない程度に涙で視界がぼやけて見えることがある	1	○	○	○	○	○	○	○
	涙で視界がぼやけて見えるが，身の回りのことはなんとかできる	2	○	○	○	○	○	○	○
	涙で視界がぼやけて見えるため，身の回りのことができないことが多い	3	○	○	○	○	○	○	○
メモ	上記以外で何か気になる症状がある場合は記載してください								

図 4-10 患者用副作用記録用紙

した．具体的には「前回はどうだったか見直すことができ，次コースの副作用予測ができた」「記録することで，症状を医師に相談するきっかけになった」「毎日記録することで，その日の患者の様子がよくわかった（家族より）」などの回答が得られた．

患者は自己評価した記録が診療・ケアに活かされていると認識することで，記録を前向きにとらえることができたと推察され，患者，医療者相互のフィードバックが欠かせない．患者，医療者が共通認識をもつことで，副作用の重篤化の抑制，遅延につながる．

医療者にとっては，この用紙を用いることで，患者の自宅での副作用の状況をより的確に，また時間経過とともに把握することが可能になる．多職種において副作用に対する認識が共有化され，予防や対処の統一が図りやすくなる．現在，患者の副作用評価データを蓄積，分析するシステムを開発中で，患者評価によるレジメン別の副作用の発生頻度などの情報をまとめ，情報提供していく予定である．

情報処方

筆者の施設では，各種がんの病態，病期に応じて，患者が必ず知識をもたねばならない事柄に関する情報を提供することを「情報処方」と定義している．

この発想の原点は，英国の National Health Service(NHS)において，健康・社会サービスの一環として取り組まれた「Information Prescription」（情報処方箋）にある．NHSの「Information Prescription」には，健康や社会的ケアに関する情報について，医療専門家から，より効果的に，より個別的に，患者や介護者などに提供することと記載されている[3]．

筆者の施設の「情報処方」の取り組みの目的は，1)患者参加型医療の推進：患者・家族に必要な知識と指示を提供することで，積極的な医療への参加を促す，2)チーム医療の推進：各職種の役割を明確化し，連携することで，円滑な医療の提供を促す，3)「患者さんの視点の重視」の推進：何よりも医療の主役は患者であるという筆者の施設の基本理念に基づき日常診療に取り組むことにある．

がん薬物療法の情報提供

がん薬物療法を受ける患者への情報提供は，まだ十分とはいえない．単剤の情報は製薬企業が作成した資料があるが，併用療法の場合は，製薬会社が説明書を作成することが困難であり，情報が不足している．そこで，筆者の施設では，主に併用療法を対象としたレジメン別の薬物療法説明書の一本化を進めている．具体的には，現在，患者への説明で各職種が用いている別々の説明書を一冊にまとめ，各職種が同じ説明書を用いて，患者への説明を実施できるよう統一化を図る．1レジメンについて，数十ページのボリュームで，副作用の発現頻度，そのGrade，対処法などを記載している．さらに今後，使用頻度の高い数十のレジメンについて，説明書と患者用の副作用記録用紙の作成を進める予定である．

2013年に「がんの社会学」に関する合同研究班が実施した全国調査『がん体験者の悩みや負担に関する実態調査』[4]では，2003年に実施した一次調査と比較して，薬物療法の副作用や後遺症にともなう悩みや負担が顕著に増加していた．

　この背景には，分子標的治療薬や免疫チェックポイント阻害薬といった新たな薬剤の登場，外来化学療法を受ける患者数の増加，治療の長期化，高齢患者の増加などがあり，今後ますます支援が必要とされるだろう．

文献

1) Cirillo M, et al：Clinician versus nurse symptom reporting using the National Cancer Institute-Common Terminology Criteria for Adverse Events during chemotherapy：results of a comparison based on patient's self-reported questionnaire. Ann Oncol 20(12)1929-1935, 2009.
2) Basch E, et al：Patient versus clinician symptom reporting using the National Cancer Institute Common Terminology Criteria for Adverse Events：Results of questionnaire-based study. Lancet Oncol 7(11), 903-909, 2006.
3) Evaluation of information Prescriptions Final Report to the Department Health August 2008, http://www.opm.co.uk/wp-content/uploads/2014/01/Evaluation-of-Information-Prescriptions.pdf(2016年4月18日アクセス)
4) 「がんの社会学」に関する研究グループ：がん体験者の悩みや負担等に関する実態調査報告書『2013 がんと向き合った4,054人の声』，2016. http://cancerqa.scchr.jp/sassi28.html,（2016年9月13日アクセス）

（北村　有子）

4 経済的側面への支援
——高額治療に対する制度の活用

▌薬剤の進歩と薬剤費の高騰

分子標的治療薬の開発が目覚ましい進歩を遂げる一方で，薬剤費の著しい高騰が問題となっている．患者負担の観点から，ここ30～40年のがん化学療法の変遷を，同時期の公的医療保険制度の動きとともにみてみたい．

1980年代から1990年代にかけて，殺細胞性抗がん剤として白金化合物やタキサン系化合物などが登場した．1980年頃の公的医療保険は，高額療養費制度が創設されたころで，所得による区別なく若年者の月額の自己負担限度額は3万円だったが，1990年代には限度額は6万円台となった．今世紀に入り，リツキシマブ，イマチニブなどの分子標的治療薬が登場した．このころには限度額は総医療費に応じた金額が加算されるようになった．

莫大な開発費がかかる分子標的治療薬などでは，製品の高額化はやむを得ないものであるが，限度額への加算が設けられたことが患者の経済的な負担につながっている．高額療養費制度はその後も改正が繰り返され，現在では**表4-3**のとおりになっている．最近登場した免疫治療薬ニボルマブは革新的な薬剤として期待されているが，非常に高額な薬剤としても知られており，医療費に応じた加算を含めた月額の自己負担限度額は，一般的な所得者でも10万円を超えてしまう．

▢ 高齢者の負担の変化

高齢者医療でも，2001年に定率1割負担が実施され，その後，所得に応じて負担割合が最大3割まで引き上げられた．このことにより，月額の上限付きではあるが，高齢者の負担も大きく増えた．70歳以上の高齢者では，一般的な所得の場合，外来での医療費は12,000円（個人ごと），入院＋外来で44,400円（世帯ごと）が自己負担額の上限である．したがって，患者にとっては，薬剤の高騰化と，公的医療保険制度の変遷の2つの要因により，経済的な負担が増したことになる．

▢ 保険診療

がんの治療は，一部の自費診療などを除き，原則として保険診療で行われることを明確に伝えるべきである．実際，患者のなかには「がんの手術や抗がん薬治療は高度かつ最新の治療法なので保険証は使えない」との誤った認識をもつ者が少なくないので，治療前に医療従事者から説明することが必要である．

表 4-3 自己負担限度額

公的医療保険では限度額適用認定証の利用により，医療機関での一時払いを所得区分に応じた自己負担限度額までに抑えることができる．表は協会けんぽの例．

所得区分	自己負担限度額	多数該当
①区分ア （標準報酬月額 83 万円以上のかた）	252,600 円 ＋（総医療費 － 842,000 円）× 1％	140,100 円
②区分イ （標準報酬月額 53 万～79 万円のかた）	167,400 円 ＋（総医療費 － 558,000 円）× 1％	93,000 円
③区分ウ （標準報酬月額 28 万～50 万円のかた）	80,100 円 ＋（総医療費 － 267,000 円）× 1％	44,400 円
④区分エ （標準報酬月額 26 万円以下のかた）	57,600 円	44,400 円
⑤区分オ（低所得者） （被保険者が市区町村民税の非課税者など）	35,400 円	24,600 円

〔全国健康保険協会ホームページ．https://www.kyoukaikenpo.or.jp/g3/cat310/sb3030/r150 より引用〕

限度額適用認定証

次に，高額療養費制度の活用を促したいが，通常，高額療養費制度では，総医療費に保険証の負担割合を乗じた自己負担分を一旦病院窓口で支払い，約 3 か月後に還付を受けることになる．最近の分子標的薬などによる治療では，場合によっては還付を受けるまでの数か月間，一時的に数十～数百万円を負担せねばならない．この点を考慮すると，医療機関での支払いを自己負担限度額までに抑えられる「限度額適用認定証」の利用を推奨すべきである．保険料を滞納しているなどの理由により限度額適用認定証の交付を受けられない場合でも，市区町村の社会福祉協議会で代替制度を実施しているところもあるので，MSW との相談を勧めてほしい．

高額療養費制度

前述のとおり，高額な薬剤の場合は限度額への加算額が大きくなるので，認定証を利用した場合でも患者負担は相当なものになるが，高額療養費制度では，患者負担軽減のため，過去 12 か月間で 4 回目以降の高額療養費は「多数該当」として自己負担限度額が減額される．長期に渡る治療が必要な患者では，この説明を加えておくと経済的不安が軽減されると思われる．さらに，一部の健康保険組合などでは，独自の付加給付制度により自己負担限度額が 2～3 万円程度に抑えられているケースもある．確定申告による医療費控除も助けとなる．

就労支援

がんに罹患すると，離職，再就職の困難性等，就労に関する問題も起こりうる．がんの社会学に関する研究グループ（代表：山口建　静岡がんセンター総長）が行った調査では，

がん患者の約1/3が，がんが原因で仕事を辞めている[1]．がん診療連携拠点病院などの相談支援センターへの就労の専門家の配置や，ハローワークとの協働による院内での出張相談など，就労支援の取り組みが広がっており，2016年2月には厚生労働省が，適切な就業上の措置や治療に対する配慮と，治療と職業生活の両立を目的に「事業場における治療と職業生活の両立支援のためのガイドライン」を示した．企業から主治医に勤務情報を提供したり，治療の状況や必要な配慮について主治医に意見を求める場合の様式例も盛り込まれている．がん患者の就労の問題では，現在就いている職を辞めない，辞めさせないことが大切であるが，こうした情報様式が，就労継続に向けた話し合いに寄与することが期待される．

　筆者の施設では，がん患者就労支援として，平成23年度から公益社団法人沼津法人会との協働により，がん患者就労支援相談情報票交付システムを運用している．このシステムは，筆者の施設のよろず相談（がん相談支援センター）に就労を希望する相談があった場合に，患者の就労希望情報を沼津法人会へ提出し，沼津法人会が5,000社を超える会員企業に情報提供して雇用を促すもので，平成27年度までに5人が就職している．さらに平成25年度からはハローワークとの協働による就労支援相談も行っている．ハローワーク沼津のキャリア・コンサルティングの資格や人事労務管理の経験のある専門の就職支援担当者「就労支援ナビゲーター」が静岡がんセンター内で週1回出張相談を行うもので，患者の能力や適性，病状，治療状況などを考慮して，患者に合った就職をサポートしている．この取組みにより，平成27年度までに55人が就職している．

文献

1）「がんの社会学」に関する研究グループ：がん体験者の悩みや負担等に関する実態調査報告書『2013 がんと向き合った4,054人の声』，2016. http://cancerqa.scchr.jp/sassi28.html，(2016年8月15日アクセス)

〈浜﨑　亮〉

資料 治療費用例（代表的な薬剤を例に）

参考資料として，本書で扱う分子標的治療薬の治療費用例を示す．

分類	薬剤名
1. 抗HER2抗体・TKI	1) トラスツズマブ（商品名：ハーセプチン®）
	2) ペルツズマブ（商品名：パージェタ®）
	3) トラスツズマブ エムタンシン（商品名：カドサイラ®）
	4) ラパチニブ（商品名：タイケルブ®）
2. 抗EGFR抗体薬	1) セツキシマブ（商品名：アービタックス®）
	2) パニツムマブ（商品名：ベクティビックス®）
3. VEGFRチロシンキナーゼ阻害薬	1) ベバシズマブ（商品名：アバスチン®）
	2) ラムシルマブ（商品名：サイラムザ®）
	3) レゴラフェニブ（商品名：スチバーガ®）
4. EGFRチロシンキナーゼ阻害薬	1) ゲフィチニブ（商品名：イレッサ®）
	2) エルロチニブ（商品名：タルセバ®）
	3) アファチニブ（商品名：ジオトリフ®）
5. ALK阻害薬	1) クリゾチニブ（商品名：ザーコリ®）
	2) アレクチニブ（商品名：アレセンサ®）
6. VEGF阻害作用をもつTKI	1) ソラフェニブ（商品名：ネクサバール®）
	2) スニチニブ（商品名：スーテント®）
	3) アキシチニブ（商品名：インライタ®）
	4) パゾパニブ（商品名：ヴォトリエント®）
7. BCR-ABL阻害作用をもつTKI	1) イマチニブ（商品名：グリベック®）
	2) ニロチニブ（商品名：タシグナ®）
	3) ダサチニブ（商品名：スプリセル®）
	4) ボスチニブ（商品名：ボシュリフ®）

身長160 cm，体重50 kg，体表面積1.5 m^{2}で計算
注射薬は1日に行う投与分の金額，内服薬については（　）内の処方日数分の金額
イブリツモマブ チウキセタン配合（商品名；ゼヴァリン®）はリツキサンを含む金額
※金額は2016年8月時点のもの

投与方法	基準値	投与量	金額(10割)	金額(3割)	
3週毎投与(初回)	8 mg/kg	400 mg	170,000	51,000	
3週毎投与(2回目以降)	6 mg/kg	300 mg	120,000	36,000	
毎週投与(1週目)	4 mg/kg	200 mg	90,000	27,000	
毎週投与(2週目以降)	2 mg/kg	100 mg	50,000	15,000	
初回		840 mg	480,000	144,000	
2回目以降		420 mg	240,000	72,000	
	3.6 mg/kg	180 mg	480,000	144,000	
カペシタビン併用		1250 mg	240,000	72,000	(28日分)
アロマターゼ阻害剤併用		1500 mg	290,000	87,000	(28日分)
初回		400 mg	150,000	45,000	
2回目以降		250 mg	120,000	36,000	
	6 mg/kg	300 mg	240,000	72,000	
他の抗悪性腫瘍剤と併用	7.5 mg/kg	375 mg	160,000	48,000	
	8 mg/kg	400 mg	310,000	93,000	
		160 mg	470,000	141,000	(21日分)
		250 mg	190,000	57,000	(28日分)
		150 mg	300,000	90,000	(28日分)
		40 mg	320,000	96,000	(28日分)
		500 mg	680,000	204,000	(28日分)
		600 mg	750,000	225,000	(28日分)
		800 mg	530,000	159,000	(28日分)
		50 mg	840,000	252,000	(28日分)
		10 mg	530,000	159,000	(28日分)
		800 mg	470,000	141,000	(28日分)
慢性期		400 mg	280,000	84,000	(28日分)
移行期・急性期		600 mg	420,000	126,000	(28日分)
慢性期		800 mg	540,000	162,000	(28日分)
初期の慢性期		600 mg	410,000	123,000	(28日分)
慢性期		100 mg	540,000	162,000	(28日分)
移行期・急性期		140 mg	760,000	228,000	(28日分)
		500 mg	540,000	162,000	(28日分)

(つづく)

資料 つづき

分類	薬剤名
8. 抗CD20抗体薬	1) リツキシマブ（商品名：リツキサン®）
	2) オファツムマブ（商品名：アーゼラ®）
	3) イブリツモマブ チウキセタン配合［商品名；ゼヴァリン®イットリウム（^{90}Y）］
9. 抗CD30抗体薬	1) ブレンツキシマブベドチン（商品名：アドセトリス®）
10. 抗CD33抗体薬	1) ゲムツズマブオゾガマイシン（商品名：マイロターグ®）
11. 抗CD52抗体薬	1) アレムツズマブ（商品名：マブキャンパス®）
12. 抗CCR4抗体薬	1) モガムリズマブ（商品名：ポテリジオ®）
13. プロテアソーム阻害薬	1) ボルテゾミブ（商品名：ベルケイド®）
14. mTOR阻害薬	1) エベロリムス（商品名：アフィニトール®）
	2) テムイロリムス（商品名：トーリセル®）
15. 免疫チェックポイント阻害薬	1) ニボルマブ（商品名：オプジーボ®）
	2) イピリムマブ（商品名：ヤーボイ®）

身長160 cm，体重50 kg，体表面積1.5 m^{2}で計算
注射薬は1日に行う投与分の金額，内服薬については（　）内の処方日数分の金額
イブリツモマブ チウキセタン配合（商品名；ゼヴァリン®）はリツキサンを含む金額
※金額は2016年8月時点のもの

	投与方法	基準値	投与量	金額(10割)	金額(3割)	
		375 mg/m²	563 mg	260,000	78,000	
	初回		300 mg	90,000	27,000	
	2回目以降		2000 mg	560,000	168,000	
			1セット	2,820,000	846,000	
		1.8 mg/kg	90 mg	940,000	282,000	
		9 mg/m²	14 mg	750,000	225,000	
			30 mg	90,000	27,000	
		1 mg/kg	50 mg	510,000	153,000	
		1.3 mg/m²	2 mg	140,000	42,000	
			10 mg	760,000	228,000	(28日分)
			25 mg	140,000	42,000	
		3 mg/kg	150 mg	1,190,000	357,000	
		3 mg/kg	150 mg	1,460,000	438,000	

(森山 康介)

太字は主要説明頁を示す．

■ 索引

薬剤

あ行

アーゼラ® 133
アービタックス® 62
アキシチニブ 18, 101, **107**
アスピリン 221
アテゾリズマブ 28
アドセトリス® 27, **142**, 143
アバスチン® 27, **72**
アファチニブ 83, **89**, 233
アフィニトール® 170
アレクチニブ 97
アレセンサ® 97
アレムツズマブ 150, 151
イピリムマブ 28, 174, **177**
イブリツモマブチウキセタン 133
イマチニブ
　　16, 18, 113, 116, **118**, 229, 233
イリノテカン 65
イレッサ® 85
インライタ® 107
ヴォトリエント® 109
エベロリムス
　　168, **170**, 209, 221, 234, 238
エルロチニブ 83, **87**, 209, 233
オキサリプラチン 65
オクトレオチド 236
オシメルチニブ 29, 83, 210
オファツムマブ 133
オプジーボ® 28, **180**, 210

か行

カドサイラ® 27, 55
ガバペンチン 144, 167
カペシタビン 42, 48
カルバマゼピン 86
クリゾチニブ **95**, 209, 229, 238
グリベック® 118
ゲフィチニブ
　　16, 18, 83, **85**, 209, 233
ゲムツズマブオゾガマイシン
　　27, 146, **147**
牛車腎気丸 167

さ行

ザーコリ® 95
サイラムザ® 27, **75**
ジオトリフ® 89
ジルチアゼム 86
シロリムス 168
スーテント® 105
スチバーガ® 77
スニチニブ
　　16, 18, 101, **105**, 233, 238, 261
スプリセル® 118
ゼヴァリン® 133
セツキシマブ
　　16, 41, **62**, 187, 209, 233
ゼローダ® 48
ソラフェニブ 16, 18, 101, **103**, 233

た行

タイケルブ® 48
タグリッソ® 210
ダサチニブ 29, 116, 117, **118**, 233
タシグナ® 118
タルセバ® 87
デキサメタゾン 230
テムシロリムス
　　168, **172**, 209, 221, 234, 238
デュロキセチン 144, 167
トーリセル® 172
ドセタキセル 42, 45
トラスツズマブ 24, 25, 38, **41**, 45
トラスツズマブ エムタンシン
　　27, 39, **55**

な行

ニボルマブ
　　28, 174, **180**, 210, 234, 237
ニロチニブ 116, **118**, 233
ネクサバール® 103

は行

パージェタ® 45
ハーセプチン® 41
パクリタキセル 42, 45, 75
パゾパニブ 101, **109**

パニツムマブ 16, 18, 25, **65**, 209
ビノレルビン 42, 45
フェニトイン 86
フェノバルビタール 86
フルオロウラシル 65
プレガバリン 144, 167
ブレンツキシマブ 140
ブレンツキシマブ ベドチン
　　27, 139, **142**
プロクロルペラジン 230
ベクティビックス® 65
ベバシズマブ 17, 27, 71, **72**
ベラパミル 86
ベルケイド® 165
ペルツズマブ 38, **45**
ペンブロリズマブ 174
ボシュリフ® 118
ボスチニブ 116, 117, **118**
ポテリジオ® 25, 158
ボルテゾミブ **165**, 209, 233

ま行

マイロターグ® 27, 147
マブキャンパス® 151
メトクロプラミド 230
モガムリズマブ 25, **158**, 209

や行

ヤーボイ® 28, 177

ら行

ラパチニブ 29, 40, **48**, 233
ラムシルマブ 17, 27, 71, **75**
リツキサン® 130
リツキシマブ 24, **130**, 187
リファンピシン 86
レゴラフェニブ 16, 18, 71, **77**
ロペラミド 47, 236
ロラゼパム 230

数字・欧文

数字

1型糖尿病　182, 253
　――，劇症　15, 177

A

ADC　25
ADCC　24, 61, 128, 150, 156, 176
ALK　92
ALK 検査　93
ALK チロシンキナーゼ阻害薬　209
ALK 融合遺伝子　92, 95
ALL　145
ALT 上昇　99
AML　145
angiogenic switch　8
AST 上昇　98
ATL　155

B

B 細胞悪性リンパ腫　127
B 細胞性非ホジキンリンパ腫　130
B 細胞性リンパ増殖性疾患　130
B7　175
BBB　22
BCR-ABL 関連白血病　112

C

CCR4　155
CD20　127
CD30　139
CD33　145
CD52　150
CDC　24, 61, 128, 150
CLL　150
CML　112
CPK 上昇　99
CTCAE　272
CTLA-4　175
CYP3A4　32, 86, 88

E

EGFR　61, 81
　――阻害作用　233
EGFR 阻害薬　16, 199
EGFR-TKI（チロシンキナーゼ阻害薬）　18, **82**, 209, 210
EMT　9

F

FGF 受容体　101
FISH 法　93

G・H

GIST　77
H_2 受容体拮抗薬　230
HER ファミリー　81
HER2　36
HER2 陽性早期乳がん　41
HER2 陽性転移性乳がん　41
HIF-1　8
HSR　186

I

IHC 法　93
ILD　18, 171
IR　186
irAE　19

J・K

JAK-STAT キナーゼ経路　4
KIT 阻害作用　233

M

MAP キナーゼ経路　4
MET　9
MET 遺伝子異常　95
MKI　30
MMAE　140
MMR　18
mTOR 阻害薬（mTORI）　18, 30, **168**, 209, 221, 234, 238

N

NF-κB　5, 30, 130, 163
NSAIDs　221

O

off-target toxicity　15
off target 作用　119
on-target toxicity　15
OS 延長　176

P

PD-1　175
PDGF 受容体　101
PD-L1　175
PI3 キナーゼ経路　4
PTCL　155
PTEN　168

Q

QOL　15
QT 間隔延長　120
QTc 延長　84

R

RS 細胞　141
RT-PCR 法　93

T

T 細胞性リンパ腫　155
TDM1　39
TKI　30, 100, 119

V

VEGF　8, 27, 68, 101
VEGF 受容体阻害薬　261

和文

あ

悪性黒色腫　28, 178
悪性神経膠腫　72
アゾール系抗真菌薬　86
アドヒアランス　226, 267
アナフィラキシー　192
アナフィラキシーショック　186
アフタ性口内炎　239
アポトーシス　2, 6, 169
アレルギーカート　196
アロマセラピー　232

い

胃がん　41
易感染状態　208
息切れ　212
息苦しさ　212
意識障害　254
胃腸障害　176
イットリウム 90　134
遺伝子変異　81
イメージ療法　232
インジウム 111　134
インターナリゼーション　39, 145
院内緊急要請　197
インフュージョンリアクション
　　23, 43, 44, 64, 66, 131, 143, 154, 160,
　　173, 180, 183, **186**

う・え

うっ血性心不全　43
運動障害　166
栄養　231
エフェクター細胞　24
エムトール→ mTOR を見よ
遠隔転移　9
嚥下困難　241

お

嘔吐　97, 149, **228**
横紋筋肉腫　139
オートファジー　169

悪寒　42, 131, 148, 154, 183, **186**
悪寒・戦慄を伴う発熱　42, 143
悪心　97, 99, 149, **228**

か

外来　264
可逆性後白質脳症　70, 79
角質処理　203
下垂体炎　180
下垂体機能低下症　180
カスケード反応　3
カスパーゼ経路　7
喀血　218
過敏反応　136, 186
下部消化管出血　224
カルシウム拮抗薬　86
がん　2
肝炎　183
がん化　2
感覚性ニューロパチー　166
がん幹細胞　7
肝機能障害
　　54, 59, 103, 110, 149, 180, 183
間質性肺炎　15, 64, 79, 177, **209**
間質性肺疾患
　　18, 97, 171, 180, 182, **209**
患者の主観的評価　272
肝障害　87, 120, 149
眼障害　250
乾性咳嗽　42, 212
感染症　154, 171, 210, 241
感染性下痢　47
肝・胆道系障害　177
肝不全　79, 180
顔面紅潮　42
間葉上皮移行　9

き

喫煙　216
キナーゼ　3, 112
キナーゼ阻害薬　29
キメラ抗体薬　23
救急カート　196
急性悪心・嘔吐　228
急性骨髄性白血病　145

急性白血病　145
急性リンパ性白血病　145
休薬期間　15
胸水貯留　120, 121
筋炎　182, 247
筋無力症クリーゼ　250

く

苦痛緩和　206
クリニカルパス　262
クレアチニン上昇　99
グレープフルーツ　34
クロスファイヤー効果　134

け

経口低分子阻害薬　32
劇症 1 型糖尿病　15, 177
劇症肝炎　79, 132
血圧上昇/低下　42
血液浄化療法　249
血液脳関門　22
血管新生　8, 68, 220
血管新生増殖因子　68
血管新生阻害薬　27, **70**, 200, 218
血管内皮(細胞)増殖因子　8, 27, 68
血管内皮増殖因子受容体　101
血球減少　119, 120
血小板減少　58, 103, 106, 148, 171
血小板由来増殖因子受容体　101
血栓症　15
血栓塞栓症　70, 74, 76, 79
結腸がん　63, 75
血糖値　254
血便　237
下痢　15, 47, 54, 86, 91, 97, 99, 176,
　　179, 182, **233**, 237
倦怠感　43, 15, 186, 212, 246, 254
限度額適用認定証　278

こ

抗 CCR4 抗体薬　25, 209
抗 CD20 抗体薬　25
抗 EGFR 抗体薬　209
抗 HER2 抗体薬　25
紅暈　239

抗炎症薬　240
高額療養費制度　278
抗がん薬結合性抗体　145
口腔衛生　239
口腔ケア　221, 241
口腔粘膜炎　91, 237
高血圧　15, 70, 74, 76, 79, 218, 224
　── の出現時期　223
高血圧クリーゼ　225, 227
高血糖　120, 171
高血糖症状　254
交差耐性　102
高脂肪食　32
甲状腺がん　139
甲状腺機能亢進症　243
甲状腺機能障害　18, 183, **243**
甲状腺機能低下症
　　　　79, 176, 180, **243**, 254
抗体依存性細胞介在性細胞傷害作
　用（ADCC）　24, 61
抗体依存性細胞傷害　176
　── 活性　156
　── 作用　128, 150
抗体薬物複合体　140
抗体薬物抱合体　25
好中球減少（症）
　　　　　99, 103, 106, 149, 171
抗てんかん薬　86
喉頭不快感　42
口内炎　171, 238
肛門出血　226
高用量免疫グロブリン療法　249
呼吸器障害　177
呼吸法　232
骨髄腫細胞　163
骨髄抑制　83, 106, 136, 143, 154, 208
骨転移　250
骨肉腫　139
コミュニケーションスキル　260

さ

催奇形性　120
サイトカイン放出症候群　192
催吐リスク　229
再発乳がん　41, 72

細胞死　2, 6
細胞傷害性抗がん薬　10
細胞内シグナル伝達経路　2
細胞表面マーカー　139
嗄声　79
ざ瘡様皮疹　89, 199
酸素療法　249

し

指圧　232
自家移植　141
視覚異常　99
視覚障害　97
刺激除去　203
自己負担額　277
自己分泌　5
自己免疫関連障害　176
自己免疫疾患　160
脂質異常　171
持続する腹痛　237
歯肉出血　218, 226
重症筋無力症　177, 182, **247**
就労支援　278
出血　74, 76, 79
出血傾向　59, 121
腫瘍出血　15
受容体型チロシンキナーゼ　3
腫瘍崩壊症候群　132, 154
消化管潰瘍　225
消化管間質腫瘍（GIST）
　　　　　77, 105, 122, 211
消化管出血　70, 221, 227
消化管穿孔
　　　　15, 70, 74, 76, 79, 132, 179, **218**
消化管毒性　121
症状評価　272
上皮間葉移行　9
上皮成長因子受容体　61, 81
上部消化管出血　224
情報処方　275
小リンパ球性リンパ腫　150
初回通過効果　32
食事　231, 236, 241
食欲不振（低下）　78, 149, 254
腎がん　100, 168

腎機能低下　225, 237
人工肛門造設　225
人工呼吸管理　216, 249
進行性多巣性白質脳症　132
腎細胞がん　28, 100, 107
腎障害　171
心電図異常　84
心毒性　43, 44
新薬導入　258
心理社会的サポート　269
心理的ケア
　　　　196, 215, 226, 232, 237, 241

す

水分摂取　236
水様便　237
スキンケア　202, 205
頭痛　186
スティーブンス・ジョンソン症候
　群　79, 208
ステロイド療法　213
　──, 外用　104, 205

せ

清潔　202, 236
成人Ｔ細胞性白血病リンパ腫　155
制吐薬　230
セイヨウオトギリソウ　32
切除不能乳がん　72
セルフケア支援　205, 215, 226, 269
セルフモニタリング　225
線維芽細胞増殖因子受容体　101
腺がん　92
全身倦怠感　246, 254
漸進的筋弛緩法　232
前投薬　192
戦慄　186

そ

爪囲炎　89, 199, 206
早期乳がん　36
爪甲変形　47, 59
創傷ケア　225
創傷治癒遅延　70, 74, 76, 79, **218**
そう痒症　176

た

タール便　237
第Ⅰ～Ⅲ相試験　102
体液貯留　120
大腸炎　176, 179, 182
大腸がん　77
　——, 転移性　41
退薬症候群　18
大量輸液　249
体力の低下　246
多形紅斑　79
多剤耐性　19
多職種チーム医療　225
脱水　231, 233
脱リン酸化　112
多発性骨髄腫　162, 163
タンパク尿
　　　15, 16, 70, 74, 76, 79, 108, **225**
淡明細胞がん　100

ち

チーム医療　258
蓄積毒性　15
遅発性悪心・嘔吐　228
中毒性表皮壊死(融解)症　79, 208
注入に伴う反応　192
直腸がん　63, 75
チロシンキナーゼ　3, 92
チロシンキナーゼ阻害薬
　　　　　　　　30, 100, 115

つ・て

爪のケア　206
手足症候群
　　　52, 79, 103, 104, **199**, 200, 261
低酸素　68
低酸素誘導因子　8
低分子阻害薬　13, 29
低マグネシウム血症　65
テーピング　206
転移性大腸がん　41
転移性乳がん　36
電解質異常　233

と

頭頸部がん　28, 63
同種移植　141
疼痛緩和　240, 241
糖尿病性ケトアシドーシス　254
ドライバー遺伝子変異　81, 92
ドラッグデリバリーシステム　146

な行

内分泌障害　176
軟便　237
乳がん　36
二量体　37, 81
粘膜出血　218
粘膜保護剤　240

は

バイオマーカー　28, 70
肺がん　81, 92, 250
敗血症　149
肺高血圧症　121
肺出血　218
肺線維症　209
肺臓炎　209
排便回数の増加　237
白斑　176
白血球減少　149
発声障害　79
発熱　149, 186, 212
発熱性好中球減少症　47, 148
パラドキシカル反応　176

ひ

鼻出血　70, 218, 226
非小細胞肺がん
　　　　　28, 72, 87, 89, 95, 97
ビジョン　259
皮疹　47, 91, 99
非ステロイド系抗炎症薬　221
皮膚T細胞リンパ腫　155
皮膚乾燥　89, 199
皮膚障害
　　　15, 16, 53, 63, 86, 160, 176, **199**
皮膚粘膜眼症候群　79

非扁平上皮がん　83
日和見感染　160, 210
ビリルビン上昇　99
疲労(感)　78, 108
頻脈　42

ふ

フィンガーチップユニット　205
複合反応　176
副作用　13, 185
　—— の記録　273
　—— マネジメント　269
副腎機能不全　180
副腎皮質ステロイド　252
腹水貯留　120
腹痛　132, 182, 193, 222, 225, 237
服薬アドヒアランス　267
フコース　157
浮腫　43, 97, 120
ぶどう膜炎　250
フラノクマリン類　34
プロテアソーム　6, 162
プロテアソーム阻害薬　209
プロテインキナーゼ　112
プロトンポンプ阻害薬　230
分子生物学的寛解　18
分子標的治療薬　10

へ・ほ

ヘモグロビン減少　171
便秘　97, 99
芳香療法　232
放射線安全管理　136
放射線治療効果　134
傍分泌　5
保険診療　277
ホジキンリンパ腫　28, 139, 141
保湿　202
補体依存性細胞傷害作用(CDC)
　　　　　　　24, 61, 128, 150
発疹　176
ポテリジェント抗体　156
ホモ二量体化　37

ま

マウス抗体薬　23
膜貫通型受容体　139
マクロライド系抗菌薬　86
マッサージ　232
末梢神経障害　143, 166
末梢性T細胞リンパ腫　141, 155
マルチキナーゼ阻害薬
　　　　　　16, 30, 200, 243
慢性骨髄性白血病　18, 112
慢性リンパ性白血病　150

み

味覚障害　98
水貯留　120, 121
ミッション　259
未分化大細胞型リンパ腫　141
未分化リンパ腫キナーゼ　92

め・も

免疫関連有害事象　19
免疫グロブリン　22
免疫障害　154
免疫チェックポイント阻害薬
　　　　　19, 27, **174**, 234, 243
免疫抑制作用　210
免疫抑制薬　168, 249
免疫療法　174
モノクローナル抗体薬
　　　　　　13, 17, 22, 186
モノメチルアウリスタチンE　140

や行

薬剤アレルギー　187
薬剤性肺障害　209
薬剤耐性　19
薬理動態　30

輸液　233, 237
ユビキチン化　163
予期性悪心・嘔吐　228

ら行

ラパマイシン　168
卵巣がん　72
リーダーシップ　258
理学的療法　167
リガンド　4, 36
リラクセーション　232
リン酸化　3, 81, 112
リン酸化カスケード　37
臨床試験　102
リンパ球減少　171
リンパ腫　139
労作時の息切れ　43